Charlotte Gerson e Beata Bishop

Guarire
con il Metodo
GERSON

Come sconfiggere il cancro e le altre malattie croniche

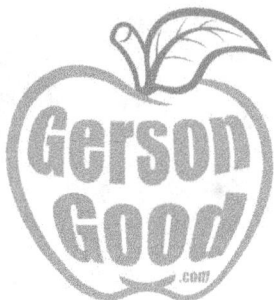

Gerson
Good
.com

www.GersonGood.com

«Per più di trent'anni ho raccomandato la Terapia Gerson a persone che lottavano con il cancro, e non ho mai avuto motivo di pentirmene. Questo nuovo manuale Gerson è il migliore mai scritto sull'argomento: esaustivo, aggiornato, con abbondanza di rimandi e facilmente leggibile. Esso spiega la terapia e chiarisce come praticarla su se stessi, ma soprattutto Guarire con il metodo Gerson riguarda la cura delle patologie croniche diverse dal cancro, incluse molte ritenute "senza speranza". Non lasciatevi fuorviare da nessuno. Per i malati "terminali" c'è molto di più che una speranza: c'è Gerson. Questo è un compendio di conoscenze, basate su decenni di successi, che vorreste condividere con tutte le persone che conoscete».

ANDREW W. SAUL
vice direttore di Journal of Orthomolecular Medicine

«In Guarire con il metodo Gerson, il capitolo sulla tossicità e le carenze descrive accuratamente il nostro stato collettivo di salute, mentre il resto del libro fornisce strumenti per superare efficacemente questi problemi. Aggiunte importanti alla Terapia Gerson si trovano in "La terapia si evolve" e includono estratto di semi di pompelmo, estratto di Tahebo, selenio, trattamento di glucosio-potassio-insulina e cromo picolinato. Queste aggiunte riguardano le malattie croniche della nostra epoca, tra cui il cancro, candidiasi, infezioni virali e diabete».

CAROLYN DEAN, M. D.
Autrice di The Magnesium Miracle

Nota all'edizione italiana

Mi commuove profondamente il fatto che questo libro, il culmine dell'attività ed esperienza di due donne straordinarie, esca in italiano proprio nell'anno che segnerà il 50° anniversario della morte del dottor Max Gerson, l'8 marzo 1959.

Mia madre Charlotte Gerson, l'esperta mondiale in materia, ha dedicato questi cinquant'anni alla diffusione delle sue idee e del lavoro di suo padre. Studiando attentamente i risultati ottenuti dai pazienti nelle cliniche Gerson o a casa loro, ha accumulato informazioni preziose e nuove per medici e pazienti che volessero seguire questa terapia. In collaborazione con la psicoterapista e scrittrice Beata Bishop, guarita ella stessa ventisette anni fa da melanoma metastatizzato, ha così portato a termine la più completa e aggiornata guida all'ormai ottantenne Terapia Gerson.

Sino a dieci anni fa in Italia il nome di Max Gerson è stato pressoché sconosciuto. Quando, nel 1999 la casa editrice Rizzoli ha tradotto dall'anglo-americano e pubblicato nella SUPERBUR il romanzo investigativo *Il dottor Max* di Giuliano Dego, vincitore del Premio nazionale Latina per il miglior tascabile, per la prima volta la vicenda del grande protagonista della medicina non tossica e metabolica è stata presentata al nostro pubblico. Il libro ha avuto centotrenta recensioni e suscitato un vivace dibattito.

Grazie poi all'impegno di Macro Edizioni, che nel 2002 ha pubblicato *La terapia Gerson* di Charlotte Gerson e Morton Walker, la situazione nel nostro Paese, dove cominciano ad esserci pazienti guariti da malattie degenerative, tumore incluso, sta evolvendo in maniera significativa. Anche in Italia, in effetti, numerosi medici sono ormai convinti della validità scientifica degli scritti e delle teorie del dottor Max Gerson. In particolare, il dottor Savino Marroccoli ha studiato il metodo in California al Gerson Institute e, insieme alla sottoscritta e a un piccolo gruppo di professionisti, ha formato l'Associazione Culturale "Nutrition and Healing – Dr. Max Gerson". Essa sarà il punto di partenza per una diffusione capillare di informazione pratica e medica su "la cura e la prevenzione delle malattie croniche e degenerative attraverso il terapeutico metodo nutrizionale del Dr. Max Gerson". Il presente volume ha già riscontrato enorme successo negli Stati Uniti e sono uscite, o sono sotto contratto nove traduzioni, incluse quelle in arabo, cinese, spagnolo, coreano, giapponese, polacco, sloveno e ungherese. A proposito di quest'ultima, un gruppo di medici ungheresi, alcuni abilitati dal Gerson Institute, altri essi stessi pazienti guariti, ha appena aperto un bellissimo centro sulle colline a trenta chilometri da Budapest, la prima struttura di questo tipo in Europa. A costi contenuti vi verranno offerti ricoveri di tre settimane di applicazione ai pazienti, e insegnamento della terapia, da continuare a casa, ai loro accompagnatori.

Quanto al DVD *Se solo avessimo saputo*, di Stephen Kroschel, premiato al Festival di New York, esso è il secondo e forse il più potente dei tre film di Kroschel ispirati all'opera di Gerson. Il primo, *The Gerson Miracle* (Il miracolo Gerson), ha vinto la Palma d'oro al prestigioso Beverly Hills Film Festival nel 2004 e l'ultimo, *The Beautiful Truth* (La grande verità), ha debuttato a New York nel novembre del 2008 ed è stato visto in tutti gli Stati Uniti.

MARGARET STRAUS
margaret.straus@fastwebnet.it

Prefazione

La pubblicazione di questo libro, a cura della signora Charlotte Gerson, rende omaggio e onore al lavoro instancabile e lungimirante del dottor Max Gerson. Ne descrive la metodica sin nei minimi particolari e ne enuncia i principi, rigorosamente sperimentati e verificati nella lunga esperienza clinica.

La lettura del libro consente di conoscere Gerson, sì Gerson e non solo la cura o terapia Gerson, perché entrare in questo sistema è come incontrare il dottor Max, percepire l'intelligenza e la dedizione di un uomo che ha fatto della nutrizione il più profondo e scientifico sistema di cura che io conosca.

Profondo perché riesce ad andare alle fondamenta della struttura biologica, e scientifico per il rigore con cui tratta le fonti di riferimento.

In un momento della mia vita in cui per problemi di salute di tipo dismetabolico e cardiologico non mi restava che seguire una terapia farmacologia convenzionale, la prospettiva di un sistema terapeutico che potesse modificare incisivamente la capacità reattiva del mio organismo mi ha portato a decidere di intraprendere questo programma.

Ho avuto modo di conoscere Charlotte Gerson ed apprezzare la dedizione con cui ha portato avanti il lavoro del padre fondando l'omonimo Istituto a San Diego in California, sostegno ai tanti pazienti che vi si rivolgono e supporto insostituibile al lavoro della clinica in Messico, l'unico posto al mondo in cui si curano pazienti affetti da gravi malattie degenerative.

Charlotte Gerson, collaboratrice del padre nella clinica di New York, ha permesso con la sua abnegazione e determinazione di consegnarci intatto ed arricchito degli ultimi studi del padre, questo prezioso programma terapeutico che non è assolutamente semplice, ma sicuramente efficace.

In un mondo che sempre più sta perdendo il contatto con la natura, la terapia Gerson è più che mai attuale poiché ci permette di riflettere sulle nostre responsabilità nell'adottare stili di vita e alimentari dannosi per noi stessi e per il nostro pianeta.

SAVINO MARROCCOLI
Medico-Chirurgo, specialista in Ostetricia e Ginecologia, MFHOM
(membro facoltà di Omeopatia Inglese)

Ringraziamenti

Questo libro è innanzitutto un tributo a mio padre, il dottor Max Gerson. Egli non era un semplice medico, ma un autentico guaritore. Aveva compreso a fondo la struttura fondamentale di quell'organismo meraviglioso e incredibilmente complesso che è il corpo umano, che con il suo genio aveva imparato a curare e riportare in salute quando era debilitato. Ma Max Gerson non era soltanto un guaritore: la sua speranza era portare la salute a tutto il mondo, eliminando la malattia e la sofferenza. Partendo dalle sue vaste conoscenze ed esperienze, siamo spesso riusciti a provocare una guarigione completa, un ritorno alla vita e alla salute in coloro che erano stati già diagnosticati come "incurabili" e che avevano dinanzi a sé la prospettiva della morte o di lunghi anni di sofferenze. Con questo libro, intendiamo illustrare nei dettagli il suo approccio, per tutti coloro che vorranno usarlo al fine di tornare a una vita felice e produttiva.

Negli ultimi trent'anni il mondo è cambiato, le patologie sono peggiorate e si sono dovute aggiornare le conoscenze sulla guarigione. Molte persone ricche di conoscenza ed esperienza hanno realizzato questi aggiornamenti, ma molte più persone sono state necessarie per registrare tutti gli infiniti dettagli della terapia Gerson.

È praticamente impossibile ringraziare per nome tutti coloro che hanno partecipato alla nascita di questo libro. Essi sono i medici della Terapia Gerson, le infermiere e gli operatori che producono i succhi ogni ora e gli assistenti che tutti i giorni seguono la routine necessaria per ottenere la guarigione. Anche i pazienti sono nostri eroi, saldi e determinati a seguire la terapia. Né sono da tralasciare gli amici, i conoscenti e i parenti che hanno incoraggiato i pazienti a non rassegnarsi solo perché il medico originale aveva previsto la loro morte.

Alla nascita di questo libro ha contribuito mio figlio, Howard Straus, con infinite ore di ricerca delle fonti, con idee e suggerimenti per inserire le informazioni sul World Wide Web e tenere conferenze negli USA, in Canada e in Asia; ha contribuito mia figlia, Margaret Straus, i cui seminari, conferenze e articoli hanno introdotto la Terapia Gerson in Gran Bretagna e in Italia, e il cui aiuto e incoraggiamento hanno ispirato una delle nostre pazienti più note, la mia cara amica Beata Bishop. Dopo la sua spettacolare guarigione, Beata ha dedicato tempo ed energie senza fine a scrivere e rivedere questo libro, allo stesso tempo portando avanti l'opera di Gerson nel Regno Unito dove, insieme a Janet Pottinger, ha creato il British Gerson Support Group. Anche a questo gruppo siamo molto grati, per averci consentito di utilizzare la maggior parte delle ricette apparse nel loro opuscolo, Gerson Gourmet. Altre ricette si devono a Yvonne Nienstadt, Susan De Simone e a molti pazienti guariti con la Terapia Gerson. Ringrazio anche tante altre persone – troppo numerose per elencarle tutte – che ci hanno aiutato, incoraggiato e sostenuto, psicologicamente e spesso finanziariamente, portando questo progetto a compimento. A tutti gli appassionati sostenitori che proseguono l'opera di guarigione del dottor Gerson, io dedico questo libro con la più profonda gratitudine.

Maggio 2007

Bonita, California
CHARLOTTE GERSON

Messaggio importante ai lettori

Il libro che tenete in mano può essere uno strumento preziosissimo per mantene-re e migliorare la vostra salute, se siete forti e sani, o per recuperarla, se siete mala-ti. Troverete tutte le informazioni di cui avete bisogno per entrambi gli scopi, ma ci sono alcuni punti che occorre sottolineare, nel caso scegliste la Terapia Gerson per curarvi.

Nel vostro interesse, per favore, prendete a cuore questi punti e teneteli bene a mente. La Terapia Gerson è uno strumento di precisione scrupolosamente tarato: ogni sua componente ha un ruolo importante e influenza tutte le altre parti. Va pra-ticata nella sua interezza, senza omettere un solo dettaglio.

Agire diversamente non solo pregiudica l'effetto curativo della terapia, ma può causare ulteriori problemi di salute.

Non cominciate la Terapia Gerson su basi sperimentali, pensando che potrete sempre abbandonarla se troverete il programma troppo impegnativo. Il program-ma è impegnativo, intenso e prolungato: siamo ben lontani dai metodi istantanei e farmaco-dipendenti della medicina convenzionale.

Anziché sopprimere i sintomi, la Terapia Gerson può guarirvi davvero e assicu-rarvi un futuro sano. *La scelta è nelle vostre mani*. Studiate questo libro per capire cosa vuol dire esattamente sottoporsi alla terapia.

Per favore, nel vostro massimo interesse, cominciate la terapia solo se siete real-mente intenzionati a mantenerla fino al raggiungimento della salute vera e totale. In tutto il mondo ci sono persone che hanno fatto esattamente questo e sono passate da malattie potenzialmente mortali a uno stato di salute radiosa e una vita più pro-spera. Se volete unirvi a loro, siete più che benvenuti.

Man mano che leggerete questo libro, troverete molti rimandi al libro di Max Gerson che ha segnato un'epoca, *A Cancer Therapy – Results of Fifty Cases*[1], appar-so per la prima volta nel 1958, un anno prima della morte dell'autore.

Oggi è alla sua sesta edizione ed è stato tradotto in quattro lingue. Da allora, la tecnologia e la ricerca mediche hanno compiuto enormi progressi, offrendo possi-bilità che all'epoca del dottor Gerson sarebbe stato difficile immaginare. Per questa ragione, il lettore odierno potrebbe trovare datate o non più rilevanti alcune parti di *A Cancer Therapy*.

Tuttavia, ciò che è rimasto attuale e più pertinente che mai è l'originalissimo approccio del dottor Gerson alle cause, al trattamento e alla cura del cancro, che è totalmente diverso dalla corrente pratica oncologica.

Il collasso della legge e dell'ordine, a livello cellulare dell'organismo, è ciò che determina il cancro, e oggi è lo stesso di sempre. Anche la capacità della Terapia Gerson di rimediare a questo collasso resta inalterata.

Andrebbe ricordato che, oltre a essere un medico praticante, il dottor Gerson era anche un eminente scienziato, molto impegnato nel dibattito al Congresso USA sulle politiche per la cura del cancro, e che la sua intelligenza vivace venne riconosciuta dal Premio Nobel, il dottor Albert Schweitzer. I suoi scritti fornivano tutte le prove richieste dalla medicina tradizionale; oggi la moderna medicina scientifica ha cominciato a fare luce su come e perché questa terapia funziona.

NOTE A MESSAGGIO PER I LETTORI:

1. Gerson, M., *A Cancer Therapy: Results of Fifty Cases and The Cure of Advanced Cancer by Diet Therapy: A Summary of Thirty Years of Clinical Experimentation*, 6ª edizione, San Diego, CA: Gerson Institute, 1999.

Introduzione

Viviamo in un'epoca critica, caratterizzata da un attacco senza precedenti alla salute nostra e a quella del pianeta. Questi due tipi di salute sono collegati e inseparabili. È una crisi che non possiamo attribuire a forze estranee: l'abbiamo provocata noi stessi.

È banale affermare che per molti secoli abbiamo abusato della Terra, il nostro solo habitat, sfruttandolo brutalmente come se fosse un deposito di preziose materie prime a nostra disposizione. Oggi, abbastanza tardi, abbiamo compreso che in realtà il nostro pianeta è un complesso organismo vivente dotato di un grande, ma limitato, potere di autoregolazione, e che esso può reagire alle nostre aggressioni in modo drammatico, se l'umanità si spinge troppo oltre. Oggi è necessaria una cecità incredibile per non accorgersi che questo processo è già iniziato.

Tutto ciò ha influenze dirette su di noi. Non rispettando la natura, ci siamo alienati da essa, sia a livello globale sia a livello della nostra vita individuale. Le meraviglie hi-tech, i prodigi dell'elettronica, i viaggi spaziali, gli illimitati poteri di calcolo e tutti i comfort della società dei consumi ci hanno fatto dimenticare le basi dell'esistenza umana, in particolar modo che:

– Tutta la vita sulla Terra dipende da circa venticinque centimetri di strato superficiale fertile del suolo, in grado di sostenere la vita vegetale, che a sua volta sostiene quella animale e umana. Tale preziosa sostanza si sta rapidamente esaurendo in tutta la Terra, a causa di inondazioni, erosioni, metodi di coltivazione intensiva, deforestazione e altre pratiche distruttive. Se questa distruzione continuerà, nessuna sofisticata tecnologia potrà nutrirci.

– Noi siamo parte della natura, perché ci siamo evoluti nel corso dei millenni insieme ad altre forme di vita, sicché il nostro organismo può prosperare solo grazie ad alimenti naturali, aria pulita e ambienti privi di tossine.

Sfortunatamente, non è questo il modo in cui stiamo vivendo nel mondo sviluppato. Nonostante gli elevati standard di vita, la buona igiene, le meraviglie della medicina moderna e la crescente prosperità, lo stato di salute della popolazione è generalmente cattivo e sta peggiorando. Certo, la durata della vita è aumentata, ma una vita più lunga non ha molto valore se gli anni extra sono segnati da malattie come artrite debilitante, Alzheimer, scarsa mobilità e capacità digestiva insufficiente, per cui continuiamo a vivere solo grazie all'assunzione di grandi quantità di farmaci. All'altro estremo, i bambini sono vittime a un'età sempre più precoce di malattie croniche degenerative che fino a non molti anni fa riguardavano esclusivamente persone di mezza età e anziani. L'obesità, con le sue nefaste conseguenze sulla salute, è un'epidemia che si sta diffondendo in tutte le fasce di età. Considerando le cifre astronomiche spese in ricerca medica e cura della salute, il quadro generale è fosco.

Ironicamente, nei Paesi in via di sviluppo dove lo stile di vita tradizionale (comprese le tecniche agricole di una volta) ancora sopravvive, la gente è generalmente molto più sana, nonostante la povertà diffusa. Là le persone non hanno divorziato dalle proprie radici naturali e cominciano ad ammalarsi solo quando passano allo stile di vita occidentale, frainteso come qualcosa di invidiabile.

Chiaramente, dobbiamo cambiare il nostro stile di vita. "Ritorniamo alla natura!", suggeriva il filosofo francese del XVIII secolo, Rousseau, e questo è esattamente ciò che dobbiamo fare. Dobbiamo trovare la via per tornare a uno stile di vita non snaturato e imparare a ripristinare la buona salute affrontando le cause e non soltanto i sintomi dei nostri problemi.

Il metodo di cura Gerson, che è l'argomento del presente libro, ci rende capaci di ciò, sia che stiamo cercando di guarire da una delle infinite malattie croniche degenerative, sia che vogliamo uscire da un generico stato di "sotto-salute", con tutti i suoi sintomi secondari, per acquisire forma e benessere eccellenti.

Il principio fondamentale di questo programma è la totalità (anche detta "olismo"). Essa vuol dire prendere in considerazione l'organismo intero e affrontare *tutti* i suoi problemi e debolezze, non puntare soltanto a un sintomo o un organo, come se fossero indipendenti dal resto del corpo. Significa anche considerare il contesto e le condizioni fisiche della vita quotidiana dell'individuo, il suo lavoro e il suo stile di vita. Tale approccio è molto diverso da quello della tradizionale medicina allopatica, caratterizzato da una specializzazione crescente e focalizzata sul sintomo, alla ricerca di una causa singola che si tenta di sopprimere mediante farmaci.

Si dice spesso che la medicina allopatica moderna è l'unica scienza importante rimasta bloccata all'era pre-Einstein. Di fatto, essa opera ancora nello spirito di Louis Pasteur, lo scienziato francese del XIX secolo, cosiddetto "padre della teoria del germe". Per tutta la sua vita, Pasteur fu convinto che le malattie erano provocate da germi (o batteri, che egli fu il primo a identificare) e che la cura consisteva nel distruggerli. A differenza del suo contemporaneo e antagonista Antoine Béchamp, secondo cui ciò che importava non era il germe, ma la condizione dell'organismo da esso attaccato, Pasteur rimase fedele al suo dogma fino alla fine. Solo sul letto di morte ammise che «il germe non è nulla, il terreno è tutto»[2]. Sfortunatamente, questo tardivo ravvedimento è rimasto praticamente inascoltato e la medicina moderna è tuttora nella trappola della teoria del germe e della specializzazione crescente, a scapito del "terreno".

Il programma Gerson procede in direzione opposta. Il suo metodo di cura è non-specifico, e ciò spiega come mai sia applicabile a una vasta gamma di patologie: esso mira a guarire il "terreno" (ovvero, l'organismo nella sua interezza), che a quel punto diventa capace di guarire se stesso. L'incredibile capacità di auto-guarigione del corpo, pienamente utilizzata in questo programma, è purtroppo trascurata e addirittura ignorata nella medicina allopatica. Naturalmente, la non-selettività (l'opposto della specializzazione) è un concetto tabù per i medici di formazione tradizionale. Questo, il giovane dottor Max Gerson lo capì allorché scoprì che poteva liberarsi dei suoi frequenti, debilitanti mal di testa adottando una dieta vegetariana povera di grassi e di sale. Ciò innescò un processo che alla fine portò il dottor Gerson a comprendere che la sua dieta stava curando tutto l'organismo, non un disturbo specifico, e che quindi non c'erano praticamente limiti al suo potere di guarigione. Gli incredibili risultati di ottant'anni di terapia dimostrano che egli aveva ragione.

Oggi che il mondo è infinitamente più tossico e la dieta occidentale assai più dannosa di quella dell'epoca di Gerson, la sua terapia ottiene ancora risultati straordinari, sebbene il lavoro di guarigione sia più difficile e richieda tempi maggiori. A ogni modo, occorre sottolineare che il *metodo di cura Gerson non è una panacea universale né una cura miracolosa, e potrebbe fallire per molte ragioni* (per esempio: se il paziente arriva a esso troppo tardi, dopo che tutte le terapie tradizionali hanno fallito; se non osserva le regole; se gli è stato asportato un organo vitale). A parte tali casi, il tasso di successi del programma Gerson sui tumori avanzati e molte altre gravi patologie degenerative supera di molto quello delle cure tradizionali. I capitoli seguenti spiegano in dettaglio come e perché ciò accade.

NOTE ALL'INTRODUZIONE:

2. "Il germe non è nulla, il terreno è tutto", Claude Bernard (1817-1878). Pasteur mantenne le sue convinzioni sino alla fine, ma sul letto di morte riconobbe che Claude Bernard aveva ragione. «Claude Bernard aveva ragione», ammise Pasteur; «il microbo non è nulla, il terreno è tutto». Louis Pasteur (1822-1895). Riferita da Louis Pasteur Valery-Radot, frase pronunciata sul letto di morte (www.originalquinton.com/history.php).

PARTE PRIMA

Salute e guarigione in un mondo malato

Sapere è potere. Il sapere ci aiuta a trovare la nostra via in un territorio sconosciuto. Per esempio: la via Gerson alla guarigione e alla salute. La prima parte di questo libro vi fornisce tutto ciò che dovete sapere sul contesto e la teoria di questo metodo, dal punto di vista strettamente scientifico. Il termine "teoria" potrebbe sembrare arido, ma in questo caso è vero il contrario. Questa sezione spiega i gravi problemi di salute della civiltà moderna da un punto di vista originale e rivoluzionario. Dobbiamo sapere cosa c'è di sbagliato nella nostra vita, per poterlo correggere.

Per favore, leggete attentamente i capitoli che seguono. Essi costituiscono una chiave per aprire quella porta che conduce a una pratica sana e rinvigorente, basata sulla teoria. In ultima analisi, quello che imparerete vi renderà responsabili della vostra salute e del vostro benessere, permettendovi di praticare la prevenzione, anziché la limitazione dei danni.

1. LA STORIA COMINCIA

*«I grandi spiriti hanno sempre incontrato
una violenta opposizione da parte delle menti mediocri».*
ALBERT EINSTEIN

Alcune delle più grandi scoperte scientifiche sono nate da intuizioni o ispirazioni improvvise e inaspettate, come fulmini a ciel sereno. Altre sono arrivate dopo anni di sforzi pazienti e scrupolosi. I risultati più affascinanti sono quelli giunti a conclusione di una serie di apparenti coincidenze che hanno portato a risultati incredibili. La Terapia Gerson appartiene a quest'ultima categoria. Essa è nata grazie a un uomo eccezionale, il medico di origine tedesca Max Gerson, che possedeva la capacità di fare le domande giuste al momento giusto, cercando la risposta con il massimo rigore scientifico. La sua storia ci aiuta a comprendere come è nata la terapia salvavita che porta il suo nome.

Da piccolo, Max Gerson dimostrava una grande curiosità scientifica. Gli piaceva giocare nel giardino della nonna, che oltre ai fiori coltivava frutta e verdure per la sua tavola. Una volta, quando ella decise di provare un nuovo fertilizzante artificiale, che avrebbe dovuto favorire un raccolto migliore e più abbondante, Max osservò con costernazione i lombrichi abbandonare le aiuole trattate con le nuove sostanze chimiche e trasferirsi in quelle trattate con le sostanze tradizionali e collaudate nei secoli. Il piccolo Max concluse che doveva esserci qualcosa di pericoloso e irritante nelle nuove sostanze chimiche, che costringeva i lombrichi a spostarsi in un ambiente naturale. Egli non dimenticò mai questa esperienza precoce.

Dopo essersi diplomato al liceo, Max decise di diventare medico e continuò gli studi alle Università di Breslau, Wuerzburg, Berlino e Friburgo. Durante tutti gli studi e per il resto della vita, egli rimase curioso, giocava con le possibilità e si chiedeva sempre: «Cosa succederebbe se?...». Da giovane medico, assistente del professore Ottfried Foerster a Breslau, ordinò dall'Olanda cespugli delle rose più raffinate: li piantò, cambiò il fertilizzante, il concime e – installando appositi filtri – anche la quantità di luce solare che ricevevano. Grazie a questi metodi, riuscì a cambiare il colore delle rose.

Ciò gli insegnò che i nutrienti e la luce potevano modificare il metabolismo di una pianta vivente, ma non aveva ancora idea di come applicare questa scoperta agli esseri umani, tanto meno di come usarla per curarli. Ci volle il suo grave problema di salute – le ricorrenti emicranie a grappolo – perché egli intravedesse la via.

Le emicranie erano così devastanti e ricorrenti da spingerlo a ricercare una soluzione. I suoi professori e insegnanti, da lui consultati, non riuscirono a suggerire una cura. Gli dissero che si sarebbe sentito meglio verso i 55 anni, ma il giovane medico non poteva sopportare altri trent'anni con quelle emicranie. Talvolta era costretto a stare a letto, in una stanza oscurata, con dolori e nausea violenti, per due o tre giorni a settimana! Doveva esserci una risposta migliore e lui era determinato a trovarla.

Per cominciare la ricerca, lesse tutto ciò che riuscì a trovare che fosse almeno apparentemente relativo all'argomento. Non scoprì nulla. Si fece visitare da molti professori come paziente, ma nessuno poté aiutarlo. Per caso (se vogliamo credere al caso), un giorno lesse un articolo che descriveva come una donna fosse guarita dalle emicranie cambiando dieta. *La dieta!* Nessuno gli aveva insegnato nulla riguardo la dieta, né i suoi insegnanti gli avevano accennato alla possibilità che le malattie croniche fossero collegate alla dieta. Come sempre, egli volle procedere alla sperimentazione, anche usando se stesso come cavia. Abbandonò i cibi che prendeva normalmente e tentò svariate diete. Ci vollero un po' di tempo e numerosi fallimenti prima che egli scoprisse che una dieta vegetariana senza sale impediva l'insorgere di nausea ed emicranie.

Allora cominciò a usare trattamenti dietetici nella sua pratica. Quando nel suo ufficio di Bielefeld arrivavano pazienti con emicranie, egli diceva francamente che, secondo tutti i testi medici, non esisteva cura al loro problema, ma aggiungeva che anche lui aveva sofferto di emicranie fino a quando non aveva cambiato dieta. Suggeriva quindi ai pazienti lo stesso metodo. Quando questi pazienti tornavano a farsi visitare tre o quattro settimane dopo, riferivano regolarmente di non avere più avuto emicranie, almeno finché si erano attenuti al rigido regime dietetico.

Questa esperienza portò il dottor Gerson a ribattezzare il suo metodo la "dieta dell'emicrania", considerandolo un trattamento specifico per un disturbo specifico, come insegna la medicina convenzionale, fino a quando non intervenne qualcosa che gli fece cambiare punto di vista. Un giorno, un uomo che soffriva di emicranie consultò il dottor Gerson e venne da questi sollecitato a iniziare la "dieta dell'emicrania", cosa che egli fece. Quando tornò, circa un mese dopo, aveva qualcosa di straordinario da riferire. Le emicranie erano sparite, ma anche la sua tubercolosi cutanea (TBC – *lupus vulgaris*) stava guarendo. Il dottor Gerson era scettico. «No, lei non può aver avuto il lupus. Deve essere stato qualcos'altro. Il lupus è incurabile», dichiarò. Il paziente mostrò i risultati dei test di laboratorio che dimostravano come davvero nei tessuti delle sue lesioni vi fossero stati bacilli della tubercolosi. Il dottor Gerson era incredulo. Non riusciva a vedere un nesso tra l'emicrania e il lupus: come mai entrambe le patologie erano guarite?

Questo fu un altro di quei momenti decisivi nella vita del dottor Gerson in cui dovette porsi una domanda e trovare una risposta. Per cominciare, chiese al suo paziente se conoscesse altri malati di lupus e se, in caso affermativo, potesse mandarli da lui per ricevere una cura gratis. Alcuni vennero e guarirono. Il dottor Gerson dovette accettare che la sua "dieta dell'emicrania" era anche in grado di curare la TBC cutanea, ritenuta incurabile.

I notevoli risultati giunsero all'orecchio del famoso specialista di TBC polmonare, Ferdinand Sauerbruch, a Monaco, in Germania. Egli prescrisse a 450 dei suoi "incurabili" pazienti di lupus la dieta del dottor Gerson, dicendo che se Gerson poteva arrestare il progresso della malattia anche solo in un caso, avrebbe creduto a tutto ciò che il giovane medico diceva. La dieta Gerson non solo arrestò il processo della patologia, ma curò 446 di quei pazienti gravemente malati. La risposta di Sauerbruch fu di pubblicare i "suoi" risultati in numerosi testi scientifici[3].

Il dottor Gerson non era soddisfatto. Se i pazienti di TBC cutanea rispondevano positivamente alla dieta, si chiedeva, perché non avrebbero potuto farlo quelli di altre forme di TBC? Come sarebbe andata con la mortale TBC polmonare? E con la TBC dei surreni, ossea, encefalitica e di altro tipo? Egli cominciò a curare anche questi pazienti con la sua dieta – tra di essi c'era la moglie del dottor Albert Schweitzer – scoprendo che la cura continuava a funzionare. Fatto ancora più importante, molti di questi pazienti avevano altri problemi oltre alla TBC: pressione alta o bassa, allergie, asma, malattia dei reni etc. Anche queste patologie sparivano grazie alla "dieta dell'emicrania"!

A questo punto, divenne chiarissimo a Gerson che egli non stava più curando una malattia tramite cambiamenti dietetici: il metabolismo e il sistema immunitario del paziente stavano reagendo, il che voleva dire che egli stava curando tutto il corpo. Ciò aprì la strada alla cura di tutte le malattie "croniche" incurabili. Da quel momento, il dottor Gerson si incamminò per una via completamente diversa da quella della medicina ortodossa. Ora i suoi pazienti venivano curati, non imbottiti di farmaci.

Il primo passo importante verso la cura del cancro avvenne nel 1928, quando una signora chiamò il dottor Gerson al proprio capezzale. Come raccontò il dottor Gerson, «le chiesi qual era il problema, ma lei non volle dirmelo al telefono»[4]. Quando arrivò a casa di lei, la paziente le disse che aveva subito un'operazione per cancro al coledoco (dotto biliare); ora aveva ittero, febbre alta e necessitava di aiuto. Il dottor Gerson le rispose che non sapeva come curare il cancro, ma lei insistette e portò a esempio i suoi successi con i casi di TBC. Quindi gli chiese di prendere il grande libro sul tavolo e aprirlo al capitolo intitolato "La cura del cancro". In questo testo di Medicina popolare, ricorda il dottor Gerson, «... si parlava di Ippocrate, che visse 425 anni prima di Cristo... Egli pensava che il paziente andasse disintossicato tramite una zuppa speciale e alcuni clisteri»[5].

Il dottor Gerson ripeté alla paziente di non essere in grado di curarla ma, poiché lei insisteva, ci avrebbe provato. Scrisse per lei un programma di cura, che era essenzialmente lo stesso che usava per la TBC. Come ricorda lui: «Feci un tentativo... E quasi sei mesi dopo la paziente era guarita! Era in piedi e in condizioni eccellenti. Mandò da me altri due casi di cancro. Uno aveva metastasi alle ghiandole intorno allo stomaco: guarito! Anche il terzo caso fu guarito! Si era fatta la prova su tre casi e tutti erano guariti!»[6].

Più tardi, a Vienna, il dottor Gerson trattò altri sei casi, ma tutti fallirono. La cosa lo sciocò e scoraggiò, ma «...una volta che quel problema era nella mia testa, nelle mie mani e nel mio cuore, non potevo più liberarmene»[7].

Alcuni anni dopo, Gerson si stabilì negli Stati Uniti. Per ottenere la licenza a praticare, dovette superare un esame medico, ma dopo non riuscì a trovare un ospedale in cui curare i pazienti. «Non riuscivo a levarmi i primi tre casi dalla mente. Continuavo a pensare: "Deve essere possibile. Sarebbe un crimine non farcela"»[8].

Studiò tutta la letteratura medica e il materiale di ricerca che riuscì a trovare, scoprendo che esisteva una differenza tra i pazienti malati cronici e quelli malati di cancro. In seguito, egli descrisse questa differenza specificando che «i pazienti affetti da malattia cronica hanno un fegato debilitato e malato; quelli malati di cancro hanno un fegato intossicato»[9]. Gerson scoprì anche che il malato di cancro non riusciva né a digerire completamente né ad assimilare grassi e olii. I residui non digeriti venivano raccolti dai tessuti tumorali, che crescevano cibandosi di essi. Dopo anni di tentativi, grazie alle esperienze dirette al capezzale dei malati, il dottor Gerson mise a punto una cura notevolmente efficace che funzionava anche sui pazienti terminali.

Le originalissime idee di Gerson e i suoi nuovi metodi non erano in sintonia con il sistema medico allopatico. Egli scrisse numerosi articoli sul suo lavoro e i risultati sui pazienti, inviandoli alle più importanti riviste mediche: tutti vennero respinti con varie scuse. Di conseguenza, i pazienti che facevano domande su Gerson all'*American Medical Association* ricevevano come risposta che il suo metodo era "segreto", perché egli «si rifiutava di pubblicarlo»[10].

Il Comitato di Censura della *New York Medical Association* scrisse cinque volte al dottor Gerson, chiedendogli di fornire dati che provassero il suo lavoro[11]. Cinque volte egli raccolse diligentemente i suoi dati e, in un'occasione, presentò anche alcuni dei suoi pazienti guariti. La sua unica richiesta era che il comitato pubblicasse le loro verifiche, ma questo non lo fece mai.

Volendo garantire la prosecuzione del suo lavoro, il dottor Gerson cercò di insegnare ad altri medici la pratica della sua terapia. In più di un'occasione, giovani medici che non avevano ancora cominciato la loro pratica chiedevano a Gerson di essere accettati come assistenti, per imparare la terapia. Sempre disponibile a trasmettere la propria esperienza a un giovane collega interessato, egli accettava tali offerte.

L'"assistenza" non durava mai più di quattro o cinque giorni. Dopo quel periodo, il giovane dottore spiegava imbarazzato che era stato minacciato di venire bandito dalle associazioni ospedaliere, di non avere deferimenti di pazienti da parte di altri medici e di non poter praticare se avesse continuato a lavorare con il dottor Gerson. Poiché gli studi di medicina lo avevano lasciato con molti debiti, il giovane medico non poteva permettersi una situazione del genere e, con rammarico, interrompeva la collaborazione con il dottor Gerson (una situazione simile si verifica anche ai giorni nostri, quando un dottore non ancora affermato desidera visitare la clinica Gerson in Messico per studiare la terapia, e i superiori gli dicono che ciò pregiudicherebbe la sua carriera. Questo spiega perché vi siano così pochi medici formati sul protocollo Gerson).

Incurante degli ostacoli, il dottor Gerson proseguì il suo lavoro, perfezionando la cura. Poiché, nonostante tutti gli sforzi, gli fu impedito di pubblicare il suo lavoro sulle riviste mediche, raccolse tutto il materiale nel suo ultimo libro, che è anche il suo durevole testamento medico.

Qualche anno fa, abbiamo ricevuto notizie sorprendenti da un famoso pubblicista e scrittore su questioni di salute di New York. Egli stava raccogliendo materiale per il suo lavoro e intendeva pubblicare la testimonianza del dottor Gerson, rilasciata nel 1946 davanti a una commissione del Congresso[12], sotto il patrocinio del senatore Claude Pepper. Il ricercatore si recò a Washington D.C., alla ricerca della testimonianza nel Registro del Congresso che, in quanto documento ufficiale del Governo statunitense, non deve essere alterato o manomesso. Egli sapeva che la testimonianza era lunga varie pagine e includeva le risposte del dottor Gerson a molte domande sul suo lavoro e la presentazione di cinque suoi pazienti guariti, inizialmente mandati a casa a morire di cancro terminale. Il ricercatore consultò il Registro del Congresso e trovò solo uno spazio vuoto sotto la data in cui ci sarebbe dovuta essere la testimonianza. Contro ogni regola e senza alcuna spiegazione, la testimonianza era stata rimossa.

La medicina "scientifica" ortodossa, in genere, respinge gli studi basati su un numero limitato (meno di 250) di pazienti, a prescindere dai loro meriti. Ecco una citazione significativa, non priva di collegamenti con la storia del dottor Gerson:

«Il numero esiguo di soggetti usati esponeva lo studio al ridicolo che la scienza medica usa da più di cento anni per stroncare gli esperimenti che non si adattano ai suoi pregiudizi. "Dove erano i controlli?", "Dove sono le statistiche?", "Come fai a sapere che i pazienti non sono migliorati grazie a qualcos'altro?", "Dal punto di vista statistico, la matematica non regge", "Hanno davvero controllato tutte le variabili?", "Come fai a sapere che i farmaci non sono altrettanto efficaci?", "I pacemaker sono altrettanto validi", "Ciò che abbiamo va già bene, se usato correttamente»[13].

NOTE AL CAPITOLO 1:

3. Sauerbruch, Ferdinand, *A Surgeon's Life*, Andre Deutsch, London: 1953; vedi anche Straus, Howard, *Dottor Max Gerson: Healing the Hopeless*, Totality Books, Carmel, CA, 2002. La storia del Dottor Gerson e la sperimentazione positiva della sua terapia sino ai nostri tempi sono narrate anche nel romanzo investigativo di Dego, Giuliano, *Il dottor Max*, Rizzoli, Milano, 1997.

4. Gerson, M., *A Cancer Therapy*, cit., Appendice II.

5. Ibid.

6. Ibid.
7. Ibid., pp. 403-405.
8. Gerson, Margaret, *Dottor Max Gerson: A Life Without Fear,* manoscritto inedito, New York, 1968-1969.
9. Nota 4 (Gerson), supra.
10. Spain Ward, Patricia, "History of the Gerson Therapy", sotto contratto con lo *U.S. Congressional Office of Technology Assessment:* Paragonata alla testimonianza di Miley, quella di Gerson era innocente: essa si concentrava sulle anamnesi dei pazienti che egli aveva portato con sé e sui probabili meccanismi grazie ai quali la sua dieta provocava la regressione e la guarigione del tumore. Solo quando fu incalzato dal senatore Pepper, Gerson affermò che circa il 30% di coloro che aveva in cura mostrava una reazione favorevole (U.S. Congress, 1946, 115). Ciononostante, *JAMA* dedicò due pagine a mettere in dubbio la rettitudine di Gerson (*JAMA*, 1946). Irrefrenabile quando si trattava di Gerson, Fishbein, contrariamente alla realtà, affermò che i successi della dieta Gerson-Sauerbruch-Hermannsdorfer "apparentemente non erano suscettibili di replica da parte della maggior parte degli altri osservatori". Inoltre, egli affermò falsamente che Gerson si era molte volte rifiutato di fornire all'AMA i particolari della dieta (Fishbein disse di poterli fornire in questo editoriale solo perché "è giunto in nostro possesso, attraverso un potenziale paziente di Gerson, un programma dietetico per la sua cura"). Fishbein sottolineò, senza commentare, la cautela di Gerson sull'uso di altri farmaci, soprattutto gli anestetici, perché producevano forti e pericolose reazioni nell'accresciuto stato allergico dei suoi pazienti più sensibili». L'affermazione era nell'editoriale di Morris Fishbein, citato sopra da Ward, "Gerson's Cancer Treatment", in *Journal of American Medical Association*, 132, Nov. 16, 1946, pp. 645-646.
11. Haught, S. J., *Censured for Curing Cancer: The American Experience of Dottor Max Gerson,* Gerson Institute, San Diego; 1991.
12. Ibid. Vedi anche la trascrizione della testimonianza del dottor Gerson davanti alla Sotto-Commissione Pepper-Neeley. "Ricerca sul cancro, audizioni davanti a una Sotto-Comissione del Comitato di Relazioni Estere, Senato degli Stati Uniti, Settantanovesimo Congresso, Seconda Sessione S.1875, Legge per autorizzare e richiedere al Presidente di intraprendere il trasferimento in un luogo adatto negli Stati Uniti di un numero sufficiente dei maggiori esperti mondiali, coordinando e utilizzando il loro sapere in un supremo sforzo per scoprire metodi di cura e prevenzione del cancro. 1, 2 e 3 luglio 1946" United States Printing Office, Washington, DC, 1946.
13. Glasser, R. I., *The Body Is the Hero* Random House, New York, 1976, p. 242.

2. LA TERAPIA SI EVOLVE

Coloro che si avvicinano per la prima volta alla terapia Gerson sollevano talvolta l'obiezione che una terapia sviluppatasi circa sessant'anni fa e immutata da allora debba essere ormai superata. Dopotutto, la medicina ha fatto grandi progressi dalla morte del dottor Gerson, avvenuta nel 1959. Questa obiezione è errata su tutta la linea.

La fisiologia umana e la natura delle malattie croniche non è cambiata, quindi l'approccio della Terapia Gerson non è diventato obsoleto. Al contrario, la ricerca scientifica mondiale è giunta a risultati che confermano e giustificano le metodiche del dottor Gerson[14]. Nel corso degli anni, lungi dal rimanere immobile, la terapia si è arricchita di diverse novità, selezionate accuratamente seguendo lo stesso spirito del dottor Gerson, che non era mai soddisfatto dei risultati raggiunti per quanto straordinari o spettacolari potessero essere. Il dottor Gerson pensava infatti che qualsiasi cosa potesse sempre essere migliorata.

Dalla sua morte, guarire è diventato sempre più difficile. L'aria, il suolo e l'acqua sono soggetti a inquinamento su scala mondiale. Il cibo ottenuto da suoli sempre più poveri ha perso la maggior parte delle sue qualità nutrizionali, e in più è oggetto di pesanti manipolazioni industriali e adulterazioni chimiche. Inoltre, l'uso di farmaci, sia quelli prescritti dal medico che quelli "senza prescrizione", è aumentato a dismisura. Alcuni atteggiamenti autodistruttivi (fumo, alcool e le cosiddette droghe ricreazionali) sono diventati parte dello stile di vita moderno. Il risultato è che le persone sono seriamente intossicate e i loro corpi versano in condizioni peggiori.

Di conseguenza abbiamo notato abbastanza presto, nella clinica Gerson in Messico, che i risultati ottenuti dalla terapia originale del dottor Gerson non erano più così buoni e spettacolari come quelli da lui riportati. Inoltre, alcuni dei medicamenti originali risultano oggi alterati mentre altri non sono più utilizzabili o disponibili. Per esempio, il dottor Gerson utilizzava l'estratto grezzo di fegato (prodotto da *Lilly*) per migliorare le funzioni del fegato dei suoi pazienti. Oggi l'estratto di fegato è industrialmente molto più manipolato e presumibilmente non più altrettanto efficace. Il dottor Gerson utilizzava anche estratti freschi di fegato di vitello per curare i danni prodotti da pesticidi al fegato dei propri pazienti. Questo non può più essere fatto perché è stato scoperto che anche nei fegati giovani, e provenienti dalle fonti migliori, è presente il batterio *Campylobacter*, il quale causa diarrea, dolore addominale, nausea, febbre e vomito.

Per contrastare le carenze che ne risultano, il protocollo originale del dottor Gerson è stato arricchito di diverse novità e procedure. Una di queste è l'utilizzo del coenzima Q10, che rimpiazza alcuni dei contenuti dell'estratto grezzo di fegato, migliora il sistema immunitario e permette all'organismo di resistere a certe infezioni e tipi di cancro. Un'altra sostanza è il colostro (sgrassato), ovvero la prima sostanza secreta nella ghiandola mammaria materna (o nella ghiandola equivalente in tutti i vertebrati) per nutrire il neonato. Questo importante liquido è di grande importanza per organizzare e rinforzare il sistema immunitario del neonato, e similmente agisce per irrobustire le difese compromesse dei pazienti con immunodeficienze.

Gli enzimi pancreatici sono stati un medicamento essenziale fin dalle origini. Il dottor Gerson li utilizzava per attaccare e demolire i tessuti tumorali. Per aiutare i pazienti dei giorni nostri, più gravemente malati, la terapia originale è stata rinforzata con maggiori quantità di pancreatina, a concentrazioni più elevate. Inoltre, si sono dimostrate di grande utilità le compresse di Wobe-Mugos, contenenti sostanze antitumorali e stimolanti il sistema immunitario.

Una delle funzioni di questo medicamento è distruggere lo strato esterno delle cellule tumorali, cosicché possano essere riconosciute e distrutte da apposite sostanze utilizzate in terapia.

I dottori della clinica Gerson utilizzano anche il trattamento della febbre artificialmente indotta (ipertermia) per stimolare la risposta immunitaria e accelerare il processo di cura. Questo trattamento utilizza il laetrile (conosciuto anche come vitamina B_{17}), derivato dai noccioli di albicocca. Messo a punto dal medico Ernst Krebs (senior) insieme al figlio Ernst Krebs (junior), la molecola di laetrile contiene un gruppo cianidrico che è capace di attaccare e distruggere le cellule cancerose senza provocare danno a quelle sane. È stato anche scoperto che l'iniezione endovenosa di laetrile è in grado di aumentare la temperatura dei tessuti tumorali di un grado: questa è un'ottima cosa, dal momento che i tessuti tumorali non possono sopravvivere a temperature più elevate del normale, le quali sono invece tollerate senza problemi dai tessuti normali. Per aumentare questo effetto, il paziente è immerso in un bagno caldo (ipertermia), che fa salire ulteriormente la temperatura del corpo, per simulare la "febbre". Nell'insieme, questo trattamento favorisce la distruzione del tumore e la riduzione del dolore, migliorando così il benessere (naturalmente l'intera massa tumorale non viene distrutta all'istante da un solo trattamento!).

Nota bene: mentre il laetrile può essere utile per ridurre le masse tumorali e il dolore – particolarmente quello alle ossa – esso *non* riporta alla normalità gli organi e i tessuti del corpo, e non aiuta a smaltire le tossine. È un utile complemento alla cura, ma *non* è una cura in sé.

Un'altra utile aggiunta alla Terapia Gerson è l'ozono, utilizzato insufflando il gas per via rettale, o come perossido, applicato frizionando la pelle. È quindi disponibile in due forme: come gas, sotto forma di ozono, e liquida, come perossido di idrogeno. In ambedue i casi, uccide germi e virus, distrugge i tessuti cancerosi, ossigena il sangue – e quindi gli organi – e converte i radicali liberi dannosi in sostanze che possono venire escrete. Il perossido di idrogeno comunemente venduto nelle farmacie, nella forma liquida al 3% o in concentrazioni inferiori, viene applicato frizionando la pelle del paziente di tutto il corpo, una o due volte al giorno, affinché venga assorbito dal corpo stesso attraverso i pori. Se il perossido di idrogeno è disponibile a una concentrazione maggiore, *deve* essere diluito al 3% o meno. Non deve mai venir utilizzato per uso interno.

Gli ozonizzatori sono utilizzati di routine nelle cliniche Gerson, e sono raccomandati per i pazienti che vivono ad elevate altitudini (oltre i mille metri), nelle aree dove sono state utilizzate sostanze spray tossiche o dove è presente un elevato livello di inquinamento. Inalare aria arricchita con ozono è rivitalizzante e rinvigorente, e ha anche migliorato l'umore dei pazienti.

Un'innovazione in campo dietetico viene in aiuto di alcuni pazienti intolleranti al lattosio (ovvero che non possono tollerare proteine del latte pre-digerite e sgrassate, come lo yogurt e il formaggio fatto da yogurt – si veda il capitolo 28, *Ricette* – che vengono normalmente aggiunte alla terapia a partire dalla sesta/decima settimana). In questi casi infatti vengono utilizzate sostanze vegetali e ricche di proteine, come ad esempio la spirulina.

2.1. Estratto di semi di pompelmo

Dal momento che le capacità immunitarie dei pazienti sono solitamente scarse, si pone grande attenzione nel proteggerli da raffreddori o, peggio ancora, da influenze. L'estratto di semi di pompelmo, che possiede proprietà antivirali e antibatteriche, è stato aggiunto recentemente alla Terapia Gerson e si è rivelato utile. Assunto per via orale e usato come gargarismo, può respingere il raffreddore a patto che sia utilizzato al primo sintomo. Un'altra eccellente preparazione è la soluzione omeopatica contro l'influenza *Oscillococinum*.

2.2. Tahebo, Pau d'Arco o Lapacho

Il Tahebo, o Pau d'Arco, è la parte più interna della corteccia del pino delle Ande, tradizionalmente usato da molte tribù sudamericane per le sue proprietà curative. Trasformato in tè, è stato usato, in aggiunta alla Terapia Gerson, su un certo numero di pazienti che lo hanno trovato di grande utilità, aumentando il loro benessere e aiutandoli a ridurre i tumori. Il Tahebo consiste in sottili schegge di legno, che devono essere messe in infusione per cinque-dieci minuti in acqua appena bollente; poi viene filtrato e successivamente servito. Dal momento che diverse tribù utilizzano questo rimedio, esso è conosciuto con i diversi nomi di Tahebo, Pau d'Arco o Lapacho.

2.3. Selenio

Questo elemento chimico è stato riconosciuto da diversi ricercatori (tra cui il professor Gerhard N. Schrauzer della *University of California* a La Jolla[15] e il professor Harold D. Foster di Victoria, B.C., Canada[16]) come dotato di importanti proprietà stimolanti del sistema immunitario. Per questo motivo, è incluso nella Terapia Gerson di molti pazienti.

2.4. Trattamento di glucosio-potassio-insulina

La flebo endovenosa di glucosio, potassio e insulina venne creata dal famoso cardiologo Demetrio Sodi-Pallares. Il glucosio e l'insulina forniscono l'energia necessaria a far sì che il potassio venga trasportato attraverso le membrane cellulari fin nei tessuti. Dal momento che la Terapia Gerson contiene alti livelli di glucosio e potassio nei succhi e nei sali di potassio, viene utilizzata solamente una piccola quantità di insulina (3-5 µg), somministrata per via sottocutanea (cioè iniettata sottopelle).

2.5. Picolinato di cromo

È stato scoperto che il cromo, sotto forma di picolinato, stimola la secrezione di insulina nel pancreas. Sono state aggiunte alla terapia capsule o compresse da 200 µg di questo composto, nei diabetici, per alleviare la carenza di insulina.

2.6. Riassumendo

Queste appena descritte sono solo alcune delle aggiunte recenti al programma classico della Terapia Gerson, al fine di migliorarne l'efficacia. Chiaramente la loro "non tossicità" doveva essere dimostrata. Testando con molta attenzione le promettenti innovazioni e le possibili addizioni alla terapia, si può far sì che il metodo Gerson faccia il suo lavoro anche nelle condizioni attuali progressivamente sempre più difficili.

NOTE AL CAPITOLO 2:

14. Wheatley, Carmen in Gearin-Tosh, Michael, *Living Proof: a medical mutiny*, Simon & Schuster, London, 2002, *Appendix*.
15. Olmsted, L., Schrauzer Gerhard N., Flores-Arce, M. e Dowd, J., "Selenium supplementation of symptomatic human immunodeficiency virus infected patients", I: *Biol Trace Elem Res*, Aprile/Maggio 1989, vol. 20 (1-2), pp. 59-65. *Department of Family Medicine, School of Medicine, University of California*, San Diego, La Jolla. «I livelli medi di selenio nel sangue nei pazienti maschi di San Diego, California, sofferenti di sindrome da immunodeficienza acquisita (AIDS) sono 0,123 +/- 0,030 microgrammi/ml (n=24), e 0,123 +/- 0,030 microgrammi/ml (n=26) in pazienti con patologie correlate all'AIDS (ARC), comparati ai livelli di 0,195 +/- 0,020 microgrammi/ml (n=28) nei maschi sani di San Diego utilizzati come controllo. Per capire se l'assorbimento intestinale di selenio è sfavorito in caso di AIDS o ARC, è stato condotto uno studio nel quale a 19 pazienti maschi tutti positivi al test HIV con sintomi di AIDS o ARC sono stati somministrati 400 mg di selenio al giorno in forma di lievito, per 70 giorni continuativi. I livelli medi di selenio nel sangue aumentarono fino a 0,28 +/- 0,08 microgrammi/millilitro dopo aver assunto gli integratori di selenio per 70 giorni, e vennero ben tollerati. Viene proposto un fondamento logico per l'aggiunta di selenio come coadiuvante per i pazienti portatori di HIV, sintomatici e asintomatici». PMID: 2484402 (PubMed – Indexed for Medilne).
16. Foster, Harold D., Ph. D., *What really causes AIDS*, Trafford Publishing, Victoria, BC: 2002.

3. CONOSCERE IL NEMICO

L'approccio Gerson alla salute e alla malattia è tanto diverso dai consueti trattamenti medici che è importante comprendere a fondo i suoi principi fondamentali. Una volta fatto ciò, la teoria e la pratica della terapia diverranno totalmente chiare e se ne comprenderà la logica profonda. Di fatto, molti pazienti guariti ammettono che, dovendo affrontare una malattia mortale, hanno scelto il programma Gerson perché sembrava sensato e conteneva speranze credibili di guarigione.

Lo scopo della terapia è affrontare la causa della malattia, non i suoi sintomi. Essa si concentra su quelli che considera i due maggiori nemici della salute: la tossicità e la carenza. Entrambe sono il risultato dell'odierno stile di vita snaturato e artificiale; entrambe sono, in una certa misura, collegate alla moderna dieta occidentale e al nostro ambiente inquinato. Esaminiamole da vicino.

3.1. Tossicità

L'aria che respiriamo – assolutamente necessaria alla vita – è contaminata dai fumi di scarico del traffico stradale, dalle invisibili particelle sottili che si sprigionano dai pneumatici e attecchiscono nei nostri polmoni, dai residui del combustibile per aeroplani che discendono dal cielo, dai fumi velenosi di infinite lavorazioni industriali che fuoriescono dalle ciminiere industriali o dalle lavanderie di quartiere. Per l'acqua – un'altra componente essenziale per la vita – la situazione è ugualmente critica: essa è contaminata dal cloro, il fluoro e i residui di molte sostanze chimiche, che resistono a tutte le tecniche di depurazione esistenti (eccettuata la distillazione). Gli scarichi e i deflussi dell'industria e dell'agricoltura inquinano i fiumi e i laghi.

L'ultimo arrivato nel campo dell'inquinamento ambientale è l'elettrosmog: i campi elettromagnetici invisibili, ma sempre più estesi, che ci circondano ovunque. All'interno delle case, essi sono prodotti dalle televisioni, i frigoriferi, i computer, i forni a microonde e i telefoni cellulari. Interferendo sui campi elettromagnetici naturali del corpo, essi hanno un impatto negativo sulla salute[17].

All'esterno delle case, le antenne radio che servono i telefoni cellulari stanno suscitando grandi preoccupazioni: concentrazioni di malattie, soprattutto tumori, sono state segnalate nelle vicinanze di antenne recentemente installate[18] (si veda il capitolo 5, "Il crollo delle difese corporee").

La tossicità comincia dal terreno e dalle piante che ivi crescono. Pesticidi altamente inquinanti, fungicidi, erbicidi e altre sostanze chimiche impiegate nell'agricoltura commerciale, spesso fino al giorno del raccolto, lasciano residui su quelle piante destinate a diventare il nostro cibo. Molti di questi veleni sono sistemici (ovvero permeano il prodotto ed è impossibile rimuoverli con un lavaggio). A meno di mangiare esclusivamente alimenti biologici, la nostra dieta quotidiana è abbondantemente alterata da un cocktail di sostanze agrochimiche il cui effetto cumulativo non è mai stato testato.

Nel corso della lavorazione, viene introdotta nel cibo una grande quantità di additivi chimici, molti dei quali sono pericolosi[19]. Il loro scopo è prolungare la vita dell'alimento sullo scaffale praticamente all'infinito, rendere il prodotto più attraente e colmare l'assenza dei sapori naturali con aromi artificiali. La "cosmetica dei cibi", come viene ironicamente chiamata, serve esclusivamente al desiderio di profitto dei produttori e non ha nulla a che fare con una nutrizione sana.

Comunque, i rischi connessi agli additivi del cibo non dovrebbero farci dimenticare che il primo imputato della dieta moderna media è il sale (sodio), ovvero la sostanza che è più difficile evitare. Nonostante ammonimenti ufficiali contro il suo abuso[20], il consumo di sale nel mondo occidentale è pericolosamente elevato, provocando ritenzione di acqua nelle cellule del corpo, e quindi edemi. Il sale mette anche un peso eccessivo sui reni, aumenta la pressione del sangue, indebolisce le papille gustative (rendendone necessaria una quantità sempre maggiore per produrre un effetto) e interferisce con la digestione. Il sale, come vedremo successivamente, ha anche un ruolo nel processo cellulare che conduce al cancro.

Poiché la carne è un ingrediente base della dieta moderna, potrebbe sembrare strano che le proteine animali in eccesso si trasformino in tossine nel corpo. Il fatto è che gli organismi umani, con il loro lungo tratto intestinale, non sono adatti a una dieta ricca di proteine animali (per contro, il tratto intestinale di carnivori come i leoni e gli altri grandi felini è corto: ecco perché i prodotti di scarto della carne ingerita vengono rapidamente eliminati). La dieta ideale degli esseri umani dovrebbe basarsi prevalentemente sulle verdure, con un minimo di proteine animali. Oggi, la regola è l'opposto.

Invecchiando, diventiamo meno capaci di digerire proteine animali. Queste parti mal digerite e non completamente smaltite restano nel corpo sotto forma di tossine. I grassi animali contenuti praticamente in tutte le carni, nel pollame e nei latticini sono digeriti in modo inadeguato man mano che il corpo invecchia e i suoi enzimi non operano più in modo efficace. Gli animali che mangiamo sono a loro volta nutriti con alimenti non sani, trattati con ormoni, antibiotici e promotori sintetici della crescita. Tutto ciò che essi sono costretti a consumare resta nella carne, nelle uova e nei latticini che infine atterrano sulla nostra tavola, aggravando il peso delle tossine che ignari stiamo già portando.

Il corpo cerca di liberarsi da tutte queste sostanze nocive, per proteggersi. Sfortunatamente, oltre che con la grande quantità di tossine, deve fare i conti anche con la carenza.

3.2. Carenza

Come la tossicità, anche questo nemico della salute comincia nel terreno. Da più di centocinquant'anni (e in misura sempre crescente), si usano nell'agricoltura commerciale fertilizzanti artificiali che forniscono al terreno soprattutto tre minerali – azoto, fosforo e potassio – ma non i circa cinquanta minerali o elementi traccia indispensabili per mantenere il suolo sano, fertile e ricco di quegli enzimi che contraddistinguono la terra fertilizzata naturalmente e ricca di humus. Come risultato, il suolo impoverito è in grado di produrre solo verdure carenti e povere di nutrienti, che diventano il nostro cibo quotidiano ugualmente carente.

Tale cibo è ulteriormente impoverito dalle lavorazioni che subisce. Tutti gli alimenti inscatolati, rinchiusi in barattoli, affumicati, in salamoia, imbottigliati o conservati in qualche altro modo sono svuotati dei pochi nutrienti restanti e danneggiati dalle temperature elevate e dai conservanti. Sono privi di vitamine ed enzimi. Questi ultimi, di importanza vitale per una buona digestione, sono distrutti da una temperatura superiore ai 60 °C e possono essere forniti al corpo solo attraverso frutta e insalate fresche e crude. Tuttavia, poche persone mangiano queste ultime in misura sufficiente ad avere un sistema sano.

Ormai dovrebbe essere chiaro che i due principali nemici della buona salute – la tossicità e la carenza, la lotta alle quali è una priorità del programma Gerson – formano un solo circolo vizioso. Se il nostro cibo fosse davvero nutriente, il corpo riuscirebbe a gestire meglio la tossicità, ma così non è. Come conseguenza, prima o poi il processo degenerativo si stabilizza, spianando la strada a una grave malattia cronica. Ovviamente, occorre affrontare entrambi i nemici della salute, per iniziare la guarigione e ripristinare le difese naturali del corpo. Questo è l'argomento dei capitoli successivi.

NOTE AL CAPITOLO 3:

17. Becker, Robert O. MD, citato dalla rivista *Icon* in Eileen O'Connor, Amministratore di *EM Radiation Trust*, "Mobile Phone Mast Radiation and Breast Cancer: Eileen O'Connor's Personal Story", *The Interdisciplinary Centre for Obesity, Nutrition and Health* (ICON-Health), *University of Leeds* (UK), No. 34 Inverno 2006; *Gerson Healing*, Gerson Institute, *Newsletter* San Diego: Marzo/Aprile 2007; Mercola, Joseph MD, "Are EMFs Hazardous to Our Health?" (www.mercola.com/article/emf/emf_dangers.htm).

18. Vedi nota 17 (Becker), supra; vedi anche Ronni Wolf e Danny Wolf, "Increased Incidence of Cancer near a Cell-Phone Transmitter Station", *International Journal of Cancer Prevention*, 1 (2,) Aprile 2004.

19. Fallon, Sally, "Dirty Secrets of the Food Processing Industry", presentazione alla conferenza annuale di *Consumer Health of Canada*, marzo 2002 (www.westonaprice.org/modernfood/dirty-secrets.html).

20. "Il sodio in eccesso è una delle più grandi minacce presenti nel cibo", Atti del convegno dell'ottobre 2006 della *World Health Organization* (WHO) a Parigi, parte della Strategia Globale della WHO sulla Dieta, l'Attività Fisica e la Salute.

4. LE DIFESE DEL CORPO

Il corpo umano è uno strumento di precisione vivo e meraviglioso, in cui ogni parte è intimamente connessa a tutte le altre. Ognuna del trilione di cellule che lo compone ha la sua intelligenza, la sua funzione e il suo posto nel sistema generale. Non è esagerato affermare che il corpo è un miracolo vivente, il cui potenziale è ben lontano dall'essere stato pienamente compreso. Nonostante il rapido sviluppo della ricerca nel campo delle tecnologie avanzate, gli scienziati stanno cominciando solo ora a scoprire l'enorme complessità della vita a livello cellulare.

Il corpo, lasciato libero di agire a modo suo e date le giuste condizioni, è concepito per sopravvivere e restare nello stato di omeostasi (ovvero, uno stato di equilibrio dinamico). In tale stato, l'organismo umano è stabile e capace allo stesso tempo di adattarsi alle mutevoli situazioni. Non appena tale stabilità è a rischio, molti sistemi di difesa entrano in azione. Analizziamo questi sofisticati sistemi in dettaglio.

4.1. Il sistema immunitario

Ovunque, nella Natura, milioni di organismi viventi si nutrono di altri organismi viventi. Questo vale anche per il corpo umano, quotidianamente esposto agli attacchi di germi, virus e parassiti portatori di malattie. Il principale protettore del corpo umano è il sistema immunitario, la cui conoscenza si è recentemente diffusa tra il grande pubblico, soprattutto grazie a pubblicità di prodotti che "rafforzano il sistema immunitario". Che questi prodotti funzionino o meno, la gente li compra senza sapere nulla del sistema immunitario, per esempio in che consiste e dove è ubicato. Invece, l'argomento merita la massima attenzione.

Il sistema immunitario non è un singolo organo, né una singola ghiandola; le sue parti sono ubicate in tutto il corpo. Molti organi (per esempio il fegato, il cervello e il pancreas) sono così importanti che possiedono un proprio sistema immunitario – il sistema reticolo-endoteliale – che dà loro una protezione extra.

Esiste anche il sistema linfatico, che trasporta i fluidi in eccesso dai tessuti del corpo al sangue. La linfa in sé è un liquido di colore paglierino che contiene cellule in grado di combattere le infezioni. Il sistema consiste di circa 700 nodi in una persona normale, distribuiti in tutto il corpo. A differenza del sangue, che circola in tutto il corpo grazie all'azione di pompaggio del cuore, la linfa si muove nel corpo grazie all'azione dei muscoli.

Comunque, la principale componente del sistema si trova nel midollo osseo, dove si formano i globuli bianchi. Quando questi vengono messi in circolo, non sono completi. Alcuni giungono alla ghiandola del timo, dove vengono completati e rilasciati come linfociti T; altri vagano fino alla milza e al tessuto linfatico, diventando linfociti B. Tutti inglobano germi, virus, cellule maligne o sostanze tossiche, uccidendoli o neutralizzandoli in altro modo.

Come tutte le parti dell'organismo, il sistema immunitario è composto di cellule che hanno bisogno di nutrimento. Esse richiedono una dotazione completa di minerali, enzimi e vitamine nella loro forma naturale, che è facilmente assimilata. Pillole e farmaci non possono coprire questo fabbisogno; talvolta, essi non sono assorbiti affatto. Qui, come nel resto del corpo, c'è bisogno di sostanze biologiche fresche e vive che nutrono e mantengono questo sistema essenziale alla conservazione della vita.

4.2. Il sistema enzimatico

In genere, il "profano" non sa nulla di enzimi. Secondo un'autorevole definizione, essi sono «proteine complesse capaci di indurre trasformazioni chimiche in altre sostanze, senza trasformarsi esse stesse»[21]. Tutto ciò che accade nel corpo, ovvero centinaia di processi – dal respirare per fornire ossigeno al corpo, al digerire per combinare gli alimenti con l'ossigeno e quindi produrre energia – richiede l'attività degli enzimi. Il corpo deve produrre da sé i propri enzimi, in quanto non può utilizzare quelli che si trovano nel cibo crudo o nei prodotti animali. Al fine di produrre le centinaia di enzimi necessari, i sistemi degli organi richiedono, come catalizzatori, minerali specifici (i catalizzatori sono sostanze che accelerano una reazione senza trasformarsi a loro volta).

I ricercatori Dixon e Webb[22] hanno condotto uno studio dettagliato sulla produzione di enzimi da parte del corpo. Essi hanno scoperto che, nella maggior parte degli enzimi studiati, il corpo aveva bisogno di potassio come catalizzatore, mentre il sodio fungeva da inibitore degli stessi (ovvero, una sostanza bloccante). Poiché gli enzimi vengono distrutti da temperature superiori ai 60 °C, il corpo non riceve enzimi dagli alimenti cotti o lavorati. Se esso non riceve nutrienti vivi e freschi, come quelli che fornisce la Terapia Gerson, sorgono gravi problemi. Questo è particolarmente vero per pazienti che hanno già gravi problemi di salute, come digestione insufficiente, scarso appetito, stitichezza, diarrea e gonfiore. Gli enzimi pancreatici non stanno svolgendo il loro compito di attaccare il tessuto tumorale e gli enzimi ossidanti non stanno producendo abbastanza energia, per citare solo alcune carenze.

La ragione per cui gli enzimi, soprattutto quelli pancreatici, sono in grado di attaccare e distruggere il tessuto tumorale mentre il cibo viene digerito è che essi riconoscono le cellule tumorali come "estranee", che vanno quindi eliminate. Comunque, la funzione fondamentale di questi enzimi è digerire proteine. Poiché la dieta media contiene un'elevata quantità di proteine animali, la maggior parte degli enzimi pancreatici vengono impiegati per la digestione e pochi – o nessuno – per la distruzione del tessuto tumorale, che può così crescere e diffondersi.

Chiaramente, un'inadeguata attività enzimatica è uno dei principali problemi delle persone malate, soprattutto dei pazienti di cancro. La soluzione sta nel fornire cibo biologico, fresco e privo di tossine, e nell'accelerare la disintossicazione intensa tramite clisteri di caffé. Inoltre, fornire dosi extra di enzimi digestivi e pancreatici, oltre che succhi di frutta fresca con il loro elevato contenuto di ossigeno, è parte integrante della Terapia Gerson.

4.3. Il sistema ormonale

Gli ormoni sono sostanze prodotte in certe ghiandole che li rilasciano direttamente nel sangue e sono per questo chiamate ghiandole endocrine. La maggior parte delle persone associa gli ormoni specificamente alla funzione sessuale; tuttavia, ne esistono molti altri che hanno ruoli fondamentali nel corpo (per esempio l'insulina, la tiroxina e l'adrenalina). Gli ormoni, soprattutto la tiroxina e l'adrenalina, regolano l'intero metabolismo.

La tiroide merita un'attenzione particolare, perché è una parte importante del sistema immunitario. Tra le sue molte funzioni, regola la temperatura del corpo e quindi la febbre. Se l'organismo è invaso da germi o virus, il sistema immunitario reagisce producendo calore in eccesso, ovvero febbre. Dobbiamo ricordare che la maggior parte dei germi e dei virus, e anche dei tessuti tumorali, non tollera temperature elevate, che invece sono sopportate senza problemi dalle cellule sane. Per questo, una tiroide funzionante aiuta a ripristinare la salute, qualora sia rifornita di iodio, del quale ha bisogno per produrre il suo ormone vitale: la tiroxina.

Oggi come oggi, lo iodio è purtroppo carente. Il cloro contenuto nell'acqua è in grado di eliminarlo dalla tiroide. Il fluoro, una pericolosa tossina[23], riesce a bloccare ancora di più questo importante elemento. Inoltre, per effetto dei metodi di agricoltura industriale, il terreno contiene troppo poco iodio, producendo quindi piante povere dello stesso. Riconoscendo il problema, molti paesi hanno reso obbligatoria l'aggiunta di iodio al comune sale da tavola, pensando che, poiché la gente consumava molto sale, in tal modo avrebbe ingerito anche iodio. D'altra parte, è oggi noto che un elevato consumo di sale non è salutare e, di fatto, è ufficialmente sconsigliato[24]: così si è formata una grave carenza di iodio anche nelle persone che seguono una buona dieta.

Altri inibitori degli enzimi sono gli additivi e i conservanti del cibo, gli emulsionanti, i coloranti, gli aromi artificiali e altri cosiddetti "cosmetici del cibo", più i pesticidi e i veleni dell'agricoltura contenuti nel nostro cibo quotidiano. Si è scoperto che alcuni residui dei pesticidi inibiscono la produzione di sperma maschile[25]. Il sistema ormonale, una parte importante delle difese corporee, è esso stesso pesantemente attaccato.

4.4. Gli organi essenziali

Alcuni organi (per esempio, il fegato, il pancreas, i polmoni, i reni, il cuore e il cervello) sono chiamati "essenziali". È senz'altro vero che essi meritano tale definizione, tuttavia non si deve pensare che il colon, per esempio, non sia essenziale! Lo stesso vale per l'intestino tenue, il midollo osseo, la milza e anche l'appendice, che è parte del sistema immunitario. Di fatto, nel corpo non c'è nulla di non essenziale.

È dunque estremamente importante, nel processo di guarigione, prendere in considerazione tutti i sistemi del corpo. Poiché il fegato svolge un ruolo di primaria importanza nella guarigione del corpo, la Terapia Gerson presta un'attenzione particolare al ripristino delle sue funzioni nel modo più rapido e completo possibile. Il fegato è un organo sorprendente. È l'unico, in tutto il corpo, in grado di rigenerarsi e ricrescere qualora alcune sue parti vengano asportate. Il fegato ha un ruolo nella maggior parte dei processi corporei: tutte le attività fisiologiche iniziano e finiscono in esso. Spesso descritto come l'organo della disintossicazione – cosa che certamente è – il fegato ha molte altre funzioni – decine, se non centinaia – che nemmeno le sofisticate attrezzature della medicina moderna sono in grado di descrivere.

Secondo il dottor Gerson, ogni nuova generazione di cellule del fegato impiega circa cinque settimane per formarsi. Egli riteneva che ci sarebbero volute dalle dodici alle 15 generazioni di nuove cellule per formare un fegato totalmente nuovo e sano. Il dottor Gerson specificò un periodo di diciotto mesi per una guarigione completa del fegato (e attraverso di esso, dell'intero organismo) anche in malati di cancro allo stato avanzato. Sfortunatamente, questo non è più un modello valido.

Più o meno negli ultimi cinquant'anni, a causa del peggioramento della situazione ambientale e della qualità degli alimenti, la gente ha sviluppato patologie peggiori di quelle curate dal dottor Gerson. Fatto ancora più grave, una percentuale di persone che sceglie la Terapia Gerson è già stata pre-trattata con la chemioterapia, il che significa più danni al loro sistema. Oggi occorrono due anni – non 18 mesi – per guarire pienamente; coloro che sono stati pre-trattati con la chemioterapia possono avere bisogno, per disintossicarsi e guarire, di un periodo ancora più lungo.

4.5. L'equilibrio minerale

Per funzionare bene e mantenere efficienti le proprie difese, il corpo ha bisogno di un grande numero di minerali (circa cinquantadue). Nella Terapia Gerson, questo fabbisogno è ampiamente soddisfatto dall'abbondante quantità di succhi freschi e biologici ricavati da piante cresciute su un suolo fecondo. Comunque, il dottor Gerson ha riconosciuto che dell'equilibrio minerale del corpo sono responsabili soprattutto due minerali: il sodio e il potassio.

Nel corso dei millenni, il corpo umano è diventato un "animale potassico", la cui dieta deve contenere circa il 90% di potassio contro il 10% di sodio, ovvero più o meno la stessa percentuale che si riscontra negli alimenti vegetali freschi e biologici. Tuttavia, la dieta media moderna è ben lontana da questo rapporto; al contrario, è satura di sodio che il corpo deve espellere. Il sodio in eccesso è un inibitore degli enzimi, come hanno spiegato Dixon e Webb[26]. È stato anche dimostrato che esso stimola la crescita del tumore e produce edemi[27], in quanto il corpo lo lega all'acqua per ridurne la tossicità.

Per rimediare a questa situazione, il dottor Gerson introdusse grandi quantità di potassio nella dieta del paziente: fino a 40 cucchiaini (da 5 ml) al giorno di una soluzione al 10%, per le prime due o tre settimane, in aggiunta alla dieta già ricca di potassio naturale. Ciò provocava un'immediata riduzione di edemi, asciti e dolori. Osservò anche che aggiungere un qualsiasi altro minerale – magnesio, calcio o ferro – disturbava l'equilibrio minerale del paziente e provocava danni. Il suo principale ammonimento era di non aggiungere calcio alla dieta. Egli aveva scoperto – insieme al suo grande amico, lo stimato biochimico Rudolf Keller[28] – che il calcio apparteneva al gruppo sodico dei minerali e stimolava la crescita del tumore. Anche nei casi di grave danneggiamento delle ossa da parte del tessuto tumorale, o di osteoporosi, la cura Gerson – con il suo elevato livello di minerali ben bilanciati – è in grado di ottenere la riparazione ossea. Alla luce di tutto ciò, è facile capire perché l'equilibrio minerale è una componente importante delle difese del corpo.

NOTE AL CAPITOLO 4:

21. *Taber's Cyclopedic Medical Dictionary*, F.A. Davis Company, Philadelphia, 1993.
22. Dixon, Malcolm ed Webb, Edwin C., *Enzymes*, Academic Press Inc., New York, 1964.
23. Yiamouyiannis, John, *Fluoride, The Aging Factor*, Health Action Press, Delaware OH, 1986.
24. "Il sodio in eccesso è una delle più grandi minacce presenti nel cibo", Atti del convegno dell'ottobre 2006 della *World Health Organization* (WHO) a Parigi, parte della Strategia Globale della WHO sulla Dieta, l'Attività Fisica e la Salute.
25. Whorton, Krauss, D. R. M., Marshall, S. e Milby, T. H., "Infertility in Male Pesticide Workers", *The Lancet*, 2 (8051), 1977, pp. 1259-1261.
26. Nota 22 (Dixon/Webb), supra.
27. Gerson, M., *A Cancer Therapy*, cit., p. 210.
28. Keller, Rudolf così come citato nella nota 27 (Gerson), supra, p. 64.

5. IL CROLLO DELLE DIFESE CORPOREE

Nel precedente capitolo abbiamo analizzato le varie difese corporee le quali, in circostanze ideali, riescono a tenere il corpo nel suo equilibrio dinamico, detto omeostasi. Tuttavia, se consideriamo l'elevato livello attuale di cattiva salute nel mondo civilizzato, diventa chiaro che quei sofisticati sistemi di difesa sono incapaci di fare il proprio lavoro e l'omeostasi non può più essere data per scontata. Per capire perché ciò è successo, dobbiamo considerare il problema da una prospettiva più ampia.

Come già detto, l'organismo umano si è evoluto nell'arco di milioni di anni come parte integrante della natura, insieme alle piante e agli animali. Esso prima entrava in contatto solo con sostanze naturali; l'ambiente, il cibo e il luogo in cui abitava non contenevano nulla di artificiale o alieno. La vita dei nostri remoti antenati era indubbiamente dura e breve, ma la loro lenta evoluzione era totalmente naturale e ben inserita nel mondo in cui vivevano.

I cambiamenti sono subentrati con la civiltà, ma sono diventati drastici e rapidi solo dopo la Rivoluzione industriale, alla fine del XVIII secolo. Dopo la Seconda guerra mondiale, è giunto nel mondo civilizzato una seconda ondata di innovazioni ancora più radicali che hanno cambiato la vita quotidiana delle persone, la routine lavorativa, le condizioni di vita e, soprattutto, la dieta, ovvero il fattore più importante che incide su di noi. Il grande sviluppo dell'agricoltura commerciale e l'apparentemente illimitata espansione dell'industria alimentare hanno fatto del nostro "pane quotidiano" qualcosa di praticamente irriconoscibile.

Tuttavia – e questo è il punto principale – l'infinitamente complesso organismo umano non ha avuto il tempo di adattarsi a questi cambiamenti di base, per cui le sue difese non riescono ad affrontare le numerose sfide che si presentano. Esse lottano per continuare a funzionare normalmente ma, indebolite dall'aria e dall'acqua inquinate, oltre che dal cibo sbagliato, prima o poi crollano. Sfortunatamente per le nuove generazioni, oggi tale crollo si verifica a un'età più giovane.

In questo capitolo esamineremo più in dettaglio le cause del crollo.

5.1. L'agricoltura chimica

I fertilizzanti artificiali usati da più di centocinquant'anni danneggiano e impoveriscono il suolo e i microrganismi da cui dipende la salute del terreno e di tutta la vita vegetale. Le piante, a loro volta, sono il cibo degli animali e degli esseri umani, e la riduzione del loro valore nutritivo ha conseguenze di ampia portata. Il dottor Gerson è stato uno scienziato molto acuto che ha intuito presto l'esistenza di un legame diretto tra le carenze dietetiche e le malattie, e tra queste ultime e un terreno malato e impoverito. Egli ha scritto: «Esiste un metabolismo esterno e uno interno dai quali dipende tutta la vita; entrambi sono strettamente e inestricabilmente connessi l'uno all'altro. Inoltre, le riserve di entrambi non sono inesauribili»[29].

Una volta esaurite le riserve del terreno, anche le piante hanno cominciato ad ammalarsi. Essendosi impoverite hanno perso gran parte delle loro difese contro gli insetti, la ruggine, i funghi e una moltitudine di altri invasori. Per questo sono stati creati fungicidi, pesticidi e altre sostanze chimiche tossiche, al fine di tenere lontani gli aggressori. Naturalmente, si pensava che queste sostanze agrochimiche fossero innocue se applicate "secondo le istruzioni"; sfortunatamente, così non è stato.

I pesticidi pesanti – in particolare il DDT (dicloro-difenil-tricloroetano) – sono stati distribuiti per la prima volta durante la Seconda guerra mondiale, all'incirca nel 1943. Come scrive il dottor Gerson nel suo libro[30], questa e altre sostanze tossiche sono state rinvenute nella carne, nel burro, nel latte e perfino nel latte materno dopo diciotto mesi!

Di conseguenza, è divenuto chiaro che le sostanze agrochimiche tossiche penetrano nel terreno e nelle falde acquifere. Questi risultati sono oggi visibili in molte aree della California pesantemente trattate ogni anno con grandi quantità di pesticidi: in esse il suolo e l'acqua sono così tossiche che un'epidemia di tumori primari al fegato ha colpito i bambini che giocavano all'aperto[31].

La situazione continua a peggiorare. Dopo aver usato per un certo tempo il DDT, gli insetti sono diventati resistenti a esso, per cui si sono dovute produrre sostanze più pesanti e ancora più tossiche, come la dieldrina. Allo stesso tempo, si è andato scoprendo che il corpo umano *non* è in grado di sviluppare una resistenza a quei veleni. Il loro effetto sugli adulti è grave, ma è tragico sugli embrioni, i neonati e i bambini piccoli, in quanto tali fasi dello sviluppo sono molto delicate e quindi estremamente suscettibili alle aggressioni chimiche provenienti dall'esterno. È triste osservare che il cancro, un tempo malattia degenerativa tipica degli anziani, sta ora colpendo i bambini. Ovviamente, l'incidenza dei tumori tra il pubblico in generale sta crescendo a un tasso molto più veloce.

Per illustrare la portata e la velocità di questo aumento, vale la pena osservare che nel 1937, quando la famiglia Gerson si era appena stabilita negli Stati Uniti, gli annunci agli incroci delle città affermavano che 1 persona su 14 sarebbe morta di cancro. Nel 1971, il presidente Nixon proclamò la "guerra al cancro", assicurando il pubblico che, se si fosse investito abbastanza nella ricerca, si sarebbe trovata una cura per questa malattia[32]. In quell'anno, circa 215.000 persone morirono di cancro[33]. Venticinque anni dopo, nel 1996, *U.S. News & World Report* ha pubblicato i risultati della ricerca: dopo aver speso 29 miliardi di dollari, si stimava che quell'anno sarebbero morte di cancro 550.000 persone[34]. La ricerca si era focalizzata su farmaci chemioterapici sempre più tossici, *non* sull'alimentazione. È interessante notare che oggi le stime prevedono che più di due persone su cinque si ammaleranno di cancro[35], e secondo delle previsioni canadesi[36], la proporzione sta rapidamente raggiungendo quella di una persona su due. Con gli anni, gli effetti dannosi delle sostanze agrochimiche nel cibo sono venuti alla luce. Uno studio svedese[37] ha dimostrato che i linfomi non-Hodgkin (NHL) sono connessi ai pesticidi (un precedente studio del 1981 aveva indicato negli erbicidi al fenossido i colpevoli)[38]. Un altro erbicida implicato nell'aumento di casi di NHL è il glifosato, registrato dalla Monsanto con il marchio di *Roundup®*. Fatto allarmante, la resistenza a questo veleno è ora incorporata nel seme geneticamente modificato prodotto dalla Monsanto, il che permette l'uso di una quantità ancora maggiore di pesticidi, senza uccidere la pianta[39]. Un precedente studio dello stesso gruppo svedese aveva indicato nel *Roundup* la causa della leucemia a cellule capellute[40], mentre studi sugli animali hanno evidenziato come il *Roundup* possa provocare alterazioni genetiche e aberrazioni cromosomiche[41].

È noto che il pesticida DDE (diclorodifenildicloroetilene), un metabolita attivo del DDT, interferisce nello sviluppo sessuale maschile disattivando l'ormone sessuale maschile testosterone[42]. In tutta l'Europa, la fertilità maschile – valutata con la conta degli spermatozoi – è in declino[43] (il conteggio più elevato degli spermatozoi si è riscontrato tra gli agricoltori biologici danesi, che non vengono in contatto con sostanze agrochimiche tossiche)[44]. Ugualmente allarmante è la diffusione del tumore al seno tra le donne di tutte le fasce di età. Ogni settimana, nel Regno Unito, circa 250 donne muoiono per questa malattia[45] e almeno 850 casi vengono diagnosticati per la prima volta[46]. Questa tendenza è provocata anche da altri fattori, ma l'effetto dalle sostanze agrochimiche non può essere ignorato.

E come se i problemi causati dalle sostanze agrochimiche non bastassero, la salute umana deve affrontare l'ulteriore minaccia rappresentata dagli alimenti geneticamente modificati (OGM). Questa è un'area in cui il conflitto tra i potenti interessi commerciali e la salute pubblica è noto e sotto gli occhi di tutti, nonostante i grandi sforzi della Monsanto (azienda produttrice di OGM) di nascondere i dati che sollevano molti dubbi sulla innocuità per l'uomo degli alimenti OGM[47]. Ciò è normale per i produttori di sostanze agrochimiche, i quali invariabilmente cercano di dimostrare la sicurezza dei propri prodotti. A ogni modo, tutti coloro che seguono la tipica dieta moderna sono costretti a consumare i residui di molte sostanze tossiche contenute nella frutta e nelle verdure, anche se nessuno ha mai studiato gli effetti cumulativi di questo tipo di miscela tossica.

Il quadro è lugubre, ma non tutto è perduto. Dopo un inizio in sordina, la produzione di frutta e verdura biologiche è aumentata esponenzialmente negli ultimi anni, permettendo al consumatore illuminato di vivere di prodotti senza veleni. Il cibo biologico, cresciuto su un terreno fertilizzato in maniera tradizionale, presenta l'ulteriore vantaggio di contenere tutti i minerali, elementi traccia, enzimi e vitamine necessari per la buona salute. Ecco perché, per ottenere la guarigione, i pazienti Gerson devono utilizzare esclusivamente prodotti biologici.

Abbastanza è stato detto per dimostrare il circolo vizioso in cui coloro che seguono la dieta media moderna sono prigionieri. Prima o poi, coloro che si nutrono di cibo ricco di tossine ma povero di nutrienti – soprattutto di "fast food" – cominceranno ad avere mal di testa, artrite, insonnia, depressione, raffreddori frequenti, infezioni, problemi digestivi e altro. Essi cominceranno a fare sempre maggior ricorso a farmaci "senza prescrizione" e i dottori prescriveranno sempre più analgesici, sonniferi, antidepressivi e altri farmaci che sopprimono i sintomi, ma non curano i problemi alla radice. Poiché a lungo andare tutti i farmaci sono tossici[48], le difese del corpo si indeboliscono e alla fine crollano. La relazione tra il terreno malato e l'essere umano malato è dolorosamente evidente.

5.2. Farmaci

«Uno dei primi doveri del medico
è educare le masse a non prendere medicine».
SIR WILLIAM OSLER
*(1849-1919, storico della medicina, detto
"lo scienziato più influente della sua epoca")*

«Potremmo buttare dalla finestra metà dei farmaci moderni,
se non fosse che gli uccelli potrebbero mangiarli».
DOTTOR M.H. FISCHER, MD.

"Una pillola per ogni malanno" è un modo di dire inglese che riflette l'estrema fiducia nei farmaci, divenuti parte integrante dello stile di vita moderno. È sufficiente accendere la radio o la televisione per imbattersi in pubblicità di nuovi farmaci capaci di debellare qualsiasi malattia umana.

Invariabilmente, viene anche recitato, in modo rapido e tale da sminuirne l'importanza, l'elenco dei gravi effetti collaterali di ogni farmaco. Questo sminuire i rischi non ha sempre successo: basti ricordare lo scandalo che coinvolse il gigante farmaceutico Merck & Co., Inc., alla fine del 2004, riguardo il suo farmaco per l'artrite *VIOXX*®[49]. All'inizio, Merck ammise pubblicamente che nei due o tre anni precedenti circa 16.000 persone erano morte in tutto il mondo per gli effetti collaterali del farmaco, e ritirò quest'ultimo dal mercato. Fatto interessante, per qualche anno Merck aveva pubblicato le precauzioni e l'elenco degli effetti collaterali di questo farmaco nel manuale *Physicians' Desk Reference* (PDR)[50].

Con l'espandersi delle indagini, Merck dovette infine ammettere che circa 55.000 persone erano morte per gli effetti collaterali di un farmaco assunto al fine di alleviare i dolori dell'artrite. Il fatto davvero scandaloso fu che la *U.S. Food and Drug Administration* (FDA) invitò la Merck a rimettere nel mercato il farmaco assassino, affermando che i vantaggi superavano i rischi[51].

Un altro farmaco usato eccessivamente e sempre più sotto il mirino del pubblico è il *Ritalin*®, abitualmente prescritto per i bambini affetti dal cosiddetto disturbo da iperattività e deficit dell'attenzione. Il PDR, che elenca e descrive tutti i farmaci sul mercato che possono essere usati dai medici, specifica che il *Ritalin* non andrebbe usato sui bambini al di sotto dei sei anni ed elenca i seguenti effetti collaterali: inibizione della crescita, perdita di appetito, dolori addominali, perdita di peso, insonnia e disturbi visivi[52] (esso non menziona i molti casi documentati[53] di suicidio e omicidio senza movente a opera di giovani che assumevano *Ritalin*).

Nonostante gli avvertimenti, è noto che anche a bambini di due, tre, quattro anni è stato somministrato il farmaco, il quale dà molta assuefazione e quindi provoca gravi sintomi di astinenza. Il dott. Peter R. Breggin, direttore dell'*International Center for the Study of Psychiatry and Psychology*, ha scritto un libro intitolato *Talking Back to Ritalin*, in cui elenca i molti studi scientifici ignorati dai difensori del *Ritalin*. Egli scrive: «Il *Ritalin* non corregge gli squilibri biochimici: piuttosto, li provoca. Ci sono prove che esso è in grado di causare danni permanenti al cervello del bambino e alle sue funzioni»[54].

Non è difficile immaginare cosa faccia al resto dell'organismo in fase di sviluppo e con difese immunitarie ancora inadeguate. Al tempo della scrittura del presente libro, più di cinque milioni di bambini statunitensi prendono il *Ritalin*[55]. Quale sarà il loro stato di salute, diciamo, tra quindici anni (si veda il paragrafo "Iperattività" nel capitolo 6, "*Le malattie della civiltà moderna*")?

Se si considera l'abuso dei farmaci in generale, il vero problema è che essi non fanno altro che reprimere i sintomi, consentendo alle persone di continuare le loro attività quotidiane, almeno per un certo tempo. Tuttavia, le persone non arrivano mai alla guarigione, né eliminano le cause fondamentali del dolore o della disfunzione. La malattia continua e peggiora, ed essendo mascherata dal farmaco, diventa più difficile da diagnosticare. Poiché il corpo è un tutto indivisibile, la tossicità del farmaco non colpisce solo il fegato, ma anche il cuore, i polmoni, i reni e il sistema digestivo. Parallelamente, si indeboliscono le difese del corpo.

Dal momento che virtualmente tutti i farmaci sono tossici[56], ai pazienti Gerson viene consigliato di non assumerli. Tuttavia, gli antibiotici sono un'eccezione. Il loro abuso nella pratica medica generale ha indebolito il sistema immunitario delle persone e rinforzato i batteri, rendendoli resistenti, ma in certi casi è necessario che i pazienti Gerson li usino. Dobbiamo ricordare che un paziente di cancro ha un sistema immunitario gravemente indebolito, altrimenti non avrebbe il cancro!

Poiché il sistema immunitario non può essere riportato alla normalità in poche settimane o anche mesi (ci potrebbero volere da nove a dodici mesi), nel caso di infezione acuta sono necessari degli antibiotici. Per interventi dentistici, andrebbero seguite le indicazioni del dentista. Gli antibiotici vengono usati anche per aiutare a combattere i raffreddori e le influenze. Naturalmente, gli antibiotici non uccidono i virus; tuttavia, aiutano a tenere sotto controllo le infezioni, ovvero gli agenti infettivi che opportunisticamente penetrano nel corpo indebolito. Per i casi di raffreddore si usano gli antibiotici meno tossici, ovvero la penicillina, a meno che il paziente non vi sia allergico. Altrimenti, per una determinata infezione, va usato l'antibiotico specifico. In tutti i casi, l'efficacia dell'antibiotico può essere largamente migliorata senza aumentare la dose, assumendolo insieme a un'aspirina, in pasticca da 500 mg di vitamina C e 50 mg di niacina.

Una volta compresi i danni gravi e diffusi provocati dall'abuso di farmaci, diventa chiaro perché le cosiddette droghe ricreative sono una minaccia seria. Usate disinvoltamente dai giovani – e dai meno giovani – come se fossero delle caramelle, queste droghe possono alla fine condurre a dipendenze che distruggono la vita. Aggiunte a tutte le abitudini nocive dello stile di vita moderno, le droghe prese per divertimento possono essere la goccia che fa traboccare il vaso e provocare il collasso delle difese corporee.

5.3. Gli additivi degli alimenti

Un possibile modo di mangiare sano è la "dieta dell'età della pietra", basata sul principio: "Mangia solo alimenti da cui nulla è stato eliminato, a cui nulla è stato aggiunto e che andrebbero a male se non li mangiassi immediatamente"[57]. Sarebbe molto difficile trovare alimenti del genere in qualsiasi supermercato della Terra. Ciò che vendono questi templi dell'industria alimentare – a meno che non offrano anche prodotti biologici – è l'esatto opposto della suddetta regola.

L'uso universale degli additivi degli alimenti, il cui numero è attualmente 4.000[58], ha il solo scopo di far apparire meglio il cibo prodotto industrialmente, dargli un sapore migliore nonostante che contenga materia prima di qualità inferiore, e prolungare la sua vita sullo scaffale, rendendolo così più redditizio.

La chimica del cibo è talmente sviluppata che può imitare qualsiasi aroma o sapore naturali. Quello che non può fare è ingannare l'organismo umano e farlo reagire a questi sostituti come se fossero cibo genuino; di fatto, anziché nutrienti essenziali, essa offre sostanze chimiche di varia tossicità.

Tra gli additivi più usati vi sono il nitrito di sodio, la saccarina, la caffeina, l'olestra (un sostituto del grasso), coloranti e aromatizzanti artificiali, antiossidanti, emulsionanti, esaltatori di sapidità, addensanti, l'aspartame, i grassi idrogenati e il glutammato monosodico, i quali si aggiungono a zucchero, sale e grassi. Essi possono causare una gran quantità di reazioni allergiche come spossamento, problemi caratteriali, sbalzi d'umore e, in caso di uso prolungato, persino malattie del cuore e cancro.

Aspartame

L'aspartame – venduto come *NutraSweet®*, *Spoonful®*, *Neotame* e *Canderel®* – merita un discorso a parte, perché è presente in più di 5.000 alimenti[59], tra cui le bevande gasate, la marmellata, i cereali da colazione, le vitamine e il cibo dietetico e per i diabetici. Esso non contiene calorie ed è quindi usato dalle persone con problemi di peso ma con un debole per i dolci. Dopo la sua scoperta negli Stati Uniti, inizialmente come medicina per l'ulcera, l'FDA si rifiutò di autorizzarlo per otto anni, ritenendolo non sicuro per il consumo umano[60]. Tuttavia, dopo anni di pressioni da parte dei produttori, all'inizio degli anni Ottanta, nonostante i dubbi degli scienziati[61], l'aspartame venne ufficialmente riconosciuto come un additivo del cibo.

L'aspartame contiene circa sei sostanze chimiche, tra cui metanolo (alcool del legno), un veleno cumulativo che si trasforma in formaldeide, un noto cancerogeno[62]; DKP (dichetopiperazina), che negli esperimenti sugli animali ha prodotto tumori cerebrali[63]; fenilalanina, che può produrre gravi problemi neurologici[64]. Per quanto riguarda l'affermazione che l'aspartame aiuti a tenere sotto controllo il peso, essa è contraddetta dall'epidemia di obesità in tutti gli Stati Uniti, nel Regno Unito e altrove.

Fatto ancora più allarmante, le reazioni tra i consumatori su larga scala dell'aspartame nella soda dietetica, per esempio, assomigliano a patologie come la sclerosi multipla, la depressione, il diabete, il linfoma, l'artrite, il morbo di Alzheimer, gli attacchi di panico, le crisi epilettiche, il morbo di Parkinson e l'ipotiroidismo. Lo specialista del diabete, il dott. H.J. Roberts del *Palm Beach Institute for Medical Research*, ha coniato l'espressione "malattia da aspartame"[65] per indicare molte patologie dei suoi pazienti. Quasi due terzi di essi ha migliorato non appena essi hanno escluso l'aspartame dalla dieta.

Glutammato monosodico

L'esaltatore di sapidità MSG (glutammato monosodico), in sé privo di sapore, venne scoperto da un chimico alimentare giapponese nel 1907. Nella sua forma originaria, era un sale derivato da un aminoacido naturale, detto glutammato, una sostanza comune rinvenibile in ogni pianta e specie animale. Alla fine, trasformato in MSG, compare praticamente in tutti i tipi di cibo pre-cucinato: zuppe, sugo in scatola, condimenti per l'insalata, surgelati, patatine e cibo servito nelle catene mondiali di fast-food (nelle etichette, è spesso celato sotto il nome di "proteina vegetale idrolizzata"). La ragione di tale uso cospicuo dell'MSG venne scoperta da John E. Erb, un assistente ricercatore della *University of Waterloo*, nell'Ontario in Canada, quando si accorse che i topi di laboratorio, usati per studi sugli animali obesi, dovevano ricevere un'iniezione di MSG subito dopo la nascita, al fine di renderli grassi[66]. In circostanze naturali, nessun roditore diventa obeso; esso lo diventa solo quando l'MSG iniettato triplica la quantità di insulina prodotta dal pancreas. Una volta ingrassati, questi animali sono noti come "topi MSG".

Lasciando da parte i laboratori di ricerca, l'MSG viene aggiunto al cibo dell'uomo per i suoi effetti di dipendenza. Già nel 1978 fu scientificamente provato che era una sostanza in grado di creare dipendenza[67]. Poiché la lobby dei produttori alimentari dichiara apertamente che lo scopo dell'MSG è far mangiare di più la gente[68], questo additivo svolge chiaramente un ruolo importante nell'attuale epidemia di obesità. Moltissime persone risentono degli effetti collaterali dell'MSG, tra i quali mal di testa, palpitazione, vomito, nausea, torpore, dolori al petto, sonnolenza, pressione facciale e debolezza. Alcuni di questi effetti collaterali sono chiamati anche "sindrome da ristorante cinese".

John E. Erb ha sintetizzato le sue scoperte in *The Slow Poisoning of America*[69], un libro sulle attività nocive delle industrie degli additivi alimentari.

Sebbene i rischi connessi all'MSG siano noti da decenni, l'FDA non ha posto limiti al suo uso come additivo del cibo.

5.4. Alimenti alterati

Grassi idrogenati

Variamente descritti come il cibo più insalubre del mondo e/o "un attacco di cuore in scatola", queste componenti universali del cibo sono prodotte idrogenando l'olio vegetale per trasformare un liquido in una sostanza solida. È noto che i grassi idrogenati, od olii vegetali idrogenati (HVO), aumentano il livello di LDL (lipoproteina a bassa densità, o colesterolo "cattivo") e riducono quello di HDL (lipoproteina ad alta densità, o varietà "buona") dello stesso, lasciano depositi grassi nelle arterie, provocano disturbi digestivi e riducono il tasso di assorbimento di vitamine e minerali essenziali.

I grassi idrogenati si creano riscaldando l'olio vegetale a temperature altissime e rendendolo solido, in modo da poterlo usare nella margarina, i dolci, i gelati, i dolciumi e un numero infinito di alimenti pre-cucinati (acquirenti poco informati spesso credono a pubblicità secondo le quali per il cuore la margarina, prodotta da olio di girasoli, è più sana del burro, a esempio; essi si chiedono solo come abbia fatto l'olio, da liquido color dell'oro, a trasformarsi in una "neve" bianca e solida).

Il grasso idrogenato è economico, insapore e assicura a qualsiasi prodotto una vita sullo scaffale più lunga: da qui la sua diffusione nell'industria alimentare. Tuttavia, prove recenti hanno dimostrato che i grassi idrogenati, anziché proteggere il cuore, lo danneggiano, sono essenzialmente tossici, provocano obesità e sono stati persino collegati a talune forme di cancro. Un lungo studio condotto alla *Harvard School for Public Health* su 18.555 donne sane che cercavano di restare incinte ha evidenziato che, per ogni aumento del 2% nella quantità di calorie che una donna prendeva dai grassi idrogenati, il rischio di infertilità cresceva del 73%[70].

Il dottore inglese Alex Richardson, esperto di grassi idrogenati, ha detto: «I grassi idrogenati non dovrebbero essere presenti nella nostra dieta. Sono tossici, non hanno effetti benefici noti sulla salute e, anzi, a essi sono associati molti rischi»[71]. Nel 2003, la *World Health Organization* (WHO) ha consigliato di limitare l'assunzione di grassi idrogenati a meno dell'1% dell'assunzione totale di energia[72], mentre in Gran Bretagna tutte le principali catene di supermercati si sono impegnate a bandire gli olii idrogenati dai cibi e gli alimenti di loro produzione, il prima possibile[73].

La *Harvard School of Public Health* ha stimato che almeno 30.000 persone – probabilmente 100.000 – muoiono ogni anno negli Stati Uniti per patologie cardiovascolari provocate dagli HVO contenuti negli alimenti pre-cucinati[74]. La nutrizionista americana Mary Enig ha affermato che gli acidi idrogenati danneggiano le funzioni cellulari del corpo, indebolendo la sua capacità di espellere gli scarti e le tossine[75]. Ciò favorisce la comparsa di malattie del cuore, diabete, cancro e obesità, e provoca un indebolimento del sistema immunitario.

La buona notizia è che, dal gennaio 2006, per legge del governo statunitense, i produttori di cibo devono dichiarare la quantità di grassi idrogenati contenuti nei loro prodotti[76]. Alcuni hanno già cominciato a rimuovere i grassi idrogenati dai loro alimenti. La *British Soil Association*, il più importante movimento per il cibo biologico nel Regno Unito, ha recentemente dichiarato che tutti gli additivi – inclusi grassi idrogenati, MSG e aspartame – sono assolutamente banditi da ogni prodotto biologico[77].

L'unico modo di escludere dalla propria dieta questi e numerosi altri additivi dannosi è evitare tutti gli alimenti trasformati; prendere l'impegno faticoso, ma salutare, di mangiare solo alimenti freschi, naturali e biologici; limitare i pasti al ristorante a rare occasioni.

Il cibo spazzatura pieno di additivi non solo danneggia il corpo, ma provoca anche comportamenti antisociali. Ricercatori, sia in California che in Inghilterra, hanno condotto esperimenti su giovani criminali maschi in prigione, dando loro integratori contenenti vitamine, minerali e acidi grassi essenziali per molti mesi, e monitorando il loro comportamento.

In entrambi i Paesi, le infrazioni minori sono diminuite del 33%; quelle gravi, inclusa la violenza, sono diminuite del 37-38%[78]. Pensate a queste scoperte fuori dal contesto carcerario e vi diventerà chiaro come molti comportamenti antisociali possano essere imputati direttamente ad additivi alimentari tossici e dannosi. Ecco un altro buon motivo per evitare il cibo spazzatura di tutti i tipi.

5.5. Fluoro

Tra i fattori che minano le difese del corpo, il fluoro merita un'attenzione particolare. Mentre da un lato vengono esaltate, per motivi commerciali, le sue doti in materia di salute dentale, esso è di fatto un pericoloso veleno, uno scarto industriale contenente piccole quantità di piombo, mercurio, berillio e arsenico[79]. La ragione ufficiale per cui il governo USA impone l'aggiunta di fluoro all'acqua potabile è che esso migliora la salute dentale dei bambini, che però, come riconosce il senso comune, non è minacciata da una carenza di fluoro, bensì da una dieta poco sana, un'igiene dentale insufficiente e troppi dolci. Secondo alcuni esperti[80], il fluoro protegge i denti dei bambini solo fino all'età di cinque anni. Poiché quel gruppo di età comprende solo una piccola percentuale della popolazione, sembra indifendibile l'idea di costringere tutti ad assumere questa sostanza chimica molto controversa, a prescindere dallo stato di salute dentale e dall'età.

Inoltre, ci sono prove[81] che dimostrano che la fluorizzazione non migliora la salute dentale dei bambini in modo duraturo. D'altra parte, essa causa fluorosi in un bambino su otto, provocando denti chiazzati e scolorati[82]. Negli USA, secondo i dati diffusi nel 2003, nonostante la fluorizzazione, più della metà dei bambini dai 6 agli 8 anni, e due terzi dei ragazzi di 15 anni, ha problemi di carie dentale[83]. Si dice anche che l'assunzione prolungata di fluoro può essere collegata a un maggiore rischio di tumori, fratture dell'anca, osteoporosi, problemi ai reni e persino difetti congeniti[84].

Il compianto dott. Dean Burk, che per più di trent'anni ha lavorato come chimico al *National Cancer Institute* (NCI) statunitense, ha dichiarato: «Il fluoro provoca più morti umane per cancro, e più velocemente, di qualsiasi altra sostanza chimica»[85]. In seguito a uno studio durato diciassette anni, l'NCI ha scoperto che, aumentando la fluorizzazione, aumentavano i casi di cancro orale e di osteosarcoma, una rara forma di cancro osseo, nei giovani uomini[86]. Un incremento dei casi di cancro orale e di osteosarcoma osservato nello scorso decennio sembra confermare la scoperta di una relazione statisticamente significativa tra la fluorizzazione dell'acqua e dei dentifrici, e la cancerogenicità del fluoruro di sodio in relazione a questi due tumori[87].

Nonostante le conclusioni dello studio dell'NCI, il partito pro-fluoro sta facendo del suo meglio per nascondere e negare gli effetti nocivi della sostanza chimica. Nel 2006, uno di questi tentativi provocò scalpore tra la comunità scientifica, quando si scoprì che il professor Chester Douglas, della *Harvard Dental School*, aveva tenuto segrete le scoperte della sua studentessa Elise B. Bassin per quattro anni. Nella sua tesi del 2001, Bassin discuteva il legame tra il fluoro e il cancro, in particolare l'osteosarcoma – cancro osseo – nei giovani maschi. Quando le sue scoperte vennero finalmente pubblicate, nel maggio 2006, e la verità emerse con grande costernazione dei ricercatori, Harvard scagionò il professor Douglas da qualsiasi accusa di condotta scorretta o conflitto di interessi, benché fosse ampiamente noto come egli fosse un consulente pagato dell'industria dei dentifrici, una delle principali consumatrici di fluoro[88]. Più di 500 lettere di protesta vennero inviate al presidente della scuola Harvard, Bok, tra cui una furiosa del professor Samuel Epstein, presidente della *Cancer Prevention Coalition*, il quale chiedeva «una piena e ineccepibile spiegazione di questa azione fuori dall'ordinario»[89]. All'epoca della scrittura di questo libro, la controversia non è ancora giunta a conclusione.

Questa storia è solo uno dei molti esempi che dimostrano come gli interessi consolidati lottino per proteggere i loro prodotti redditizi, anche a costo di mettere a repentaglio la salute pubblica. Per valutare le affermazioni sulla presunta innocuità del fluoro, non abbiamo che da leggere le avvertenze scritte in qualsiasi tubetto di dentifricio commerciale: «Tenere lontano dalla portata dei bambini con meno di sei anni. Se una quantità superiore a quella necessaria per lavarsi i denti viene accidentalmente ingerita, ricorrere all'assistenza medica o contattare immediatamente un centro anti-veleni. Per i bambini da due a sei anni: usare una quantità pari a un pisello e supervisionare l'atto di lavarsi i denti e risciacquarsi, al fine di minimizzare l'ingestione».

Molte marche di dentifricio, omogeneizzati per bambini e bevande commerciali usano acqua fluorizzata. Occorre fare molta attenzione per evitarli tutti.

5.6. Alcool e nicotina

I danni alla salute provocati dal fumo sono ben noti da molti anni, tuttavia l'abitudine persiste. I fumatori usano le sigarette come stimolante o per favorire il rilassamento. In entrambi i casi, l'effetto cercato svanisce rapidamente e va quindi rinnovato: da qui nasce l'abitudine autodistruttiva del fumo.

La principale componente attiva del tabacco è la nicotina, autorevolmente descritta come «uno dei veleni più tossici e più generatori di assuefazione che esistano, dall'azione tanto rapida quanto quella del cianuro»[90], tuttavia la nicotina non è l'unico prodotto tossico del fumo. Il catrame generato dal processo di combustione riveste tutti i polmoni e alla fine conduce a enfisema e cancro[91].

I fumatori, in genere, pensano di stare danneggiando solo i polmoni. Invece, i veleni contenuti nelle sigarette si diffondono in tutto l'organismo, danneggiando ogni organo. Il cancro alla vescica, per esempio, si verifica più frequentemente tra i fumatori che tra i non fumatori[92]. Esiste anche il ben documentato effetto dannoso del "fumo passivo" sui parenti e i colleghi di lavoro[93]. Quella che a molti potrebbe sembrare – ancora oggi – un'accettabile consuetudine sociale, è in realtà un grave attacco alle nostre difese naturali.

La stessa cosa vale per l'alcool, che idealmente andrebbe consumato solo occasionalmente e in piccole quantità. Se consumato in eccesso, l'alcool può condurre all'alcolismo cronico. È velenoso per il cervello e ancora più per il fegato, e può provocare gastrite, pancreatite, convulsioni e delirio. In casi estremi, provoca la cirrosi del fegato e la morte[94]. Poiché il fegato è un organo chiave, è facile capire come la sua distruzione a causa dell'alcolismo sia una minaccia per l'intero organismo.

5.7. Cosmetici

Paragonati a sostanze pesantemente tossiche come la nicotina e l'alcool, i cosmetici potrebbero sembrare fuori posto nella nostra lista nera. Dopotutto, vengono usati da millenni per aumentare la bellezza e il fascino; gli archeologi hanno scoperto molti resti di preziosi unguenti, lozioni e altri cosmetici negli antichi siti reali e nei templi.

Tuttavia, i cosmetici odierni sono molto diversi dalle sostanze naturali usate a Babilonia e nell'antico Egitto. Contengono un'incredibile quantità di ingredienti, molti dei quali (per esempio, l'intera gamma dei parabeni) sono tossici. Vengono impiegati anche sodio laurilsolfato (*sodium lauryl sulphate*, usato per pulire i pavimenti dei garage e sgrassare i motori), diossine (sospettate di essere cancerogene) e formaldeide (una sostanza tossica altamente irritante). Poiché tutte le tossine contribuiscono ad abbattere le difese corporee, sembra ragionevole eliminare dalla nostra vita quotidiana tutte le fonti di tossicità, e tra queste rientrano i cosmetici pieni di tossine.

Il fatto è che circa il 60% di tutte le sostanze spruzzate o sfregate sulla pelle viene rapidamente assorbito e arriva direttamente al sangue. La medicina ortodossa si vale di questo principio attraverso cerotti vari, i quali cedono sostanze, soprattutto analgesici, al sangue. Allo stesso modo polveri, creme, unguenti, spray e profumi entrano velocemente nell'organismo. Secondo alcune stime, le donne assorbono ogni anno circa 2 kg di sostanze chimiche attraverso gli articoli da toeletta e i cosmetici[95]. Fatto ancora peggiore, tutto ciò che è assorbito attraverso la pelle aggira il normale sistema metabolico del corpo e non viene scomposto o neutralizzato; questo vale anche per le sostanze cancerogene (diciamo sempre alle nostre pazienti: «Se non lo berresti o mangeresti, non mettertelo sulla pelle o sulle labbra!». Tuttavia, facciamo una piccola concessione: le matite per le sopracciglia sono permesse).

Tra le più pericolose sostanze "per la cura della persona" vi sono i deodoranti ascellari. Quasi tutte le marche contengono alluminio, che è molto nocivo[96], soprattutto se consideriamo che nelle ascelle vi sono molte ghiandole linfatiche, le quali trasmettono le tossine assorbite al sistema linfatico. Anche le creme e gli stick che sono davvero privi di sostanze tossiche e vengono presentati come biologici vanno evitati, perché interferiscono con il tentativo del corpo di eliminare i veleni attraverso il semplice atto della sudorazione.

I pazienti sottoposti a terapia intensiva spesso hanno abbondanti sudorazioni notturne, segno che durante il riposo il corpo sta cercando di disintossicarsi. Plagiati a credere che il sudore non sia "carino", essi potrebbero deodorarsi con uno spray, una crema o uno stick; la stessa cosa potrebbero fare persone sane che sudano in un giorno caldo o durante un'attività sportiva. In entrambi i casi, sarebbe un grave errore. Quando il corpo cerca di disintossicarsi attraverso le ghiandole sudoripare, il processo non va né interrotto né ostacolato.

Bloccare i passaggi ascellari con un deodorante costringerà le tossine a tornare nel sistema linfatico intorno al petto e alle spalle, aumentando il rischio di cancro al seno, anche negli uomini[97]. Poiché gli articoli da toeletta maschili vengono sempre più usati, l'incidenza del carcinoma mammario maschile è in aumento. Possiamo supporre che ciò sia dovuto all'abitudine maschile di impiegare deodoranti ascellari.

Quindi, cosa dovremmo fare per il problema della sudorazione? La prima regola è evitare bevande e alimenti tossici (ovvero, non biologici), affinché il corpo non abbia bisogno di lavorare intensamente per liberarsi dei residui. Acqua e sapone sono i migliori detergenti. La sudorazione sana è inodore e non richiede alcuna arma chimica per essere eliminata.

Anche il borotalco andrebbe bandito. Oltre a bloccare i pori, è stato dimostrato che provoca il cancro ai polmoni nei bambini che lo inalano[98] e il cancro alle ovaie nelle donne che lo applicano all'area genitale[99].

Un'altra grande fonte di tossicità, usata sia dagli uomini che dalle donne, sono le tinture per capelli, in tutta la loro vasta gamma. L'intero cuoio capelluto è "vascolarizzato" (ovvero, ricco di vasi sanguigni vicini alla superficie), quindi qualunque cosa venga messa su di esso, viene rapidamente assorbita dal sangue. La maggior parte delle tinture per capelli è altamente tossica[100]. Anche i tipi più recenti, contenenti per lo più sostanze vegetali non tossiche, introducono una sostanza estranea nell'organismo. Ecco perché ai pazienti Gerson non è consentito usare tinture per capelli di alcun tipo; essi possono impiegare solo gli shampoo più delicati. Viene loro consigliato anche di evitare profumi, che contengono composti aromatici sintetici, mentre possono usare glicerina pura diluita (senza acqua di rose), per idratare una pelle secca. I pazienti maschi, a loro volta, devono rinunciare alle lozioni dopobarba e alle schiume da barba spray.

Esistono sul mercato molti cosmetici e strumenti per la cura del corpo delicati e non tossici, creati con sostanze naturali, che possono essere usati da pazienti guariti e da chi non è in terapia. Forse prima di trovarli dovrete cercarli a lungo e leggere tutte le minuscole scritte sui contenitori, ma quando si tratta di proteggere la salute, nessuna difficoltà è troppo grande.

5.8. Immunizzazione, vaccinazione

I vaccini possono salvare la vita, ma possono anche essere letali. La loro scoperta risale al medico inglese Edward Jenner (1749-1823). Egli osservò che i mungitori che contraevano il vaiolo bovino soffrivano di una forma blanda della malattia e successivamente erano immuni al vaiolo umano. Da ciò egli concluse che una forma blanda della malattia produceva l'immunità a una forma più mortale[101]. Il principio era corretto ma, in successivi tentativi di ripetere lo stesso risultato, non si considerò che i mungitori erano giovani e presumibilmente in buona salute, per cui il loro sistema immunitario poteva reagire. Da allora, molte generazioni di bambini sono state vaccinate contro il vaiolo; negli anni Ottanta, le autorità mediche dichiararono che il vaiolo era stato debellato[102].

Tuttavia, per anni i bambini americani hanno ricevuto, a un'età sempre più precoce, il vaccino DPT (difterite, pertosse, tetano). Il compianto dott. Robert S. Mendelsohn (1926-1988), già a capo dell'*American Pediatric Society* e del *Chicago Pediatric Hospital*, non smise mai di mettere in guardia contro l'immunizzazione dei bambini. Egli portava a esempio molti bambini che avevano riportato danni permanenti, inclusi casi di notevoli danni cerebrali. Citava il dottor William Torch della *School of Medicine* della *University of Nevada*, a Reno, secondo il quale due terzi di 103 bambini che erano morti di SIDS (sindrome di morte improvvisa del lattante) erano stati immunizzati con il vaccino DPT nelle tre settimane precedenti il decesso, in molti casi il giorno prima di morire[103]. Uno studio del 1994 accertò che era cinque volte più probabile che i bambini cui era stata diagnosticata l'asma (una patologia respiratoria non dissimile dalla SIDS) avessero ricevuto il vaccino contro la pertosse. Un altro studio appurò che i bambini morivano con un tasso otto volte superiore al normale nei tre giorni successivi a un'iniezione di DPT[104]. Quando il Giappone vietò la vaccinazione dei bambini sotto i due anni, i loro casi di SIDS praticamente svanirono[105]. A suo tempo, il governo USA ha dovuto garantire la sicurezza delle iniezioni di DPT, in quanto le case farmaceutiche che producevano il vaccino si trovavano a fronteggiare moltissime cause giudiziarie per danni e morti provocati dalle iniezioni[106].

Le iniezioni di DPT sono ancora oggi usate negli USA. Di fatto, il loro utilizzo non è scientifico, perché un neonato non ha ancora un sistema immunitario ed è quindi incapace di reagire. Quando nasce, un neonato continua a usare per sei mesi il sistema immunitario materno, tuttavia i pediatri cominciano a immunizzare con DPT i neonati al secondo o terzo mese di età. Chiaramente, ciò interferisce con lo sviluppo naturale del sistema immunitario del bambino a uno stadio successivo.

In Inghilterra vi sono accese discussioni sulla sicurezza del vaccino contro morbillo-parotite-rosolia, abitualmente somministrato ai bambini e che secondo alcuni dottori avrebbe il potenziale per causare autismo e patologie intestinali[107], accuse vigorosamente respinte dalle autorità mediche[108]. Negli USA, la presenza di thimerosal (etilmercurio) nei vaccini somministrati ai bambini e ai neonati è causa di vivo dibattito: la sostanza tossica viene collegata a molti casi di autismo, ritardi nello sviluppo della parola e tic nei giovani, e viene accusata di contribuire a disturbi mentali e del sistema immunitario in una significativa percentuale della popolazione[109]. Oggi, tutti i vaccini pediatrici somministrati abitualmente sono privi di thimerosal o lo contengono in forme ridotte. Tuttavia, molte questioni riguardanti le vaccinazioni più diffuse restano senza risposta.

Troppo spesso, ciò che a prima vista sembra un'importante scoperta medica rivela poi dei notevoli inconvenienti. Generalmente parlando, massicci interventi chimici – tramite additivi alimentari, farmaci o tossine ambientali – indeboliscono le difese naturali del corpo, aprendo la strada a gravi malattie. Da qui nasce il bisogno di ripristinare le difese con il metodo Gerson, come spiegheremo nei capitoli seguenti.

5.9. Campi elettromagnetici

Ogni essere vivente è circondato dal suo campo elettromagnetico, uno strato invisibile ma misurabile di energia che si irradia. Per milioni di anni, questi campi sono esistiti indisturbati. Alla fine del XIX secolo, la prima lampadina a incandescenza venne inventata in Inghilterra e, successivamente, in America. Grazie a tale invenzione, l'elettricità divenne una parte vitale della vita quotidiana e il suo uso è cresciuto esponenzialmente.

Oggi, tutte le popolazioni della Terra sono esposte a campi elettromagnetici di intensità variabile. Lampade, televisioni, radio, frigoriferi, forni regolari e a microonde, computer e ultimamente i telefoni cellulari emettono invisibili frequenze elettromagnetiche. Se aggiungiamo le naturali radiazioni geopatiche, non è esagerato affermare che viviamo in un brodo elettrico dall'inevitabile impatto nocivo sulla salute e il benessere umani.

Con la diffusione dei telefoni cellulari in tutto il mondo, vengono erette per essi sempre più antenne per le telecomunicazioni. Fino a oggi, le autorità hanno affermato che tali antenne non presentano alcun rischio per le persone che vivono nelle loro vicinanze[110], ma per alcuni la verità è un'altra: in prossimità di un'antenna appena eretta, si verifica una serie di patologie, soprattutto cancro[111]. Anche disturbi del sonno, mal di testa, eruzioni cutanee, palpitazioni cardiache e vertigini sono state riscontrate nello stesso periodo[112].

Alcuni scienziati condividono le preoccupazioni dell'opinione pubblica. Per esempio, il dott. Robert O. Becker, il cui nome è stato proposto due volte per il Premio Nobel, ha definito la proliferazione dei campi elettromagnetici «il maggiore elemento di inquinamento sull'ambiente terrestre»[113]. Sia nella WHO che nel parlamento europeo è stato discusso l'impatto ambientale dei campi elettromagnetici[114].

Se vogliamo applicare il prudente principio "Se hai dei dubbi, non farlo", dobbiamo fare tutto il possibile per limitare i rischi connessi all'onnipresente smog elettronico.

L'impiego del telefono cellulare va ridotto al minimo, spegnendolo immediatamente dopo l'uso ed evitando di portarlo sul corpo, anche spento. Se possibile, andrebbero impiegati apparecchi "a mani libere", per tenere i telefoni lontani dalla testa e dal corpo.

Telefoni a parte, è saggio non tenere alcuno strumento elettronico vicino ai letti, perché chi dorme sarebbe esposto alle radiazioni per tutta la notte. Tutte le attrezzature elettroniche andrebbero spente quando non vengono usate, e non lasciate in stand-by. Si dice che alcune comuni piante ornamentali (per esempio, lo *spathiphyllum*) assorbano le radiazioni nocive[115], e quindi andrebbero tenute in casa in grandi quantità.

5.10. Stress: il nemico interiore

Oltre alle influenze nocive che aggrediscono le difese corporee dall'esterno, occorre considerarne un'altra, autoprodotta: lo stress. Lo stress è oggi largamente accettato come una parte inevitabile della vita moderna, veloce e inquieta, tuttavia non è stato identificato (né tantomeno studiato) fino alla prima metà del XX secolo.

Fu a quell'epoca che l'insigne endocrinologo ungherese Hans Selye (1907-1982) si chiese per la prima volta perché tantissime persone presentavano quello che lui chiamava uno stato di sub-salute, in cui non erano né malate né sane, ma mancavano di vitalità. Alla fine, egli identificò la causa nello stress, definito con le seguenti parole: «Lo stress è la reazione non specifica del corpo a una richiesta qualsiasi, a prescindere dalla piacevolezza o meno delle situazioni che lo causano (o che esso provoca). Il vostro modo di affrontarlo determina quanto siete in grado di adattarvi con successo al cambiamento»[116]. In altre parole, lo stress in sé non è negativo. Al contrario, per citare nuovamente Seyle, «si ritiene generalmente che gli organismi biologici necessitino di una certa quantità di stress per conservare il proprio benessere. Tuttavia, [...] lo stress eccessivo che il sistema non riesce a gestire provoca alterazioni patologiche»[117].

Il problema è che gli uomini di oggi reagiscono al pericolo, reale o immaginario, con le stesse, istantanee alterazioni biologiche che i nostri lontanissimi antenati avevano quando dovevano fronteggiare l'attacco di un mammut o l'ascia di pietra di un nemico: la reazione "lotta o scappa" la quale, una volta innescata, dà all'organismo una scarica di energia che lo mette in grado di combattere l'aggressore o fuggire a velocità superiore al normale.

La reazione di allarme fa sì che il sistema pituitario-adrenocorticale reagisca producendo gli ormoni indispensabili per lottare o fuggire. Il battito cardiaco accelera, i livelli di zucchero nel sangue aumentano, le pupille si dilatano per vedere meglio e la digestione rallenta, al fine di dirottare l'energia verso gli arti. Adrenalina e cortisolo vengono immessi nel sistema. Tutte queste alterazioni scompaiono quando la situazione è risolta, a prescindere dal fatto che ciò sia avvenuto lottando contro il nemico o fuggendo verso la salvezza.

Ai giorni nostri, le minacce sono soprattutto non violente e le sfide producono spesso frustrazione, rabbia o tensione represse che non trovano sfogo. Dopo tutto, non possiamo fare a pugni con il capoufficio ipercritico, né fuggire da un ingorgo di traffico che ci fa impazzire, per cui l'organismo resta artificialmente in uno stato di stimolazione. Come i nostri antenati delle caverne, l'uomo moderno attraversa le tre fasi di allarme, resistenza e, infine, esaurimento. A tempo debito, le alterazioni ormonali prodotte dallo stress possono condurre a una vasta gamma di patologie, tra cui ipertensione, trombosi coronarica[118], emorragia cerebrale, ulcere gastriche o duodenali[119], arteriosclerosi[120], artrite, malattie dei reni e reazioni allergiche[121]. Dopo tutto, il sistema immunitario è indebolito e sappiamo quanto ciò sia pericoloso.

Non c'è praticamente nessuno che non abbia conosciuto periodi di grande stress. Affari falliti, problemi finanziari, gravi debiti, divorzio, parenti malati o perdita di un lavoro... La lista è lunga. Spesso la gente reagisce facendo gli straordinari al lavoro, mangiando cibo spazzatura e snack insalubri, prendendo sonniferi per combattere l'insonnia e farmaci "stimolanti" per affrontare il nuovo giorno, bevendo più caffè e alcool e fumando più sigarette: tutti fattori che accelerano il deterioramento della nostra salute. Comunque, è la reazione allo stress – non lo stress in sé – a creare problemi. Lo stress e le sue conseguenze potrebbero essere la classica goccia che fa traboccare il vaso, specialmente se la persona in questione è uno di quegli individui "sub-sani" il cui fegato è già in cattivo stato e il resto dell'organismo è intossicato e malnutrito.

Lo stress va incluso tra i fattori che indeboliscono le difese corporee, per cui dobbiamo affrontarlo con intelligenza. Le tecniche di rilassamento, lo yoga, gli esercizi di respiro e il counseling aiutano a riprogrammare le proprie spontanee – e deleterie – reazioni alle inevitabili difficoltà della vita (si veda il capitolo 25, "Superare lo stress e la tensione"). Unito a una nutrizione ottimale, ciò potrebbe creare quella situazione ideale descritta dal dottor Selye come "vivere lo stress senza stressarsi"[122].

NOTE AL CAPITOLO 5:

29. Gerson, M., *A Cancer Therapy*, cit.
30. Ibid., pp. 145-173.
31. Baker, B. P., Benbrook, Charles M., Groth III, E. e Benbrook, Lutz K, "Pesticide residues in conventional, integrated pest management (IPM)-grown and organic foods: insights from three US data sets", Taylor e Francis Ltd, *Food Addivites and Contaminants*, 19 (5), Maggio 2002, pp. 427-446 (20).
32. Discorso sullo Stato dell'Unione del Presidente Richard M. Nixon (1970). Questo discorso portò alla Legge Nazionale sul Cancro del 1971.

33. Bollettini sulla "Guerra al Cancro: rapporto speciale", *U.S. News & World Report*, 5 Febbraio 1995.
34. Ibid.
35. "Probability of Developing Invasive Cancers Over Selected Age Intervals by Sex, US, 2001 to 2003", American Cancer Society, Surveillance Research (2007) (www.cancer.org/downloads/stt/CFF2007-ProbDevelInvCancer.pdf).
36. "Chasing the cancer answer", trasmissione della *Canadian Broadcasting Corporation* (5 Marzo 2006).
37. Hardell, L. e Eriksson, M., "A case-control study of non-Hodgkin lymphoma and exposure to pestcides", *Cancer*, vol. 85 (6), 1999, pp. 1353-1360.
38. Hardell, L., "Relation of soft-tissue sarcoma, malignant lymphoma and colon cancer to phenoxy acids, chlorophenols and other agents", *Scandinavian Journal of Work, Environment, and Health*, vol. 7 (2), 1981, pp. 119-130.
39. Benbrook, Charles M. MD, "Evidence of the Magnitude and Consequences of the Roundup Ready Soybean Yield Drag from University-Based Varietal Trials in 1998", Ag BioTech InfoNet Techcnical Paper, No. 1, 13 Luglio, 1999.
40. "Occupational exposures, animal exposure, and smoking as risk factors for hairy cell leukaemia evaluated in a case-control study", *British Journal of Cancer*, vol. 77 1998, pp. 2048-2052.
41. Fox, Caroline, "Gryphosate Factsheet", *Journal of pesticide Reform*, vol. 108 (3), Fall 1998.
42. Solomon, Gina M. MD, "Breast Cancer and the Environment", *School of Medicine, University of California*, San Francisco, e il Natural Resources Defense Council (revisione: aprile 2003) (www.healthandenvironment.org/breast_cancer/peer_reviewed).
43. Carlsen, Elizabeth et al., "Evidence for decreasing quality of semen during the past 50 years", *British Medical Journal*, 305, 1992, pp. 609-613.
44. Abell, Annette et al., "High sperm density among members of organic farmers' association", *The Lancet* vol. 343 11 Giugno 1994, p. 1498.
45. "UK Breast Cancer statistics", *Cancer Research UK* (http://info.cancerresearchuk.org/cancerstats/types/breast/).
46. Ibid.
47. Lean, G., "Revealed: health fears over secret study into GM food", *The Independent on Sunday*, (London), 22 Maggio 2005.
48. Dean, Carolyn, MD, *Death by Modern Medicine*, Belleville, Ontario, Matrix Vérité, Inc., 2005, Dean, Carolyn MD, e Null, Gary "Death by Medicine" (www.healthe -livingnews.com/articles/death-by-medicine-part-1.html). Per le loro statistiche sul numero e il costo delle morti annuali negli Stati Uniti per reazione ai farmaci, si veda anche Lazarou, J., Pomeranz, B., e Corey, P., "Incidence of adverse drug reactions in hospitalized patients", *Journal of the American Medical Association*, vol. 279, 1998, pp. 1200-1205, Suh, D. C., Woodall, B. S., Shin, S. K., ed Hermes-De Santis, E. R., "Clinical and economic impact of adverse drug reactions in hospitalized patients", *Annals of Pharmacotherapy*, vol. 34 (12), Dicembre 2000, 1373-1379; Hoffer, Abram MD, "Over the counter drugs", *Journal of Orthomolecular Medicine*, Ontario, Canada, Maggio 2003. Esso è ristampato in *Death by Modern Medicine* (supra), Appendix C, pp. 349-358.
49. "News Release: Merck Announces voluntary worldwide withdrawal of VIOXX®" (Whitehouse Station, NJ: Merck & Co., Inc., Sept. 30, 2004).
50. Nota 48 (Dean), supra. («La FDA si è coperta le spalle chiedendo alla Merck di correggere le istruzioni allegate al VIOXX aggiungendo precauzioni contro le patologie cardiovascolari, ma d'altro canto lascia tuttora che il farmaco sia massicciamente pubblicizzato sui media»).
51. Adams, Mike, "Health freedom action alert: FDA attempting to regulate supplements, herbs and juices as 'drugs'", News Target/Truth publishing, Tuscon, 11 aprile 2007.
52. PDR, Informazioni farmacologiche per *RITALIN® HYDROCHLORIDE* (Novartis) (Metilfenidato idrocloride), pasticche *USP RITALIN-SR®* (metilfenidato idrocloride) *USP* pasticche a rilascio sostenuto (www.ritalindeath.com/Ritalin-PDR.htm).
53. "Learning and Learning Disabilities: Ritalin Side Effects", Audiblox (www.audiblox2000.comilearning_disabilities/ritalin.htm).
54. Breggin, Peter R., *Talking Back to Ritalin*, Common Courage Press, Monroe, ME, 1998.
55. "Ritalin: Keeping Kids Cool and in School". «Si stima che attualmente 5 milioni di bambini in età scolare prendano il farmaco. Si stima che altri 2 milioni prendano altri farmaci psichiatrici come *Adderall*

e *Dexedrine*. La produzione di tali farmaci è cresciuta del 2000%, secondo la *Drug Enforcement Agency*». (http://social.jrank.org/pages/1011/Special-Needs-Gifts-Issues-Ritalin-Keeping-Kids-Cool-in-School.html).

56. Nota 48 (Dean, Null), supra. Per le loro statistiche sul numero e il costo delle morti annuali negli Stati Uniti per reazione ai farmaci, si veda anche Lazarou, J., Pomeranz, B. e Corey, P.. "Incidence of adverse drug reactions in hospitalized patients", *Journal of the American Medical Association*, vol. 279, 1998, pp. 1200-1205; Suh, D. C., Woodall, B. S., Shi, S. K., ed Hermes-De Santis, E. R., "Clinical and economic impact of adverse drug reactions in hospitalized patients", *Annals of Pharmacotherapy*, vol. 34 (12), Dicembre 2000, pp. 1373-1379.

57. Mackarness, Richard, *Eat Fat and Grow Slim*, Harvill Press, London, 1958, Fontana/Collins, London, edizione riveduta e ampliata, 1975.

58. Tuormaa, E. Tuula, "The Adverse Effects of Food Additives on Health", *Journal of Orthomolecular Medicine* 9 (4), (1994), pp. 225-243.

59. The Nutrasweet Co. (www.nutrasweet.com).

60. "Aspartame, Decision of the Public Board of Inquiry" (Sept. 30, 1980), *Department of Health and Human Services, Food and Drug Administration* [Docket number 75F-0355] (www.sweetpoison.com/articles/pdfs/fdapetition.pdf).

61. Ibid., Nota 48 (Dean), supra.

62. Martini, Betty MD, "Aspartame: No Hoax, Crime of the Century (Front Groups in Violation of Title 18, Section 1001 When They Lie About the Aspartame Issue and Stumble Others)" (Duluth, GA), *Mission Possible International*, Jul. 18, 2004 (www.wnho.net/aspartame_no_hoax.htm).

63. Luis Elsas testimonia davanti al Congresso. Gli animali hanno sviluppato tumori cerebrali. Si veda anche nota 62 (Martini), supra.

64. Ibid.

65. Roberts, H. J., MD, *Defense against Alzheimer's Disease*, Sunshine Sentinel Press, West Palm Beach, FL., January 1995; si veda anche la nota 48 (Dean), supra.

66. Erb, John E. e T. M., *The Slow Poisoning of America* (disponibile on-line su https://www.spofamerica.com).

67. Ibid.

68. Nota 62 (Martini), supra.

69. Nota 66 (Erb), supra.

70. Chavarro, Rick-Edwards, J. E., Rosner, I. W. B. A. e Willett, W. C., "Dietary fatty acid intake and the risk of ovulatory infertiliry", *American Journal of Clinical Nutrition*, 85 (1), gennaio 2007, pp. 231-237.

71. Richardson, Alex, MD, "Brain food, Why the Government wants your child to take Omega-3, the fish oil supplement", *Food and Behaviour Research* (11 Giugno 2006) (www.fabresearch.org/view_item.aspx?item_id=956).

72. "Diet, Nutrition and the Prevention of Chronic Diseases", *World Health Organization*, Atti di una Consulenza di Esperti WHO/FAO, *WHO Technical Report Series*, 916, 2003.

73. Laurence, Jeremy, redattore sulla salute, "Should trans fats be banned?", *The Independent*, Nov. 17, 2006.

74. Mozaffarian, D., et al., "Trans Fatty Acids and Cardiovascular Disease", *New England Journal of Medicine*, 15, 354, apr. 13, 2006, pp. 1601-1613; si veda anche "Trans Fatty Acids and Coronary Heart Disease". (In un'aggiornata analisi delle patologie legate ai grassi idrogenati, i ricercatori dell'HSPS hanno scoperto che eliminare i grassi idrogenati dagli alimenti prodotti industrialmente può prevenire decine di migliaia di infarti e morti cardiache ogni anno negli Stati Uniti. Le scoperte sono pubblicate nel numero del 13 aprile 2006 del *New England Journal of Medicine*...I grassi idrogenati sono stati associati anche a un maggiore rischio di patologie cardiache coronariche in studi epidemiologici 4. Basandoci sugli studi metabolici esistenti, in un rapporto del 1994 abbiamo stimato che circa 30.000 morti premature per patologie cardiache coronariche ogni anno sono imputabili al consumo di acidi grassi idrogenati 4». Nota 4: Willett, W. C., Ascherio, A., "Trans fatty acids: Are the effects only marginal?", *Am J Public Health*, 1994 vol. 84; pp. 722-724) (www.hsph.harvard.edu/reviews/transfats.html).

75. Intervista a Richard A. Passwater, "Health Risks from Processed Foods and the Dangers of Trans Fats".

76. "Food Labeling: Trans Fatty Acids in Nutrition Labeling...", *U.S. Department of Health and Human Services*, FDA 21 CFR Part 101, Federal Register Jul. 11, 2003, p. 41434.

77. "What we can say – the quality and benefits of organic food", documento informativo della *British Soil Association*, Versione, 4 Nov. 24, 2005.
78. Gesch, B., conferenza stampa a Londra, *Royal college of Psychiatrists* (25 Giugno 2002); S. Schoenthaler, *Anti-ageing Medical publications*, vol. III (Marina del Rey, CA: Health Quest Publications, 1999).
79. Young, Emma, "Trace arsenic in water raises cancer risk", *New scientist* (14 Settembre 2001).
80. Brunette, J. A. e J. P. Carlos, "Recent Trends in Dental Caries in U.S. children and the Effect of Water Fluoridation", *Journal of Dental Research* 69 (Numero speciale, Febbraio 1990), pp. 723-727.
81. Ibid.
82. Awad, M.A, Hargreaves, J.A. e Thompson, G.W., "Dental Caries and Fluorosis in 7-9 and 11-14 Year old children Who Received Fluoride Supplements from Birth", *Journal of the Canadian Dental Association*, vol. 60 a, 1991, pp. 318-322.
83. Shiboski, C. H., et al., "The association of early childhood caries and race/ethnicity among California preschool children", *Journal of Public Health Dentistry*, 63 (1), 2003, pp. 38-46.
84. Bassin, Elise B., Wypij, D., Davis, R. B. e Mittleman, M.A., "Age-specific fluoride exposure in drinking water and osteosarcoma (United States)", *Cancer Causes and Control*, vol. 17, 2006, pp. 421-428.
85. Burk, Dean, MD, Registri del Congresso (21 Luglio 1976).
86. Cohn, Perry D., "A Brief Report on the Association of Drinking water Fluoridation and the Incidence of osteosarcoma Among young Males", *Environmental Health Service, New Jersey Department of Health*, 8 novembre 1992. Nel 1992, il *New Jersey State Department of Health* diffuse i risultati di uno studio secondo il quale tra i maschi con meno di 20 anni che vivevano in aree con acqua fluorizzata l'incidenza del cancro osseo era sei volte maggiore.
87. Gelberg, K. H., Fitzgerald, E., Hwang, F. S. e Dubrow, R., "Fluoride exposure and childhood osteosarcoma a case control study", *American Journal of Public Health* 85, 1995, pp. 1678-1683; si veda anche Maurer, J. K., M. C. Boysen, Cheng, B. G. e Anderson, R. I., "Two-year carcinogenicity study of sodium fluoride in rats", *Journal, National Cancer Institute* 82, 1990, pp. 1118-1126.
88. Eilperin, Juliet, "Professor at Harvard Is Being Investigated, Fluoride-Cancer Link May Have Been Hidden", *The Washington Post*, 13 Luglio 2005, p. A03.
89. Lettera del professor Samuel Epstein al presidente della *Harvard University*, Derek C. Bok, 31 Agosto 2006.
90. *Taber's Cyclopedic Medical Dictionary*, Davis Company, Philadelphia, F.A., 1993.
91. "Questions About Smoking, Tobacco, and Health", *American Cancer Society* (www.cancer.org/docroot/PED/content/PED_10_2x_Questions_About_smoking_Tobacco_and_Health.as).
92. "Detailed Guide: Bladder Cancer, What Are the Risk Factors for Bladder Cancer?", *American Cancer Society* (www.cancer.org/docroot/cri/content/cri_2_4_2x_what_are_the_risk_factors_for_bladder_cancer_44.asp).
93. "Secondhand Smoke-It Takes Your Breath Away: Secondhand Smoke is unhealthy...", *New York State Department of Health* (www.health.state.ny.us/prevention/tobacco-control/second/second.htm).
94. Worman, Howard J. MD, "Alcoholic Liver Disease", *Columbia University Department of Medicine* (http://cpmcnet.columbia.edu/dept/gi/alcohol.html).
95. "Is make-up making you sick? The hidden dangers on your bathroom shelf", *The Telegraph* (UK), 18 marzo 2005.
96. Petrik, M. S., Wong, M. C., Tabata, R. C., Garry, R. F. e Shaw, C.A., "Aluminum adjuvant linked to gulf war illness induces motor neuron death in mice", *Neuromolecular Medicine*, vol. 9 (1), 2007, pp. 83-100.
97. Darbre, P. D. et al., "Chemical Used in Deodorant Found in Breast Cancer Tissue", *Journal of Applied Toxicology* vol. 24, (I), 2004.
98. Hollinger, M. A., "Pulmonary toxicity of inhaled and intravenous talc", Toxicology Letters, n. 52, 1990, pp. 121-127.
99. Harlow, B. L., Cramer, D.W,. Bell, D.A. e Welch, W. R., "Perineal exposure to talc and ovarian cancer risk", *Obstetrics & Gynecology*, vol. 80, 1992, pp. 19-26.
100. Marzulli, F. N., Green, S. e Haibach, H. K., "Hair dye toxicity-a review", *Journal of Environmental Pathology, Toxicology and Oncology*, vol. 1 (4), marzo-aprile 1978, pp. 509-30.

101. Baron, John e Colburn, H., "The life of Edward Jenner", con illustrazioni delle sue dottrine e selezioni dalla sua corrispondenza, London, 1838.

102. "What You Should Know About a Smallpox Outbreak", *Department of Health and Human Services, Centers for Disease Control and Prevention* (www.bt.cdc.gov/agent/smallpox/basics/outbreak.asp).

103. Mendelsohn, Robert S. MD, "The Medical Time Bomb Of Immunization Against Disease", *East West Journal*, Novembre 1984, (www.whale.to/vaccines/mendelsohn.html).

104. Shirley's Wellness Cafe (www.shirleys-wellness-cafe.com/vaccine_sids.htm).

105. Comunicazione personale a Charlotte Gerson del professor Takaho Watayo, MD, Subdirettore dell'Ospedale Ohtsuka a Tokyo, Settembre 2006.

106. *National Vaccine Injury Compensation Program*, 1 ottobre 1988.

107. Parish, Blll, "MMR vaccine and Subsequent cases of Autism suspected", *Sightings*, Parish & Company, 23 Maggio 2000, FreeRepublic.com (www.freerepublic.com/forum/a39311156b1dee.htm).

108. "Frequently asked questions about Measles Vaccine and Inflammatory Bowel Disease (IBD)", *Department of Health and Human Services, centers for Disease control and Prevention* (www.cdc.govinip/vacsafe/concerns/autism/ibd.htm).

109. Balch, James F. e Phyllis A., *Prescription For Dietary Wellness: Using Foods to Heal*, 2d ed., Avery (Penguin Group), New York, 26 maggio 2003.

110. "Cell Phone Facts: Consumer Information on Wireless Phones", U.S. *Food and Drug Administration* (www.fda.gov/cellphones/qa.html#4).

111. "Cancer clusters at phone masts", *The London Sunday Times*, 22 aprile 2007.

112. O'Connor, Eileen, "EMF Discussion Group at the Health Protection Agency for Radiation Protection (HPA-RPD) on 2nd March 2006", ottobre 2006, Mobile Phone/Mast Radiation (www.mast-victims.org/index.php?content=journal&action=view&type=journal&id=111).

«Altri sei studi a breve termine sulle antenne per telefonia cellulare hanno scoperto significativi effetti sulla salute, come mal di testa, vertigini, depressione, spossatezza, disturbi del sonno, difficoltà nella concentrazione e problemi cardiovascolari».

1) H.P. Hutter, H. Moshammer, P. Wallner e M. Kundi
(http://oem.bmjjournals.com/cgi/content/abstract/63/5/307). Sintomi soggettivi, disturbi nel sonno e nelle prestazioni cognitive in soggetti vicino ad antenne della telefonia cellulare. Conclusioni: nonostante un'esposizione molto bassa a campi magnetici ad alta frequenza, gli effetti sul benessere e le prestazioni non possono essere trascurati, come dimostrato da recenti risultati sperimentali; comunque, i meccanismi di azione a questi bassi livelli sono sconosciuti...

2) Santini et al. (Paris) [*Pathologie Biologie* (Paris)] 2002 (http://www.emrnetwork.org/positioni/santini_hearing_march6_02.pdf).

3) Ministri olandesi per gli Affari Economici, la Casa, la Programmazione Spaziale e l'Ambiente, e il Welfare, la Salute e lo Sport (TNO) 2003 (http://www.unizh.ch/phar/sleep/handy/tnoabstractE.htm).

4) "La Sindrome del Microonde, Ulteriori aspetti di uno studio spagnolo", Oberfeld Gerd. Conferenza stampa internazionale a Kos (Grecia), 2004 (http://www.mindfully.org/Technology/2004/Microwave-Syndrome-Oberfeld1may04.htm).

5) Lo scienziato austriaco, dottor Gerd Oberfeld, il 1° maggio 2005 ha rilasciato un comunicato stampa contenente le seguenti notizie: «Uno studio in Austria ha esaminato le radiazioni da un'antenna per telefonia cellulare a una distanza di 80 metri; test EEG su 12 soggetti elettro-sensibili hanno evidenziato alterazioni significative nelle correnti elettriche cerebrali. Volontari per il test hanno riferito sintomi come ronzio nella testa, palpitazioni del cuore, indebolimento fisiologico, mancamenti, ansia, mancanza di respiro, problemi respiratori, nervosismo, agitazione, mal di testa, acufene, sensazioni di calore e depressione».

6) Bamberga, Germania, 26 aprile 2005. Il dottor C. Waldmann-Selsam e il dottor U. Säeger hanno valutato le ricadute mediche di 365 persone che sono state esposte per molto tempo, in casa loro, a campi magnetici ad alta frequenza (da antenne di telefonia cellulare, telefonia cordless DECT, tra gli altri).

Si veda anche Brodey, Warren, MD, "Radiation and Health", Oslo, Norvegia, 13 settembre 2006, p. 14 (www.computer-clear.com/radiation_and_health.pdf).

113. Moulton Howe, Linda, "British cell phone safety Alert and An Interview with Robert O. Becker, MD", *Council on Wireless Technology Impacts* (www.energyfields.org/science/becker.html).

114. "Minutes of the Seventh International Advisory committee Meeting", *The International EMF Project* (Ginevra), *World Health Organization* (6 -7 giugno, 2002) (www.who.int/peh-emf/publications/IAC_minutes_2002MR_update.pdf).

115. Lambert, Mary, *Clearing the Clutter for Good Feng Shui*, Michael Friedman Publishing Group, New York, 1 Gennaio 2001. Lambert ritiene le seguenti piante molto adatte ad assorbire emissioni elettromagnetiche dai computer e altri elettrodomestici: gS, *Peperomia, Cirrus peruvianus* (un tipo di cactus) e piante di banane nane. Studi condotti dalla *National Aeronautics* e dalla *Space Administration* hanno dimostrato che esse sono particolarmente efficaci nell'assorbire formaldeide, xilene, benzene e ossido di carbonio dall'aria di casa o degli uffici.

116. Selye, Hans, MD, *The Stress of Life*, McGraw-Hill, New York, 1956.

117. Selye, Hans, MD, "The stress concept and some of its implications", in Hamilton, Vernon e Warburton, David M., *Human Stress and Cognition: An Information Processing Approach*, John Wiley and Sons Ltd., sNew York, 1979.

118. Sood, Vijay e Chakravarti, R. N., "Systemic stress in the production of cardiac thrombosis in hypercholesterolaemic rats", *Research in Experimental Medicine*, vol. 167 (1), Febbraio 1976, pp. 31-45.

119. "Digestive Disorders: Stomach and Duodenal Ulcers (Peptic Ulcers)", *University of Maryland Medical Center* (www.umm.edu/digest/ulcers.htm).

120. Lattime, E. C. e Strausser, H. R., "Arteriosclerosis: is stress-induced immune suppression a risk factor?", *Science*, vol. 198 (4314), 21 Ottobre, 1977, pp. 302-303.

121. Lekander, M., "The immune system is affected by psychological factors. High stress levels can change susceptibility to infection and allergy", *Lakartidningen*, vol. 96 (44), 3 Novembre 1999, pp. 4807-4811.

122. Selye, Hans, MD, *Stress Without Distress*, PA, Lippincott, Philadelphia, 1974.

6. LE MALATTIE DELLA CIVILTÀ MODERNA

È incredibile che nel XXI secolo moltissime persone del mondo civilizzato, anziché godere di un ottimo stato di salute, siano affette da numerosi malanni e malattie, che erano molto meno diffusi appena poche generazioni prima. Peggio ancora, queste patologie non sono più limitate alle fasce degli anziani e delle persone di mezza età, ma vanno diffondendosi anche tra le giovani generazioni.

A causa della loro novità, rispetto al passato, sono spesso chiamate "le malattie della civiltà moderna".

Questa però sembra una sorta di giustificazione, come se fosse l'inevitabile prezzo da pagare per lo sviluppo tecnologico, il benessere e i livelli di consumi mai raggiunti prima; in altre parole, le malattie sono la diretta conseguenza di uno stile di vita troppo civilizzato e artificiale. Che ciò sia vero o no, la medicina convenzionale ritiene queste malattie incurabili. Tutto quello che può offrire è un trattamento sintomatico, il quale è efficace solo fino a un certo punto e per un tempo limitato, e ha seri effetti collaterali.

Ma a quale caratteristica in particolare della civiltà moderna va addebitato il deterioramento delle condizioni di salute generale? I "colpevoli" tradizionali sono individuati nel progressivo inquinamento di aria, acqua e suolo; nelle conseguenze del cambiamento climatico; nell'aumento dei livelli di rumore, violenza e senso di insicurezza generale; nelle tensioni sociali; nel venir meno della legge e dell'ordine in molti settori. Tutto ciò è inconfutabile.

Per quanto possa sembrar strano, nella lista delle cose dannose non viene considerato il fattore che più di tutti influenza in senso negativo la vita delle persone, e cioè i grandi cambiamenti alimentari che sono avvenuti nel mondo moderno all'incirca nell'ultimo secolo (si veda il capitolo 3, "Conoscere il nemico").

Ciò è stupefacente se consideriamo che la qualità del cibo e delle bevande che consumiamo ogni giorno ha un grande effetto sul nostro stato di salute. Ma diventa assai meno sorprendente quando pensiamo che la scienza della nutrizione è di fatto inesistente, in materia di formazione dei medici. L'ignoranza che ne risulta fa sì che i medici non abbiano uno strumento di cura naturale e efficace, che può trasformare malattie incurabili in malattie curabili. Si può solo sperare che, in futuro, questo campo venga preso in considerazione dalla medicina ufficiale.

Intanto, con il suo programma nutrizionale, la Terapia Gerson ha curato con successo, nel corso di alcuni decenni, molte "malattie della civiltà moderna". In questo capitolo, ne elencheremo alcune e spiegheremo i fondamenti irrinunciabili della terapia; in particolare, mostreremo come la ricostituzione del sistema immunitario e il ripristino di tutte le difese del corpo siano in grado di guarire questi malanni.

6.1. Sconfiggere i nemici

Il cancro

Di tutte le malattie prese in considerazione, il cancro è indubbiamente quella che fa più paura alla maggior parte delle persone. La sua incidenza è in aumento, gli effetti sono devastanti, come devastanti sono gli effetti collaterali delle terapie tradizionali, e il tasso di mortalità è elevato. Nonostante tutto, rimane apparentemente incurabile. Considerando questi elementi, non è difficile capire perché il cancro per molte persone rappresenti un incubo.

Diamo un'occhiata ravvicinata a questo flagello, che i dizionari di medicina descrivono come "crescita incontrollata di cellule derivate da tessuti normali"[123], aggiungendo che se ne conoscono oltre duecento tipi. Nasce una domanda spontanea: perché la crescita diviene incontrollata? Quali sono i meccanismi di controllo e perché vengono a mancare? Perché il cancro è un killer? Ci possono essere crescite cellulari "incontrollate" anche nei cosiddetti tumori benigni. Questi non sono invasivi (ovvero non si diffondono), possono essere facilmente rimossi e di norma non vi sono ricadute. Come fanno allora a trasformarsi in tumori maligni?

I tumori benigni non sono cancri veri e propri, bensì crescite anormali che non fanno parte del corpo e rappresentano lo stadio iniziale di una disfunzione dei processi difensivi dell'organismo. Non necessariamente danno luogo a ricadute, ma tendono a diventare maligni qualora le difese dell'organismo continuino a indebolirsi. I tumori vengono detti maligni se invadono i tessuti adiacenti e rilasciano cellule tumorali all'interno del flusso sanguigno. Queste cellule circolano per il corpo e sono in grado di formare nuove colonie, dette metastasi, che crescono sugli altri tessuti. Nel decorso tradizionale del tumore maligno, le cellule invadono e distruggono gli organi essenziali, portando così alla morte.

Il corpo ha un sistema di difese che mantiene l'omeostasi, ovvero lo stato di equilibrio dinamico interno (si veda il capitolo 4, "Le difese del corpo"). È l'alterazione di questo equilibrio che dà luogo al processo di deterioramento cellulare; tale alterazione può essere causata da varie sostanze chimiche, specialmente sostanze cancerogene, virus, radiazioni ultraviolette, tabacco. È interessante notare che ciò può essere causato anche da sostanze chimiche citotossiche utilizzate per curare il cancro[124] e, naturalmente, da una dieta squilibrata.

Il cancro non può comparire in un organismo normalmente funzionante, in quanto le sue difese riconoscono e distruggono ogni cellula maligna, o non ne permettono la formazione. Il sistema immunitario svolge un ruolo centrale in queste difese. Riconosce una cellula maligna come ostile e la attacca, distruggendola, come se fosse un batterio o un virus nemico. Tuttavia il sistema immunitario e gli altri meccanismi di difesa (per esempio i sistemi enzimatici e ormonali, il bilanciamento dei minerali) necessitano dei giusti nutrienti, e possono funzionare solo se non sono bloccati dalle tossine. Quando queste condizioni non si verificano, le difese sono incapaci di portare a termine il loro compito e nulla impedisce alle cellule maligne di sopravvivere e moltiplicarsi.

La ragione per cui vengono classificate oltre duecento forme di cancro è che le cellule di ciascuna varietà appaiono differenti se osservate al microscopio, a seconda del tipo di tessuto in cui si sono originate. Ma in tutti i casi il cancro rappresenta essenzialmente la proliferazione incontrollata delle cellule. Questa definizione comprende anche le leucemie ed i mielomi, tumori del midollo osseo, che pur non appartenendo al gruppo dei tumori solidi si comportano allo stesso modo.

Alcuni tipi di cancro, invece di provocare tumori solidi, distruggono i tessuti dove si trovano e causano gravi lesioni aperte, i cui margini di solito consistono in rigonfiamenti pieni di tessuto maligno che invade e provoca danni in ogni tessuto sano con cui viene a contatto. Anche questo tipo di tumore è soggetto a proliferazione.

Il cancro è ulteriormente suddiviso in due categorie maggiori e in altre minori a seconda del tessuto di origine. I tumori originati dai tessuti epiteliali – comprendenti tutti quelli che riguardano organi, vasi sanguigni e membrane mucose del corpo – sono chiamati carcinomi e sono il gruppo di tumori maligni più numeroso. Quelli che hanno origine dal tessuto connettivo, dalle ossa, dai vasi sanguigni e dal sistema linfatico sono chiamati sarcomi. Il trattamento con la Terapia Gerson è efficace per entrambe le categorie e richiede pochi aggiustamenti.

I cancri più aggressivi (melanomi, linfomi aggressivi e cancri polmonari "a piccole cellule") rispondono più rapidamente alla Terapia Gerson. Ciò potrebbe essere dovuto al fatto che in questi casi le cellule sono più alterate, pertanto il sistema immunitario riportato in piena efficienza è capace di riconoscerle più facilmente. Allo stesso modo, eccellenti risultati si ottengono con i tumori alle ovaie, perfino dopo alcuni trattamenti di chemioterapia. Questo non significa però che altri tipi di tumori non rispondano. Comunque, come ha evidenziato il dottor Gerson, alcuni dei cancri ghiandolari, incluso quello al seno e alla prostata, sono localizzati in ghiandole le cui entrata e uscita sono ostruite da cellule tumorali. Questo può rendere problematico il raggiungimento delle cellule maligne e la loro uccisione, da parte del sangue nuovamente ossigenato, arricchito con enzimi e sostanze immunitarie. Con il tempo tale problema si risolve e anche questi tumori vengono distrutti. Ciò può spiegare perché i tumori del seno e della prostata hanno bisogno di più tempo per guarire.

I pazienti devono capire che, anche se il tumore è sparito, non sono ancora guariti. Laddove il dottor Gerson si scostò più radicalmente dalla medicina oncologica tradizionale fu nel comprendere che il tumore non è una malattia, ma solo un sintomo del crollo delle difese dell'organismo; in altre parole, il cancro non è una cosa (cioè il tumore), ma un processo che riguarda l'intero organismo.

Quindi, fatto ancora più importante, la scomparsa del tumore significa solo che l'efficienza dell'organismo è stata ripristinata al punto da rimuovere i pericoli per la vita del paziente; ciò, tuttavia, non significa essere guariti. Infatti, la guarigione totale si verifica solo quando tutti gli organi del paziente sono tornati alla piena funzionalità, letteralmente rimessi a nuovo, nutriti con i migliori cibi biologici e sottoposti a una disintossicazione continua. La guarigione è completa solamente quando il fegato intossicato e indebolito è il più possibile ripulito e riportato alla funzionalità. Il problema è che non esiste alcun test per dimostrare quanto un fegato stia funzionando bene e quanto abbia recuperato. Il test degli enzimi epatici è utile ma incompleto. Un paziente può avere valori "normali" perfino in presenza di un tumore. Le analisi del sangue, i conteggi cellulari e le analisi delle urine ci dicono solo che gli organi sono ancora in funzione e che il corpo è nelle condizioni di curarsi.

Il paziente in via di guarigione può provare fastidio o disappunto quando gli si spiegano queste cose, nondimeno la necessità di ottenere una completa guarigione deve venire prima di qualsiasi altra considerazione. Se non si comprendono a fondo queste cose, si corrono gravi rischi. Quando tutti i test sono tornati "normali", i tumori non sono più manifesti. Il medico che non conosce i principi della Terapia Gerson dice al paziente che, "a tutti gli effetti" egli è guarito. Il paziente interrompe la terapia, ha una ricaduta e muore. Disgraziatamente questo è successo più di una volta, sprecando molti sforzi, speranze e vite preziose.

CASO STUDIO – Grazie ai molti successi riportati dalla Terapia Gerson contro i tumori, potremmo riempire l'intero libro di esempi. Di fatto, esistono pubblicazioni specifiche sulla cura di una grande quantità di tumori (si veda la bibliografia alla fine del volume). Qui ne descriviamo solamente due per mostrare come la salute del corpo debba essere davvero compromessa prima che un tumore maligno possa fare la sua comparsa. In ambedue i casi, i pazienti erano troppo giovani (32 e 42 anni di età) per soffrire di un tumore tipico dell'età avanzata.

D.L. si ammalò di polmonite all'età di tre anni. Un anno dopo, le venne asportata l'appendice. Durante l'adolescenza soffrì di alcuni mali minori e, intorno ai vent'anni, ebbe una serie di infezioni alla vescica, che vennero curate con antibiotici, i quali eliminarono le infezioni. A questo punto fece la sua comparsa la candidosi. I farmaci eliminarono anche questo problema, ma le infezioni alla vescica si ripresentarono, per essere nuovamente curate con antibiotici, dando inizio a un ciclo che si perpetuò per diversi anni. D. L. cadde in depressione e fu trattata con antidepressivi. Dopo anni di farmaci, sviluppò un linfoma insolitamente aggressivo che, le venne detto, non rispondeva ai trattamenti convenzionali. Le venne proposto un trapianto di midollo osseo. Rifiutò e preferì iniziare la Terapia Gerson, che seguì fedelmente per circa tre anni. Alla fine di questo periodo non aveva più alcun problema – linfoma, infezioni alla vescica, candidosi o depressione – e da allora è rimasta in buona salute.

D.W. soffriva di depressione e attacchi di panico fin dalla gioventù, e venne curata con antidepressivi per tutto l'arco dei suoi venti e trent'anni. Nonostante l'uso di farmaci, i suoi attacchi di panico peggiorarono fino a quando le fu impossibile rimanere sola in una stanza, uscire in strada o incontrare gente. Alla fine dei trent'anni, si ammalò di diabete. Nel 1995, all'età di 42 anni e molto sofferente, si presentò al *San Antonio Community Hospital* di Upland, in California. La diagnosi fu di carcinoma all'ovaia sinistra, con metastasi all'ovaia destra e all'utero.

D.W. fu sottoposta a isterectomia e rettoplastica (risistemazioni della parete del retto). Furono anche riscontrati noduli multipli nella parete addominale e nelle viscere, mentre piccoli noduli e microlesioni nodulari della parete vaginale vennero lasciati al loro posto. In più, una risonanza magnetica evidenziò una ciste sul rene sinistro della paziente. I dottori esortarono D.W. a sottoporsi immediatamente alla chemioterapia e lei fissò la data di inizio. Tuttavia il giorno prima, dopo aver cercato informazioni in lungo e in largo, venne a sapere della Terapia Gerson: cancellò gli appuntamenti per la chemioterapia e andò alla clinica Gerson in Messico. D.W. seguì il protocollo Gerson per due anni, guarendo da tutti i suoi problemi. Non ebbe bisogno di ormoni per controllare la menopausa indotta dalle operazioni chirurgiche, né di farmaci per il diabete. Gli attacchi di panico erano cessati e la ciste al rene era sparita. Di conseguenza, D.W. riuscì ad ottenere un lavoro, la patente di guida e una vita normale. Affermò che, al tempo della diagnosi, anche a tre sue amiche era stato diagnosticato un tumore alle ovaie. Oggi, dodici anni dopo, D.W. è viva e in ottima salute, ma nessuna delle sue amiche sottoposte a terapia convenzionale, purtroppo, è sopravvissuta per più di sei mesi.

Malattie cardiocircolatorie

Come per altre malattie degenerative croniche, l'incidenza delle malattie cardiocircolatorie è molto aumentata negli ultimi cinquanta-settantacinque anni[125]. Il dottor Paul Dudley White, il più famoso cardiologo americano negli anni Venti del Novecento e successivi, affermò di aver assistito per la prima volta a un attacco di cuore nel 1921[126]. La ragione per cui non ne aveva mai visti prima è che i cibi inscatolati, imbottigliati e con elevata quantità di sale erano comparsi sul mercato (relativamente) da poco tempo. Anche l'aggiunta di cloro alle acque potabili municipali era un'iniziativa recente. Pertanto, questi due fattori non erano ancora stati in grado di provocare malattie metaboliche. Da allora, però, hanno avuto modo di rifarsi del tempo perduto. Come viene spesso affermato, il primo sintomo di una malattia del cuore nel 40% dei pazienti è un attacco cardiaco fatale[127].

Sessant'anni dopo il primo incontro del dottor White con le malattie cardiache, nel 1981, durante un convegno per celebrare il centenario della nascita del dottor Gerson, uno degli oratori era il famoso cardiologo Demetrio Sodi Pallares di Città del Messico. Descrivendo il trattamento che aveva messo a punto per i suoi pazienti malati di cuore, dichiarò che la malattia cardiaca non era una malattia locale (ovvero del cuore), bensì una malattia metabolica causata dalla perdita di potassio nel corpo e dall'ingresso di sodio nelle cellule[128]. Questa deduzione era quasi identica a quella contenuta nella teoria e nella pratica della Terapia Gerson. La grande differenza è che il dottor Sodi usava il suo trattamento esclusivamente per i pazienti con problemi cardiocircolatori, mentre il dottor Gerson aveva scoperto che la terapia era efficace per la maggior parte delle malattie croniche.

Il dottor Sodi ha scritto più di una dozzina di libri, oltre a centinaia di articoli scientifici, in cui ha esposto il suo efficace metodo di cura. Una delle tecniche da lui sviluppate, insieme al neuro-biologo francese Henri Laborit, è stata l'uso di una soluzione di glucosio-potassio-insulina (GKI) in fleboclisi per via endovenosa. Il processo semplice che i due medici hanno scoperto è quello di usare glucosio e insulina per fornire l'energia necessaria al trasporto del potassio, attraverso le membrane cellulari, fino ai tessuti.

Intanto, i medici che usavano la Terapia Gerson scoprivano che la soluzione GKI era utile per reintrodurre potassio nei tessuti che ne erano carenti. Tuttavia, dal momento che il trattamento Gerson contiene già elevate quantità di glucosio (provenienti dal gran numero di succhi) e potassio (provenienti sia dai succhi che dai sali di potassio aggiunti), vi è necessità di aggiungere solo una piccola quantità di insulina. Pertanto, una delle addizioni alla Terapia Gerson è una piccola dose di insulina (3-5 μg), somministrata per via sottocutanea (ovvero, sottopelle).

Cosa ne è stato del rivoluzionario trattamento del dottor Sodi per le malattie cardiache? Una risposta la dà un articolo del *Bucks County Courier*[129]: «Un trattamento da lungo tempo abbandonato, così semplice ed economico da poter essere utilizzato anche negli ospedali del Terzo mondo, sta mostrando la sua efficacia al punto che potrebbe salvare le vite di 75.000 pazienti statunitensi ogni anno, secondo i ricercatori... Secondo uno studio condotto in 29 ospedali dell'America Latina, nei pazienti ai quali sia stata somministrata una soluzione di zucchero, insulina e potassio entro le ventiquattro ore successive ad un attacco di cuore, si registra una mortalità dimezzata rispetto a quelli che non hanno ricevuto il medesimo trattamento. Il calo della mortalità è sensazionale ed è il più netto tra tutti i rimedi provati, afferma il dottor Carl S. Apstein, professore di medicina alla *Boston University*. Gli ultimi ritrovati contro gli attacchi di cuore, come i farmaci che dissolvono i coaguli, costano solitamente centinaia di dollari per paziente, mentre la soluzione GKI ha un costo inferiore ai 50 dollari».

Il trattamento venne abbandonato a causa di «dubbi sulla sua efficacia»[130], ma l'autore dell'articolo ritiene che «i dubbi furono causati dal fatto che il trattamento era davvero efficace ed economico, cosicché altri ritrovati costosi come bypass, angioplastiche, trapianti di cuore, etc., non sarebbero più stati necessari. È interessante notare che ora i cardiologi usano la scusa che il trattamento può essere utilizzato da chi non può permettersi di meglio e da chi vive nel Terzo mondo»[131].

Il ruolo del colesterolo nelle malattie cardiache

La maggior parte delle persone sa genericamente che il colesterolo è collegato agli attacchi di cuore e agli ictus, ma non tutti saprebbero dire perché. Il colesterolo, una sostanza soffice e simile alla cera, rinvenuto tra i lipidi (o grassi) del flusso sanguigno, è un prodotto naturale del fegato. È necessario per varie importanti funzioni corporee tra cui la produzione di ormoni, inclusi gli ormoni sessuali e i corticosteroidi. Il colesterolo è diviso in lipoproteine a bassa e alta densità (LDL e HDL, rispettivamente). L'HDL è considerato benefico e necessario, ed è in grado di eliminare dal sangue il dannoso colesterolo LDL. Quest'ultimo può avere origine genetica, ma è più probabile che sia causato dalla dieta dell'americano medio, che è fin troppo ricca di grassi saturi, i quali sono l'ovvia fonte del colesterolo in eccesso.

Alcune fonti alimentari ad elevato contenuto di colesterolo, secondo il dottor W. Virgil Brown[132], professore alla *Mount Sinai School of Medicine* di New York, sono hamburger, cheeseburger, polpettoni, latte intero, formaggi, bistecche, hot dog e uova. Dal momento che questi alimenti costituiscono un'elevata proporzione della dieta dell'americano medio, è evidente che introducono nel sangue troppo colesterolo LDL. Il risultato è che i lipidi (i grassi) del sangue si depositano sulle pareti delle arterie e formano placche, che di conseguenza causano arteriosclerosi. La placca riduce il flusso sanguigno, ed avendo un'alta adesività, fa sì che le piastrine facilmente vi si attacchino e si accumulino una sull'altra, causando trombi che bloccano del tutto le arterie. Se questo avviene nelle coronarie, che circondano e nutrono il cuore, si avrà un attacco di cuore; se invece accade nel cervello, si avrà un ictus.

La Terapia Gerson è straordinariamente efficace non solo nel ridurre il colesterolo dannoso, ma anche nel dissolvere la placca, pulire le arterie e ripristinare il normale flusso sanguigno. Sono stati osservati casi di riduzione del colesterolo di 100 punti in una sola settimana. La dieta priva di carni, grassi, derivati del latte, uova, etc. contribuisce grandemente a questo risultato. L'uso di olio di semi di lino è un altro fattore importante. Spremuto a freddo da coltivazioni biologiche, come scoperto dalla dottoressa Johanna Budwig[133], esso ha un elevato contenuto degli importanti acidi grassi omega-3 e bassi livelli di omega-6. Questo rapporto fa sì che il colesterolo in eccesso venga dissolto e trasportato via, attraverso il flusso sanguigno e il fegato (al contrario, la dieta ad elevato contenuto di colesterolo è ricca di acidi grassi omega-6 e povera di omega-3).

Come risultato immediato, una volta cominciata la Terapia Gerson, i pazienti presentano un livello di colesterolo più vicino al normale e possono smettere di prendere i farmaci a base di statine prescritti dai medici. Questi farmaci rappresentano una fetta tra le più grandi nel mercato dei farmaci prescrivibili. Sono tossici e pericolosi[134], ma i medici si sentono obbligati a usarli per prevenire attacchi di cuore e ictus. Potendo fare a meno delle statine, i pazienti Gerson evitano un'ennesima fonte di tossicità. La quantità di colesterolo in eccesso viene facilmente eliminata dalla niacina (vitamina B_3), che è parte integrante del protocollo Gerson. Ovviamente il fumo, altra causa degli alti livelli di colesterolo, è rigidamente proibito nel corso della terapia.

La Terapia Gerson aiuta a ripulire le arterie dalle placche, cosa che secondo la medicina è impossibile, evitando così gli ictus e i ben più gravi attacchi di cuore ripetuti nel tempo. Questo è un metodo di prevenzione naturale, anche per coloro che possono avere predisposizione genetica alle malattie cardiache. Inoltre, ha favorito la guarigione di pazienti che avevano già avuto attacchi di cuore o ictus, aiutandoli persino a ripristinare qualcuna delle funzioni perdute.

CASO STUDIO – Il seguente caso è solo uno fra i tanti registrati. Nel dicembre 1993, il padre ottantasettenne di una paziente già curata con la Terapia Gerson, Margaret W., ebbe un attacco di cuore. Dopo essere stato portato in ambulanza al Pronto Soccorso, ebbe un ictus. In seguito trascorse tre settimane nel reparto di terapia intensiva dell'ospedale, gli venne inserito un pacemaker e gli fu somministrati una gran quantità di farmaci; per ultimo, dissero alla moglie di portarlo in un ospizio. Margaret, tuttavia, convinse la madre a riportarlo a casa, e immediatamente andò dai genitori.

Rimase sconvolta nel vedere il padre su una sedia a rotelle, con la bava alla bocca e la testa piegata da una parte. Lavorò con lui giorno e notte, sottoponendolo con ogni attenzione alla Terapia Gerson. Inizialmente gli diede alcuni succhi, mentre ancora stava prendendo le medicine prescrittegli, e in seguito aumentò lentamente le dosi prescritte dal protocollo. In tre mesi, l'anziano signore si era rimesso in piedi e nell'agosto del 1994, otto mesi dopo l'attacco di cuore e l'ictus, entrò negli uffici della Motorizzazione e chiese, ottenendola, la patente di guida. Rimase in buona salute, festeggiò i 90 anni nell'agosto 1996 e morì pochi anni dopo.

Ipertensione (pressione del sangue elevata)

La pressione del sangue (cioè la pressione esercitata dal sangue sulle pareti delle arterie) svolge un ruolo importante nella salute e nelle malattie. La pressione media normale è 120/80. Quando arriva oltre 140/90, è considerata anormale, pericolosa e collegata alle patologie renali e alle malattie delle coronarie e dei circuiti sanguigni del cervello. La risposta standard della medicina a ciò consiste nel ridurre la pressione del sangue con farmaci che – così viene detto ai pazienti – dovranno essere assunti per tutto il resto della vita al fine di preservare i reni.

L'aumento di pressione può avere molte cause. La principale consiste nel restringimento dei vasi sanguigni, essenzialmente a causa dell'accumulo del colesterolo che forma la placca. Altre cause includono malattie dei reni, malattie delle arterie coronariche e ipertiroidismo (cioè iperattività della ghiandola tiroide). Stress, tensione nervosa ed eccitazione possono causare un aumento temporaneo della pressione sanguigna.

Il trattamento allopatico standard per la placca prevede principalmente il ricorso ai farmaci del gruppo delle statine. Queste riducono la pressione del sangue, talvolta anche di 25-35 mmHg (millimetri di mercurio, che è la scala utilizzata per effettuare le misurazioni della pressione). Comunque, le statine sono molto tossiche[135]. Inoltre, raramente i medici informano i loro pazienti maschi che le statine possono causare impotenza[136]: ciò non sorprende, se consideriamo che i farmaci allentano la pressione esercitata sulle arterie, compresa la pressione necessaria per ottenere un'erezione. Molti matrimoni sono naufragati a causa degli effetti di questi farmaci.

Dal momento che si ritiene comunemente che l'ipertensione risponda solo ai trattamenti farmacologici palliativi, in quanto incurabile, qualcuno sarà sorpreso nel sapere che essa può venire neutralizzata da una dieta vegetariana e povera di sale quale è quella alla base della Terapia Gerson.

All'inizio della terapia il paziente continuerà a prendere i farmaci allopatici prescritti, ma dopo tre giorni dovrà ridurli del 50% ed entro il sesto giorno, in genere, potrà sospenderli del tutto per l'avvenuta normalizzazione dei valori pressori.

L'ipertensione, insieme alle malattie cardiache, è la causa di mortalità numero uno negli Stati Uniti[137]. Trattata con la Terapia Gerson, alla quale risponde rapidamente e facilmente, è assai meno pericolosa e decine di migliaia di vite potrebbero essere salvate ogni anno.

CASO STUDIO – Quando arrivò alla clinica Gerson in Messico, G.C., che all'epoca aveva 54 anni, soffriva di parecchi disturbi seri e aveva avuto una prognosi infausta dai medici appena poche settimane prima. Il paziente era affetto da cirrosi epatica, reflusso acido (ovvero lo sgradevole riflusso di succhi gastrici dallo stomaco all'esofago), ulcere gastriche, apnea notturna (cioè la cessazione del respiro durante il sonno), problemi ai polmoni, diabete, pressione alta, sensazione di fatica cronica e depressione. Aveva subito un triplo intervento di bypass e aveva provato il *Viagra* (raddoppiandone la dose, senza i risultati sperati).
Diciassette mesi dopo aver iniziato la Terapia Gerson, tutte le analisi di G.C. davano un risultato entro la normalità. L'ultimo test effettuato riguardava un controllo metabolico completo, inclusi test per fegato, reni e gli altri organi essenziali. Il paziente afferma di sentirsi bene, di essere in forma e di non aver nemmeno bisogno di pensare al *Viagra*. Inoltre, la moglie si sottopose alla terapia insieme a lui. Come risultato finale, sono sparite le sue emicranie che comparivano a cadenza mensile e che l'avevano portata in ospedale sofferente di conati di vomito e anche annebbiamenti della vista. La signora ha smesso di fumare, sembra più giovane, ha più forza e si sente davvero meglio.

Diabete

Il diabete è la terza causa di mortalità per gli statunitensi, dopo malattie cardio-circolatorie e cancro[138]. Dobbiamo distinguere fra due diversi tipi di diabete: il primo è quello giovanile (o "instabile"), l'altro il diabete mellito che compare con l'età. Ciascuno necessita di un diverso approccio, come spiegheremo in seguito. Parlando in generale, è facile dire che "il solito sospetto", ovvero la dieta del nordamericano moderno, piena di zuccheri e grassi, è il principale responsabile dell'aumento esponenziale dei casi di diabete mellito. Se provate ad accumulare tutto lo zucchero che un nordamericano medio adulto consuma in un giorno sotto forma di dolci, biscotti, torte, cibi pronti, gelati e soprattutto *soft drink* (bibite gasate, che sono la cosa peggiore), il totale che viene fuori fa paura. Il corpo umano e l'organo più coinvolto in questi casi, il pancreas, non possono reggere un'offensiva del genere: dopo un po', il diabete fa la sua comparsa. Per il diabete giovanile, invece, è tutta un'altra storia.
Il diabete giovanile o di tipo 1, è definito correttamente anche con il nome di diabete "insulinodipendente"[139], dal momento che chi ne soffre non produce abbastanza insulina da soddisfare le necessità dell'organismo. L'insulina è un ormone secreto dalle isole di Langerhans nel pancreas. Risulta essenziale per il corretto mantenimento del livello degli zuccheri nel sangue. L'insufficiente produzione di insuli-

na è da attribuirsi di solito a grave danno, o infezione, del pancreas, che rende le isole di Langerhans lesionate o parzialmente distrutte.

In molti casi, il problema inizia fin dalla prima infanzia, da cui deriva l'appellativo "diabete giovanile". I bambini tendono a raffreddarsi e a contrarre l'influenza spesso, mentre i genitori preoccupati portano i bambini dal pediatra il quale puntualmente prescrive antibiotici. Gli antibiotici sopprimono e temporaneamente rimuovono i sintomi, ma tendono a danneggiare il sistema immunitario infantile. Come risultato, altre infezioni prendono piede fino al punto che l'influenza appare molto forte, persiste per alcune settimane e finalmente tende a scomparire. Poi si scopre che quell'influenza era in realtà dovuta a pancreatite, ovvero l'infiammazione del pancreas. E poco dopo, al bambino viene diagnosticato il diabete.

In questo caso, non viene prodotta sufficiente insulina, il bambino diventa insulinodipendente e gli si deve somministrare giornalmente una dose di insulina. Purtroppo il problema dura tutta la vita e peggiora con l'età. Dal momento che al paziente viene consigliato di alimentarsi con una dieta ricca di proteine, escludendo i carboidrati, va a finire che i reni ne soffrono, e alla lunga diventa necessaria la dialisi renale. Insorgono poi altre difficoltà, compresa la formazione della placca e problemi circolatori, e perfino perdita dei piedi, delle dita e delle gambe, a causa della insufficiente circolazione sanguigna e conseguente cancrena. Durante l'adolescenza, i bambini diabetici non sono in grado di concentrarsi e avere successo negli studi, e nemmeno di crescere quanto i loro coetanei.

Questi problemi multipli sono stati affrontati con successo dalla Terapia Gerson. Ovviamente il trattamento deve essere modificato per venire incontro alle particolari esigenze di questi pazienti: essi devono assumere meno succo di mele e di carote, e più succo di verdure. Le patate sono eliminate in favore di altre verdure e cibi crudi, e viene concessa poca frutta, preferibilmente mele e melone. L'insulina è somministrata secondo le necessità, comunque molti pazienti riescono ad abbassarne considerevolmente il dosaggio.

Un ragazzo di 12 anni è stato in grado di ridurre la quantità di insulina di due terzi. Divenne uno studente con ottimi voti e riuscì persino a eguagliare i suoi compagni di classe. In altre parole, le sue condizioni erano notevolmente migliorate. Comunque non poté essere guarito del tutto (cioè liberato dalla schiavitù dell'insulina), dal momento che era impossibile ripristinare completamente la funzionalità delle isole di Langerhans, che avrebbero dovuto produrre l'insulina naturale necessaria. La Terapia Gerson per questo ragazzo fu potenziata con l'uso di cromo picolinato, per aumentare la secrezione di insulina, che però non tornò mai al livello normale.

Attenzione: una volta che è iniziata la fase di dialisi, la Terapia Gerson non può più venire applicata.

Il diabete mellito, che compare con l'età, è curabile con la Terapia Gerson. I pazienti che soffrono di questa malattia producono una adeguata quantità di insulina. Il problema è che questa insulina non è in grado di raggiungere i suoi recettori cellulari, dal momento che questi sono bloccati dall'eccesso di colesterolo[140].

Poiché la maggior parte dei pazienti con diabete mellito ha questo problema, la Terapia Gerson risulta utile in quanto, escludendo gli alimenti animali, è priva di colesterolo. Più importante ancora, l'attività enzimatica ripristinata è in grado, insieme ai grassi omega-3 contenuti nell'olio di semi di lino, di rimuovere gli eccessi di colesterolo dai tessuti corporei. Nella maggior parte dei pazienti, il colesterolo in eccesso viene eliminato in una settimana o due, anche se smettono di assumere farmaci anti-colesterolo. Ci vuole poco tempo affinché l'insulina naturalmente disponibile raggiunga la sua destinazione nelle cellule; il glucosio (zucchero) in eccesso nel flusso sanguigno è ridotto a livelli normali, cosicché non vi è più bisogno di aggiungere altra insulina.

In un primo momento, per questi pazienti viene limitato il consumo di succo di mele e di carote e di frutta dolce, ma nel proseguimento della terapia possono assumere i succhi consueti, le patate e i fiocchi d'avena con frutta a colazione. Anche loro ricevono integrazioni di picolinato di cromo, ma possono farne a meno, a patto che i livelli di zucchero nel sangue rimangano normali.

CASO STUDIO – Il nostro paziente diabetico più grave era un signore di 41 anni che pesava più di 130 chilogrammi. Il livello degli zuccheri nel sangue superava 340 (il livello normale è al di sotto di 120) e non era controllabile né con insulina né con altri farmaci. Aveva avuto un infarto all'età di 38 anni ed era rimasto con una pericolosa pressione sanguigna di 240/110 (quella normale è 120/80), anche questa non controllabile da alcun farmaco. Inoltre, soffriva di gotta. Se avesse dimenticato anche solo per un giorno la sua medicina per la gotta, avrebbe patito dolori terribili.

Sottoposto alla Terapia Gerson, mangiò prevalentemente verdure e insalate crude, con succhi di verdure, e la sua dieta fu ristretta a una patata al giorno. Invece dei fiocchi d'avena al mattino, ricevette un piatto di verdure crude miste. Faceva anche i clisteri prescritti e prendeva il cromo picolinato, insieme agli altri integratori della Terapia Gerson. L'insulina dovette essere somministrata come di consueto, all'inizio del trattamento, monitorando il sangue regolarmente per verificarne l'effettiva necessità. Il paziente perse fra mezzo chilo e un chilo al giorno senza nemmeno provare fame. Oltre ai tre pasti regolari, gli venne dato come extra un piatto di verdure miste da consumare in camera sua, a piacimento (i pazienti non diabetici ricevono un piatto di frutta da consumare durante la notte, o fra i pasti, qualora abbiano fame). Il suo piatto di verdure conteneva carote e gambi di sedano, pomodori, cavolfiori e ravanelli. L'assunzione della medicina per la gotta venne interrotta subito dopo l'inizio della terapia, senza che ciò provocasse un attacco.

Al termine delle dieci settimane, la glicemia del paziente era a livelli normali e non aveva più bisogno di fare l'insulina se non occasionalmente. Il peso era calato di almeno 45 chilogrammi e, con una altezza di circa 187 centimetri, pesava più o meno 90 chilogrammi, un valore quasi normale. Infine, la pressione sanguigna era scesa a livelli normali senza bisogno di farmaci.

6.2. Affrontare le patologie croniche

Sfortunatamente, le malattie fino ad ora descritte non sono le uniche che ci vengono inflitte dalle pessime abitudini alimentari della civiltà moderna. È proprio il caso di dire che al giorno d'oggi le persone si scavano la fossa con i propri denti, senza capire che danno si auto-infliggono. Nel momento in cui diversi gravi disturbi hanno iniziato silenziosamente a farsi strada tra noi, diventando parte integrante della nostra vita e della nostra morte, li accettiamo come cosa scontata e non ci domandiamo più nulla sulla loro incidenza sempre crescente, o sul perché riducano la durata dell'esistenza di tanti individui ancora giovani.

Adesso è il momento di porsi qualche domanda, ascoltare le risposte e cambiare in meglio il nostro stile di vita. La buona notizia è che danni anche pesanti causati da un'alimentazione errata possono essere eliminati da una dieta corretta. Questo è vero sia per le malattie mortali che abbiamo esaminato, sia per molte patologie degenerative croniche che possiamo portarci appresso per molti anni, con il loro carico di dolore, disagio, depressione e pessima qualità di vita. La medicina moderna può alleviare il dolore con i farmaci allopatici, ma non è in grado di eliminare il problema di base. In verità, molta gente ritiene che la propria artrite od osteoporosi siano incurabili, ma sbaglia. Sebbene la Terapia Gerson sia più conosciuta per i suoi risultati contro il cancro, vanta una straordinaria casistica anche nella cura delle malattie cosiddette croniche incurabili.

Malattie croniche immunodeficienti

Sindrome da fatica cronica
La sindrome da fatica cronica è conosciuta anche come encefalomielite mialgica. Come altre malattie causate da un sistema immunitario inadeguato, si va diffondendo a macchia d'olio. Talvolta definita "sindrome dello yuppie", è conosciuta anche come morbo di Epstein-Barr. Questa definizione è più accurata in quanto la sua causa venne individuata nell'incapacità da parte dell'organismo di eliminare il virus di Epstein-Barr. Dal momento che non vi sono rimedi in medicina per trattare i virus – gli antibiotici sono inefficaci contro di essi – questo morbo è considerato non solo incurabile ma anche intrattabile. A tempo debito, con le persone che soffrivano di sintomi di debolezza ingravescente, incapacità a concentrarsi, dolori muscolari e generali, si scoprì che la causa profonda non era il solo virus di Epstein-Barr, ovvero che quel virus aveva forse cambiato forma e quindi altri virus erano entrati in gioco. A questo punto, la malattia venne ribattezzata "sindrome da fatica cronica", con riferimento a uno dei suoi sintomi principali. Sfortunatamente, il cambio del nome lasciò immutato l'appellativo "incurabile".

CASO STUDIO – Quello che già sappiamo sulla capacità della Terapia Gerson di rimettere in sesto un sistema immunitario gravemente compromesso, dovrebbe farci capire perché la terapia è tanto efficace in questi casi. La spettacolare risposta di un paziente alla terapia può illustrare bene la situazione. Il caso riguarda un ingegnere di mezza età, che dopo venti anni di lavoro fu costretto a dimettersi, perché colpito dall'infezione virale. In California gli venne concessa la patente di guidatore disabile, sebbene vi fossero addirittura dubbi sul fatto che fosse o meno nella condizione di guidare. All'epoca infatti era incapace perfino di trovare la propria macchina, non sapeva padroneggiare i conti sul libretto degli assegni e si lamentava per "un drappo nero" che calava su di lui. Sottoposto alla Terapia Gerson completa, secondo le sue parole, si sentì ben presto «non bene come i miei colleghi, come speravo, ma molto meglio: ho nuova energia, sono più brillante e sento di avere 25 anni, quando in realtà ne ho 55. La coordinazione dei movimenti, la vista e l'udito sono così buoni che adesso posso fare cose che mi erano impossibili a 30 anni».

Sclerosi multipla

La sclerosi multipla (SM) è considerata una malattia autoimmune. In queste malattie, si ritiene che il sistema immunitario del paziente si diriga contro i propri tessuti, causando danni e lesioni. Nella SM si dice che «i linfociti (globuli bianchi) infiltranti, soprattutto cellule T e macrofagi, degradano la guaina mielinica dei nervi»[141]. I nervi sono conduttori di impulsi elettrici e richiedono isolamento dall'esterno, sotto forma di guaina mielinica, la quale impedisce il cortocircuito. Quando la guaina mielinica è danneggiata, avviene il cortocircuito che manda falsi segnali lungo i nervi. Questa è la causa dei sintomi tipici della SM.

La SM di solito compare nelle persone tra i 20 e 40 anni di età ed è più comune nei climi freddi piuttosto che in quelli temperati. Tra i suoi sintomi vi è scarsa coordinazione motoria, passo malfermo, nistagmo (ovvero movimenti oculari incontrollabili) e necessità di urinare. Nei primi stadi della malattia si assiste spesso a remissione spontanea, solo per avere una ricaduta in condizioni peggiori. Molte persone che ne soffrono finiscono per avere bisogno della sedia a rotelle.

Qualcuno addirittura viene costretto a letto. La sola difficoltà ad applicare la Terapia Gerson nei casi di SM è che, nelle prime fasi della terapia, il paziente sofferente di SM passa attraverso un peggioramento delle proprie condizioni.

Questo è probabilmente dovuto al processo di disintossicazione, che rimuove i prodotti dell'infezione dalle lesioni sulla guaina mielinica. Il processo di risanamento causa un'ulteriore, temporanea mancanza di isolamento elettrico e di conseguenza peggioramento dei sintomi. Tutto ciò ovviamente spaventa i pazienti, parecchi dei quali hanno abbandonato la terapia, credendo erroneamente che non funzioni e anzi aggravi la malattia. Se tuttavia un paziente di SM insiste con la terapia, la guarigione delle lesioni – dovuta all'iperalimentazione e alla disintossicazione della Terapia Gerson – fa sì che la guaina mielinica possa riformarsi, dimostrando che la sclerosi multipla non è incurabile.

Inoltre, dal momento che la terapia ripristina e rinforza il sistema immunitario, chiaramente si dimostra che la SM non è una malattia autoimmune. Se lo fosse, un sistema immunitario rinvigorito renderebbe impossibile la guarigione.

73

CASO STUDIO – Nato nel 1960, J.S. crebbe in un ranch dove visse tutta la vita, esponendosi a una vasta gamma di tossine usate in agricoltura. Soffrì di parecchi problemi, il primo dei quali, serio, lo colpì all'età di sei anni lasciandolo con il passo malfermo. Dopo una brutta caduta che gli danneggiò la spalla, gli furono somministrati potenti antidolorifici per rimetterlo in sesto.

Il primo sintomo di una malattia, ancora sconosciuta, fu una caduta provocata dall'impossibilità di controllare il movimento della gamba. Successivamente perse la maggior parte della vista da un occhio. Nel marzo 1995, all'età di 35 anni, fu esaminato da un neurologo al *Benefit Hospital* di Great Falls, nel Montana, e gli venne diagnosticata la SM. Sebbene nel corso di questa malattia si abbia spesso una parziale remissione, seguita da un peggioramento, J. S. non ebbe alcun sollievo transitorio: le sue condizioni cambiarono di male in peggio. I dottori dissero che non vi era nessuna speranza di guarigione.

Nel febbraio 1996 J.S. iniziò la Terapia Gerson completa, a livello intensivo. La sua energia aumentò quasi subito, la camminata migliorò e fu in grado di lavorare al ranch continuando a seguire gli impegnativi programmi della terapia. Nell'inverno di quell'anno, la sua vista era migliorata e gli altri sintomi erano spariti. Nel 2002, l'unico sintomo rimasto di SM era una vista indebolita all'occhio malato. Oggi, J. S. è in grado di lavorare sedici ore al giorno nel suo ranch e non soffre più il caldo, che invece prima lo debilitava. Continua a seguire la terapia, così come i suoi familiari.

Attenzione: l'edulcorante artificiale aspartame, venduto con il nome commerciale di *NutraSweet* e *Spoonful*, è altamente tossico per il sistema nervoso e può simulare molti sintomi di SM[142]. Si ritiene che abbia causato l'attuale epidemia di SM apparente[143], che non ha niente a che vedere con la malattia reale. In molti casi, la patologia apparente è scomparsa semplicemente eliminando l'aspartame dalla dieta dei pazienti[144] (si veda "Aspartame", nel Capitolo 5, "Il crollo delle difese corporee").

Virus di Immunodeficienza umana (HIV)

Il virus di immunodeficienza umana (HIV), ritenuto la causa dell'AIDS (Sindrome di Immunodeficienza Acquisita), si sta diffondendo rapidamente e silenziosamente. La chemioterapia utilizzata come cura è, nel migliore dei casi, solo un temporaneo palliativo. Nessun vaccino efficace è ancora stato scoperto. Dal momento che la malattia è chiaramente collegata a un sistema immunitario depresso, è ragionevole pensare che la Terapia Gerson possa venirne a capo, e per quanto ne sappiamo ciò è vero. Tuttavia gran parte del lavoro di ricerca del metodo Gerson si svolge in Messico, e dal momento che il Dipartimento della Sanità messicano non permette che i pazienti HIV-positivi siano trattati in questa sede, noi abbiamo pochissima esperienza con tale malattia.

Nei fatti, due pazienti con infezioni HIV sono stati trattati a casa propria con la Terapia Gerson, sono tornati in buona salute e sono diventati ambedue HIV negativi. Ma è bene chiarire che siamo riluttanti a dire che la Terapia Gerson funzioni con il virus HIV, dal momento che abbiamo una casistica di soli due pazienti.

La sola altra prova che la nutrizione sia efficace nei confronti dell'HIV, in combinazione con l'integratore selenio, è nel libro *What really causes AIDS* del professor Harold D. Foster[145]. Il professor Foster scoprì che nelle zone dove il suolo era ricco di selenio, la popolazione aveva sviluppato resistenza all'HIV. Nelle zone invece con poco selenio nel suolo, accadeva il contrario: la gente era molto meno resistente a infezioni e malattie, compreso il cancro. Egli poté anche dimostrare che i pazienti con infezione HIV tornavano sani con una dieta corretta e integrazioni di selenio. Sorprendentemente, scoprì che le noci dell'Amazzonia erano gli alimenti più ricchi di selenio, contenendone sette volte di più del cibo immediatamente successivo quanto a contenuto di selenio[146].

Epatite B e C
L'epatite, o infiammazione del fegato, non dovrebbe esistere. Questo organo di importanza vitale possiede immense riserve, oltre a un suo sistema immunitario. Pertanto, in circostanze normali, la sua grande resistenza alle infezioni lo protegge dell'epatite. Il fatto che questa malattia esista e si diffonda indica ancora una volta quanto sia indebolito il sistema immunitario della popolazione.

Essenzialmente, le epatiti B e C sono la stessa cosa. Sono classificate sotto diversi nomi unicamente perché ciascuna è causata da un diverso virus, conosciuti come virus dell'epatite B e virus dell'epatite C. In ambedue i casi, la malattia è contagiosa e l'assistenza deve porre la massima cura per quanto concerne la pulizia di tovaglie, piatti, cibi ecc. L'unico trattamento tradizionale o disponibile è il riposo e una buona dieta.

La malattia provoca l'aumento dell'attività enzimatica del fegato. Sfortunatamente questa attività enzimatica, sebbene spesso si riduca quando il paziente supera il primo stadio acuto della malattia, non ritorna al livello normale. Questo equivale a dire che il paziente non guarisce mai completamente dalla malattia. Con il tempo, il fegato diventa sempre più compromesso, l'attività enzimatica del fegato torna a salire e anche il carico virale cresce. Questo processo può portare alla formazione di un epatoma (cancro primario del fegato) o altre malattie.

Dal momento che la Terapia Gerson è in grado di rinforzare e ripristinare il sistema immunitario, abbiamo assistito a un certo numero di guarigioni dall'epatite, incluso il ritorno a uno stato di normale funzionalità degli enzimi epatici.

CASO STUDIO – L.M., di 54 anni, era malata, senza forze, non riusciva ad attraversare la strada e nemmeno a digerire quello che mangiava. Alla fine, fu visitata all'*University of Chicago* e le venne diagnosticata un'epatite cronica aggressiva con cirrosi epatica. I suoi enzimi epatici erano a livelli altissimi: la SGOT (transaminasi glutammico-ossalacetica del siero) era a 1.360 (il valore normale è 0-30) e i medici le dissero che le rimanevano due anni da vivere. Cominciò la Terapia Gerson nel gennaio 1995.

In tre settimane la SGOT calò di 200 punti, ma il recupero fu lento. Ci volle un anno e mezzo prima che i test sul fegato dessero risultati normali; dopo due anni, la paziente era tornata "se stessa". Per dirla con le sue recenti parole: «Mi sento meglio che mai, e con una forza incredibile».

Malattie del collagene

Il collagene è una proteina fibrosa insolubile che si trova nei tessuti connettivi del corpo, tra cui ossa, pelle, legamenti e cartilagini. Rappresenta il 30% di tutte le proteine che si trovano nel corpo. Le malattie del collagene sono causate da varie patologie, come un indebolimento del fegato e dell'apparato digerente, oppure dall'accumulo di proteine animali mal digerite. Le seguenti malattie fanno parte di questa categoria.

Lupus eritematoso sistemico

Il lupus eritematoso sistemico (LES) è ritenuto una malattia autoimmune. La sua «eziologia è sconosciuta»[147], cioè la causa è ignota. Il LES è una malattia grave, capace di attaccare ogni organo. I suoi sintomi sono numerosi e gravi. Uno dei primi è l'esantema "a farfalla" (così detto perché ricorda le ali aperte della farfalla), che appare su ciascun lato del naso. Il LES è descritto come un'infiammazione cronica del tessuto connettivo di pelle, giunture, reni, membrane mucose e sistema nervoso. Non è infrequente che questa malattia provochi la morte del paziente.

A dispetto della sua fama sinistra, il LES è certamente curabile con la Terapia Gerson. Il tempo per guarire dipende dal tipo di terapie convenzionali ricevute dal paziente, e per quanto tempo. Nei casi peggiori, trattati con prednisone (un ormone steroideo utilizzato come agente antinfiammatorio) per molto tempo, c'è bisogno di un periodo più lungo per ristabilire il fegato, le ghiandole surrenali e il sistema immunitario. Nondimeno, la guarigione è possibile.

CASO STUDIO – A.B. nacque nel 1951 in Australia. Dopo essersi sposata a 20 anni, si manifestarono dolori e gonfiori alle ginocchia e alle giunture. Durante la seconda gravidanza tutti i sintomi scomparvero, ma tornarono dopo la nascita del bambino. Per circa cinque anni, i medici non riuscirono a capire che problema avesse. Alla fine del 1976, uno specialista di Melbourne diagnosticò il LES. La diagnosi fu successivamente confermata dalle analisi su un campione, effettuate negli Stati Uniti.

Durante il 1978, A.B. ebbe periodi di totale invalidità. Nel 1979 iniziò le iniezioni di cortisone. Le ginocchia si gonfiavano come un pallone e i dottori le drenavano il liquido, iniettandole cortisone. Nonostante prendesse antidolorifici, A.B. passava le notti piangendo. Nel 1992 il dolore era così grande che A.B. ebbe bisogno della morfina; in quell'occasione i dottori le dissero che non c'era altro che potesse aiutarla. Nel 1992 il marito venne a conoscenza della Terapia Gerson, che sembrava offrire qualche speranza, ma A.B. ebbe da ridire sui clisteri al caffè e rifiutò. Qualche mese dopo, tuttavia, le sue condizioni erano tanto peggiorate che acconsentì a provare.

Poco dopo l'inizio della cura, la signora A.B. riusciva a urinare normalmente: secondo il marito, questa semplice azione era stata impossibile per diversi mesi. Le reazioni alla cura furono violente, ma i clisteri portarono sollievo. A.B. ammise di fare qualche strappo alla dieta, ma ogni volta che ciò accadeva finiva all'o-

spedale per la dose di morfina. Nel 1994, la paziente era migliorata considerevolmente e per la prima volta in venti mesi passò dei periodi, sempre più lunghi,
senza dolori. All'inizio del 1999 non prendeva più medicine e da allora è rimasta
così. Riesce a correre all'interno della sua proprietà, il che è una vera impresa, dal
momento che fino a pochi anni or sono era incapace di sollevare un piatto da tavola. Inoltre, non ha più quelle frequenti infezioni che una volta l'affliggevano.

Reumatismi/Artriti
Ci sono varie forme di reumatismi, molte delle quali fanno riferimento alla patologia dell'artrite. In diversi casi, essa si manifesta semplicemente come un'infiammazione ai muscoli e alle giunture, che può recidivare, ma non causa un problema
permanente. Secondo le informazioni mediche[148], la causa è sconosciuta e non vi è
trattamento specifico.
La sua forma più diffusa è l'osteoartrite: si tratta, generalmente, di una malattia
dell'invecchiamento che causa alterazioni croniche, più frequentemente a livello
delle giunture che sostengono il peso (cioè ginocchia, anche e vertebre). Si carat-
terizza per un'eccessiva crescita ossea, che forma escrescenze e deformità nelle giunture. In più la cartilagine (cioè il tessuto connettivo compatto che impedisce alle
ossa delle giunture di venire in contatto) si assottiglia e si consuma, cosicché le ossa
si urtano tra loro, causando logoramento e dolore acuto.
Mentre la medicina convenzionale può solo alleviare il dolore, ma non arrestare
la progressione della malattia, la Terapia Gerson ha ottenuto buoni risultati alle-
viando il dolore ed eliminando alcune delle deformità ossee. Se continuata, la terapia può arrestare il progresso della malattia e, entro certi limiti, perfino farla regre-
dire. Tuttavia, come in altre malattie che riguardano lesioni ossee, la guarigione è
lenta e i pazienti spesso sono riluttanti a continuare per lungo tempo l'impegnativa
Terapia Gerson. Al contrario, si accontentano del sollievo al dolore che i farmaci
odierni sono in grado di apportare.
Anche l'eziologia dell'artrite reumatoide (AR) è sconosciuta. Questa patologia è
trattata essenzialmente con farmaci per alleviare il dolore. La malattia può diffondersi in ogni giuntura del corpo, causando gonfiori, deformità e grande dolore. Di
norma vengono somministrati aspirina, prednisone e farmaci antidolorifici ancor
più potenti. Dal momento che l'AR è considerata una malattia autoimmune (cioè il
sistema immunitario del corpo attacca i propri tessuti), è stata perfino trattata con
farmaci anticancro per disattivare il sistema immunitario.
Questo trattamento non porta alcun beneficio e anzi fa sì che l'organismo si
ammali ancora di più. In tali casi, la Terapia Gerson ha impiegato più tempo per
essere efficace. I pazienti che non sono stati curati con questi farmaci rispondono
bene e subito alla Terapia Gerson e al ripristino del sistema immunitario. Dal
momento che l'AR è aggravata, se non causata, dall'eccessivo consumo di proteine
animali, la Terapia Gerson a basso contenuto proteico produce un'immediata riduzione del gonfiore, l'alleviamento o la totale scomparsa del dolore e l'inizio della
guarigione. Col tempo, i pazienti guariscono completamente.

77

CASO STUDIO – Nel 1970, D.P. era un'atleta universitaria di grandi speranze. Il suo allenatore le consigliava di bere molto latte per rinforzare i muscoli e aumentare il livello di calcio. In meno di un anno, all'avvicinarsi del ventesimo compleanno, D.P. si ammalò di AR, con vari gonfiori, noduli e giunture infiammate. Il trattamento tradizionale a base di prednisone e oro risultò senza efficacia e, a partire dal 1976, D.P. si trovò costretta a letto, sofferente di dolori continui. Tutte le sue giunture erano rigide: dita, nocche, polsi, gomiti, ginocchia e caviglie. In più, soffriva di palpitazioni di cuore e respiro affannoso. Era pallida, anemica, ipoglicemica e poteva a stento camminare o dormire. Nel maggio 1979, D.P. arrivò all'ospedale Gerson; in sei settimane il dolore era virtualmente scomparso, molti noduli nelle giunture si erano dissolti e i polsi avevano cominciato a riacquistare mobilità. Nel 1981, due anni dopo aver cominciato la Terapia Gerson, era in grado di praticare lo sci d'acqua, si sposò e mise su famiglia.

Sclerodermia

La terza tra il gruppo di malattie del collagene è anch'essa considerata una patologia autoimmune[149]. La sclerodermia causa un indurimento cronico e la contrazione della pelle e dei tessuti connettivi, che fa sì che i movimenti di piegamento, come ad esempio quello delle dita, risultino difficili se non impossibili. La malattia può allo stesso tempo diffondersi tra gli organi interni. Nonostante la sua apparente incurabilità, anche questa malattia migliora rapidamente con la Terapia Gerson, che porta a completa guarigione.

Nemici vari della salute

In questa sezione presenteremo diverse patologie e disturbi molto differenti tra loro, che affliggono la vita di un gran numero di persone nel mondo civilizzato. Essi rappresentano solo una piccola parte delle centinaia di malattie erroneamente ritenute inevitabili e incurabili. Nonostante la loro natura così sorprendentemente variegata, questi nemici della salute hanno una sola cosa in comune: sono causati da malnutrizione e pertanto rispondono bene alla Terapia Gerson.

Asma

L'asma, un disturbo infiammatorio delle vie aeree, è largamente diffuso e sta diventando sempre più frequente. Si stima che 25 milioni di statunitensi di tutte le età soffrano di asma[150]. In un attacco di asma, i muscoli che circondano le vie aeree si irrigidiscono; allo stesso tempo, l'interno delle stesse vie aeree si rigonfia. Come risultato, circola meno aria e pertanto si verificano dispnea, mancanza di respiro e/o tosse. Gli attacchi possono durare da pochi minuti a un intero giorno o anche più. Possono diventare pericolosi, causare ansia e perfino stati di panico.

L'asma ha molte cause. L'inquinamento generale dell'atmosfera, il polline, le polveri sottili e le muffe sono alcune di esse. Ma i maggiori imputati potrebbero essere le allergie alimentari, le intolleranze e le avverse reazioni ai farmaci. L'asma ha anche una forte componente psicosomatica, specialmente nei bambini piccoli, nei quali spesso scompare quando le cause emozionali vengono rimosse. Ma qui parliamo solo degli aspetti nutrizionali.

Quando vi è uno squilibrio fra questi aspetti, l'asma, soprattutto nel caso dei bambini, è facilmente curata con cambiamenti relativamente minimi nella dieta e nello stile di vita. In tutti i gruppi di età, gli alimenti nocivi più noti al riguardo sono formaggi, cioccolato, agrumi e cereali, e devono essere eliminati uno ad uno per verificare con certezza quale va escluso. Per i bambini, è essenziale eliminare il latte e i suoi derivati. Questa è un'eresia per la tradizionale concezione medica. Infatti, quando le madri consultano il pediatra a proposito dell'asma del figlio, si sentono rispondere che occorre dare al bambino tanto latte, il quale è fondamentale per la crescita e lo sviluppo; ma ancora dopo molti mesi, e anche anni, i farmaci prescritti sono incapaci di curare la patologia. Tuttavia, basta escludere il latte dalla dieta che l'asma scompare prontamente.

Negli adulti, la guarigione richiede un po' più di tempo, dal momento che, trattati con farmaci e spray inalanti per anni, hanno subito molti più danni. Pertanto, anziché rinunciare semplicemente a qualche alimento, essi devono seguire la forma meno intensiva della Terapia Gerson, che comporta la rinuncia alle proteine animali. L'asma è curabile indipendentemente dall'età, con un avvertimento: se il paziente è stato trattato a lungo con prednisone, la guarigione diventa difficile. In molte altre malattie, il trattamento a lungo termine con prednisone produce danni ugualmente rilevanti e occorre più tempo per recuperare.

CASO STUDIO – La storia di D.B., raccontata dalla madre, comincia quando, all'età di sei mesi, ella ebbe il primo attacco di asma. A partire dal secondo anno di vita, D.B. ebbe un attacco ogni due mesi, ciascuno della durata di sette giorni. La bimba fu testata per quaranta diversi allergeni, quindi le vennero dati farmaci e vaccini ogni tre settimane. Queste cure andarono avanti per sei anni. Le iniezioni di vaccino la facevano stare male. Le braccia e gli occhi diventavano gonfi. Più tardi, la madre scoprì che i farmaci che la figlia assumeva le stavano provocando danni al fegato. Quando andò dal dottore per dirglielo, questi rispose che, considerata la gravità dell'asma della figlia, il danno al fegato era da considerarsi il male minore.

Cercando una soluzione, la madre di D.B. scoprì per caso che l'alimentazione poteva riguardare il problema della figlia. Scoprì la Terapia Gerson quando la bambina aveva nove anni e cambiò le abitudini alimentari di tutta la famiglia. Sebbene D.B. non usasse i clisteri al caffè, seguì alla lettera l'approccio dietetico della Terapia Gerson e non ebbe più attacchi di asma. Adesso ha 38 anni, possiede un cane *golden retriever* e può giocarci senza alcuna allergia o attacco di asma.

Allergie e intolleranze alimentari

Secondo un'autorevole definizione[151], le allergie sono risposte immunitarie abnormi acquisite oppure ereditate nei confronti di una sostanza (allergene) che solitamente non causa una reazione. Queste reazioni non sempre avvengono dopo la prima esposizione e può essere necessaria una seconda, o comunque una successiva esposizione, per scatenare l'allergia. Allergeni possono essere, per esempio, i cibi, il polline, la polvere domestica, muffe o composti chimici che si trovano in casa. Essi causano una grande varietà di sintomi che vanno dall'arrossamento della pelle, al prurito, al rigonfiamento della lingua e della gola fino a difficoltà nel respiro, diarrea, crampi addominali e vomito. La reazione più seria agli allergeni, lo shock anafilattico, è improvvisa, intensa e potenzialmente fatale, coinvolge varie parti del corpo e richiede immediata assistenza medica.

L'intolleranza alimentare è una reazione molto più modesta a certe sostanze alimentari. Non coinvolge il sistema immunitario e i sintomi sono limitati a dolori addominali, gonfiori e flatulenze. La risposta migliore a queste e alle ben più gravi allergie alimentari è quella di monitorare le reazioni del corpo e poi escludere le sostanze incriminate.

Probabilmente a causa dell'inquinamento generalizzato e del carente sistema immunitario della popolazione in generale, le allergie di tutti i tipi sono più diffuse che mai. Secondo una stima, uno statunitense su quattro soffre di qualche allergia[152] e si ritiene che più di cinquanta milioni di statunitensi possano avere allergie nasali[153]. La medicina tradizionale tratta le allergie con farmaci che eliminano i sintomi e possono dare sollievo, ma invariabilmente arrecano effetti collaterali.

Al contrario, i pazienti trattati con la Terapia Gerson di solito superano la maggior parte delle proprie allergie alimentari semplicemente nutrendosi di cibi biologici. Il miglioramento spesso arriva in maniera incredibilmente rapida. Per esempio, l'allergia alle carote di un paziente scomparve in un solo giorno. In un'altra persona, l'allergia alle cipolle sparì nel giro di una settimana. D'altro canto, i cibi difficili da digerire, che sono vietati nella Terapia Gerson, continuerebbero a causare loro reazioni allergiche (per esempio: frutti di mare, soia, latte, nocciole e arachidi).

Molti pazienti che soffrono di emicranie, le quali sono ritenute di origine allergica, trovano duraturo sollievo quasi immediatamente dopo aver iniziato la terapia. Persino reazioni allergiche incurabili, come quelle a sostanze inalate quali il polline o certi odori, vengono ridotte dalla terapia; in alcuni casi, esse cessano del tutto. Sebbene il dottor Gerson vietasse il consumo di bacche all'inizio del trattamento, dal momento che causano reazioni allergiche, dopo diciotto o ventiquattro mesi i pazienti possono mangiarle senza soffrire di reazioni allergiche.

Dipendenze

Le dipendenze, in qualsiasi forma, sono la piaga dei nostri tempi. Ne esistono di vario tipo e, se sono persistenti, portano invariabilmente a malattie e perfino alla morte.

La gente diventa dipendente per molti motivi. I ragazzi cominciano a provare le droghe di strada perché fanno tendenza. Altri cercano di alleviare i loro problemi psicologico-emozionali ubriacandosi o prendendo droghe pesanti. In verità, la gente può diventare dipendente a quasi ogni sostanza, come alcool, tabacco, sonniferi, zucchero, latte, tranquillanti, antidolorifici, farmaci prescritti dal medico e ovviamente, il cibo, ovvero la più grande dipendenza che si cela dietro l'allarmante diffusione dell'obesità. Al di là di tutti gli altri fattori, molte dipendenze sono causate – o almeno aggravate – da carenze nutrizionali. Il corpo desidera in realtà le sostanze nutrienti, non la droga o le bevande, e certamente non il cibo spazzatura. Colui che è dipendente non si accorge di questo e continua a consumare le cose errate, giungendo a un desiderio ancora più forte.

Nei molti casi di dipendenze a cui abbiamo assistito, il paziente al quale vengono dati con frequenza oraria i primi bicchieri di succhi biologici appena spremuti perde il desiderio quasi immediatamente. Comunque, i sintomi di astinenza possono apparire molto rapidamente, dal momento che il corpo è ora in grado di rilasciare la grande quantità di residui tossici che ha accumulato per molto tempo. Questi sono trasportati al fegato attraverso il sangue e devono essere eliminati. I clisteri al caffè svolgono questo compito in maniera molto efficace, al punto che la dipendenza, persino nei casi delle peggiori droghe di strada con conseguente crisi di astinenza, viene eliminata dalla Terapia Gerson in tre giorni. La morfina, somministrata nei casi di grandi dolori sotto controllo medico, impiega però più tempo.

CASO STUDIO – Circa nove anni fa, E.H., un giovane di 34 anni, fu ammesso alla Clinica Gerson in Messico e raccontò una triste storia: tutti i suoi amici che usavano droghe di strada erano morti. Lui stesso scorgeva in sé segni poco positivi e pensava francamente che, se la Terapia Gerson non lo avesse aiutato, sarebbe morto a sua volta in tre mesi. E.H. non era solo pesantemente dipendente dalla cocaina, ma anche un accanito fumatore. La combinazione di questi due veleni gli causava forti difficoltà di respirazione e dolori al petto. Come in molti casi di dipendenza, E.H. era terrorizzato dai sintomi dell'astinenza, che in effetti in certi casi sono terribili. Per fortuna, le tossicodipendenze trattate con la Terapia Gerson hanno dei sintomi di astinenza più facilmente controllabili. Quando E.H. cominciò a prendere i suoi tredici bicchieri di succhi biologici e freschi, notò immediatamente che il desiderio della droga era quasi totalmente sparito. Quando i sintomi dell'astinenza ricomparivano, si accorse di poterli tenere a bada con i clisteri al caffè. Di conseguenza, passò dei giorni sereni, alimentandosi con nutrienti freschi che eliminavano ogni desiderio e facendo clisteri al caffè che eliminavano i sintomi dell'astinenza. Ma le notti erano un altro discorso.

L'ultima spremuta veniva data alle 19 e l'ultimo clistere veniva fatto alle 22, dopodiché il paziente andava a letto: questo significava che per almeno otto ore il suo corpo non avrebbe più ricevuto alcun supporto. Come ci si aspettava, E.H. si svegliava nel mezzo della notte in preda agli incubi. Le tossine si riversavano in lui senza che nulla potesse controllarle ed evacuarle. In questi casi, come venne detto a E.H., bisognava fare un clistere al caffè a metà nottata. Gli vennero dati frutta per ripristinare gli zuccheri nel sangue e un tè alle erbe per i fluidi; inoltre, faceva un clistere al caffè alle 3 del mattino. Questo smaltì le tossine e fece sì che E.H. potesse dormire tranquillo fino al mattino dopo.

81

Tale routine continuò per tre o quattro notti, dopodiché i sintomi dell'astinenza sparirono e il paziente poté dormire tranquillamente la notte. Il vero problema, per quelli come E.H., è il ritorno a casa. Se ci si ritrova circondati da amici o parenti che continuano a usare droga, ci sono buone probabilità di ricaduta, vanificando così tutto il lavoro della Terapia Gerson.

Iperattività

Oggigiorno, il disturbo da iperattività e deficit di attenzione (ADHD) è sulle prime pagine di tutti i giornali. Con tale espressione ci si riferisce a quei bambini dal carattere difficile e scarsamente controllabile, caratterizzati da iperattività costante, mancanza di concentrazione, aggressività, impulsività e facilità a distrarsi. Ufficialmente[154], il disturbo potrebbe essere causato da una disfunzione del sistema nervoso centrale, ma è un'opinione discutibile.

Circa trent'anni fa, il dottor Benjamin Feingold[155] mise a punto un trattamento alimentare per questo disturbo, che è in accordo con i principi della Terapia Gerson. Egli escluse tutti i coloranti, gli aromatizzanti artificiali, i conservanti, alcuni tipi di zucchero, i lieviti e i salicilati, e prescrisse in sostituzione cibi freschi e preferibilmente biologici. Il suo metodo attirò approvazioni entusiastiche e allo stesso tempo feroci critiche, le seconde principalmente dall'industria alimentare[156].

Da allora molti naturopati e nutrizionisti hanno ottenuto buoni risultati trattando i bambini affetti da ADHD semplicemente tramite il cambiamento delle abitudini alimentari, l'introduzione di cibi biologici e l'esclusione di tutti gli additivi. Sfortunatamente i medici tradizionali, che sono poco pratici dei principi di alimentazione, prescrivono ai bambini con ADHD il *Ritalin*, un farmaco ad elevata dipendenza che ricorda la cocaina. Non c'è da stupirsi se gli effetti collaterali, tra i quali danni permanenti al cervello[157], siano terribili. Il farmaco è prescritto addirittura ai bambini di età inferiore ai sei anni, talvolta dietro consiglio di un'infermiera che considera il bambino "scalmanato" e vuole tenerlo tranquillo e obbediente: di fatto, come uno zombie.

È terribile che quasi nove milioni di bambini statunitensi vengano "drogati" con il *Ritalin*[158] e che il loro numero vada aumentando. Le madri sono soddisfatte del *Ritalin*, che elimina l'aggressività e l'irrequietezza dei loro bambini, perché non capiscono la vera causa di questo comportamento, che è la nutrizione. Quindi, esse non sanno gestirlo in modo corretto ed efficace. D'altro canto, nemmeno i pediatri sanno consigliarle nel modo giusto, dal momento che sono esperti solamente nell'uso dei farmaci.

Perfino la forma più blanda della Terapia Gerson pone fine all'ADHD in tempi brevissimi.

Depressione

In tutto il mondo occidentale, la depressione sta rapidamente diventando uno dei più grandi problemi mentali. Essa causa sofferenze, invalidità, perdita di lavoro e spese sempre maggiori in trattamenti sanitari, specialmente farmaceutici. Secondo l'Organizzazione Mondiale della Sanità[159], nel 2020 la depressione sarà diventata la seconda causa di invalidità in tutto il mondo. È allarmante che già adesso sempre più bambini e adolescenti diventano depressi; molti di loro reagiscono sviluppando disturbi alimentari o con comportamenti autodistruttivi.

Dobbiamo distinguere tra due forme di depressione (sebbene spesso si sovrappongano l'una con l'altra): la prima causata da fattori psicologici, la seconda da fattori fisici. La vita umana non è mai stata priva di problemi e difficoltà, e la depressione che ne consegue deve essere alleviata da un adeguato supporto psicologico (i modi per affrontare la depressione indotta dal cancro sono approfonditi nel capitolo 24, "Supporto psicologico al paziente Gerson").

Adesso prendiamo in considerazione le basi fisiche della depressione, focalizzandoci sul cervello. Chiaramente i nostri pensieri, le nostre opinioni, le reazioni sentimentali, la capacità di affrontare i problemi quotidiani, così come il controllo dei movimenti, la coordinazione e molte altre attività vitali, fanno diretto riferimento al cervello. Come si vede, le funzioni di quest'ultimo sono essenziali e dipendono dalla salute e dal corretto funzionamento dei neuroni. Sebbene sia un organo relativamente piccolo, se comparato al resto del corpo, il cervello usa circa i due quinti di tutto l'ossigeno e un quinto di tutto il sangue. Possiamo tranquillamente sostenere che per svolgere i suoi incredibili compiti utilizzi una gran quantità di nutrienti, vitamine, minerali ed enzimi. Dal momento che la dieta nordamericana tradizionale è cronicamente carente di queste sostanze nutrienti, è chiaro che le necessità del cervello non sono soddisfatte. Inoltre, facendo parte del sistema nervoso centrale, i tessuti cerebrali sono così specializzati che, diversamente da quelli degli altri organi, molti di essi sono incapaci di rigenerarsi (ovvero, di riprodursi).

Ne segue che, se i neuroni sono malnutriti, non possono funzionare correttamente, si spezza il loro fragile equilibrio e compaiono disturbi mentali. Tra questi ultimi, vi sono il disturbo bipolare, la schizofrenia, l'insonnia, l'ansia cronica e, soprattutto, la depressione. Molte di tali patologie sono state alleviate al 90% con un trattamento vitaminico (in particolare con inositolo)[160].

Il due volte premio Nobel Linus Pauling[161] ha affermato inoltre che il 60% delle schizofrenie trattate con mega dosi di vitamine ha avuto miglioramenti o è scomparso del tutto. Il dottor Abram Hoffer[162] scoprì per primo che la niacina abbassava il livello di colesterolo e che il colesterolo in eccesso era un cofattore della schizofrenia. Egli riuscì a guarire dalla schizofrenia migliaia di persone, riportandole alla normalità tramite megadosi di niacina (vitamina B_3) e acido ascorbico (vitamina C).

In condizioni normali, il cervello è protetto dalle tossine (veleni) esterne grazie alla barriera ematoencefalica, una membrana che controlla il passaggio di sostanze dal sangue al cervello. La barriera ematoencefalica può venire danneggiata e disattivata da microonde, radiazioni, ipertensione (ovvero alta pressione sanguigna), infezioni e, soprattutto, un'elevata tossicità dell'organismo, che impedisce alla barriera di bloccare la penetrazione di veleni nel cervello. Pertanto, si instaura un circolo vizioso tra tossicità e nutrizione inadeguata e compaiono la depressione e tutte le altre malattie mentali.

La recente introduzione di farmaci per alleviare tale patologia è una cosa terribile quasi quanto la proliferazione della depressione clinica. Questi farmaci altamente tossici sono prescritti anche ai bambini, sebbene un effetto collaterale ben conosciuto riguardi il peggioramento della depressione al punto che si arriva al suicidio o all'omicidio[163]. Per contro, la Terapia Gerson standard è in grado di alleviare la depressione assai velocemente, perfino nei pazienti che sono stati sottoposti a trattamento farmacologico e risentono degli effetti collaterali di quest'ultimo. L'effetto disintossicante dei clisteri al caffè e il corretto nutrimento di tutti i tessuti del corpo, incluso il cervello, tramite i giusti nutrienti, costituiscono il metodo più facile e veloce per guarire dalla depressione.

CASO STUDIO – Circa otto anni fa Charlotte Gerson, mentre viaggiava in lungo e in largo per gli Stati Uniti tenendo conferenze, alloggiò in un piccolo e delizioso motel. L'amministratore, P.B., si mostrò interessato al suo lavoro e, nel corso della conversazione, le disse che aveva una grave depressione clinica che curava con i farmaci che gli erano stati prescritti. Le disse anche di aver fatto la guerra in Vietnam e di essere stato esposto all'*Agent Orange* [nome di un erbicida usato in Vietnam dalle truppe statunitensi, per distruggere le foreste in cui si nascondevano i vietnamiti, *N.d.T.*]. Quando Charlotte gli spiegò l'approccio nutrizionale alla guarigione, P.B., che all'epoca aveva circa cinquant'anni, comprò i libri del dottor Gerson e cominciò a seguire a casa propria la terapia meglio che poteva. Nel dicembre 2006 disse che era guarito, aveva smesso di prendere i farmaci, si sentiva molto bene dal momento che non soffriva più per gli effetti collaterali di questi ultimi, e aveva una vita normale e attiva.

Morbo di Crohn
Il termine medico della malattia di Crohn è "ileite regionale". Si tratta di un'infiammazione cronica degli ultimi due terzi dell'intestino tenue (l'ileo) e, di regola, si alternano periodi di aggravamento ad altri di remissione dei sintomi. Il paziente soffre di diarrea, dolore addominale, perdita di peso e alla fine, spesso dopo molti anni, di ostruzione addominale. Secondo il Dizionario medico enciclopedico Taber, «la causa è sconosciuta»[164]. Dal momento che la medicina convenzionale non ha cure per questa patologia, il rimedio è chirurgico e consiste nella rimozione di parte dell'intestino tenue, o di tutto l'intestino crasso, e nell'applicazione di una sacca per ileostomia o colostomia.

CASO STUDIO – M.G. aveva solo 15 anni quando le venne diagnosticato il morbo di Crohn. Passò gran parte di quell'anno facendo la spola tra casa sua e l'ospedale di Sault Ste. Marie, nell'Ontario, in Canada; in tal modo, perse gran parte dell'anno scolastico. Parecchie volte, durante le visite ospedaliere, le sue condizioni risultarono al limite dell'occlusione intestinale. Incapace di assorbire il cibo, pesava solo 40 chilogrammi circa. I medici le suggerirono di farsi operare, ma lei rifiutò. I genitori scoprirono appena in tempo la Terapia Gerson e la ragazza cominciò a curarsi a casa. Sebbene l'intestino fosse quasi ostruito, i clisteri al caffè le diedero subito sollievo e non ebbe più bisogno di tornare in ospedale. Dopo tre mesi il dolore era sparito e le forze le erano tornate. Dopo un anno, aveva riguadagnato 12 chilogrammi e poteva andare a scuola regolarmente. Attualmente sta bene e sta studiando medicina.

Emicranie

Le emicranie sono descritte come attacchi frequenti di mal di testa parossistici (violenti) e unilaterali (da un solo lato del capo). Questo dolore forte e pulsante è normalmente accompagnato da ipersensibilità a luce e suoni, nausea e/o vomito. Gli attacchi sono ricorrenti e possono durare da 4 a 72 ore. Le emicranie sono estremamente comuni: circa trenta milioni di statunitensi ne soffrono regolarmente[165]. I trattamenti medici sono limitati a farmaci che alleviano il dolore; talvolta questi farmaci sono molto forti, come la morfina, e hanno vari e indesiderati effetti collaterali. Per esempio, recentemente si è scoperto che uno dei farmaci più prescritti in Nord America aumenta il rischio di eccessiva acidità nel sangue, portando alla formazione di calcoli renali[166].

Le emicranie possono essere causate da numerosi fattori. Alcuni sono dovuti a problemi dei denti, in quanto una masticazione scorretta o una muscolatura mandibolare asimmetrica possono sbilanciare la mascella. In altri casi, la causa è il blocco o una dislocazione minima del collo o della colonna vertebrale, che deve essere corretta tramite trattamento chiropratico professionale. Ma la stragrande maggioranza delle emicranie è dovuta ad allergie o intolleranze a certi alimenti. In questo caso, "i soliti sospetti" sono formaggio, cioccolato e agrumi.

Quando era un giovane medico, Max Gerson soffrì spesso di emicrania fortemente debilitante. Dopo aver provato varie diete, scoprì che il problema era causato da alimenti tossici, soprattutto carni troppo salate e speziate. Per guarire, mise a punto una dieta vegetariana priva di sale e con pochi grassi, che divenne la base del suo protocollo nutrizionale. Dopo ulteriori ritocchi e miglioramenti, questa dieta diede origine alla Terapia Gerson, usata in tutto il mondo fino ad oggi per curare la maggior parte delle malattie degenerative croniche. Molti pazienti che iniziano la Terapia Gerson guariscono rapidamente dalle emicranie che si portano dietro da anni e rimangono in buona salute, a meno che non tornino ad assumere i cibi che in passato scatenavano le crisi.

Endometriosi

L'endometrio è la membrana mucosa che riveste l'utero. Durante l'età fertile della donna, l'endometrio è eliminato ogni mese se l'ovulo non viene fertilizzato e successivamente impiantato. Quando l'organismo o il sistema ormonale non funzionano correttamente, l'endometrio si espande attraverso l'area pelvica, compresa la parete addominale. Quando la patologia peggiora e il ciclo mestruale diventa irregolare, il tessuto dell'endometrio può diffondersi in tutto il corpo dando luogo a un tumore maligno «simile al carcinoma pelvico metastatico»[167].

CASO STUDIO – Il caso di S.T. illustra perfettamente tale progressione. Questa paziente aveva problemi ginecologici ai primi stadi dei suoi cicli mestruali. Trentacinque anni dopo, le venne diagnosticata l'endometriosi e fu sottoposta a diversi raschiamenti (procedura che consiste nel rimuovere lo strato dell'endometrio). Alla fine fu sottoposta a isterectomia parziale, ma i problemi continuarono. Nel 1979 un Pap-test evidenziò cancro alla cervice con cellule "atipiche" (irregolari) nel sangue. Ella si accorse anche di avere noduli al seno, ma questi non vennero sottoposti ad alcun controllo. Le venne proposta un'altra isterectomia, ma rifiutò e cominciò a cambiare alimentazione. Qualche tempo prima, infatti, aveva ascoltato una conferenza di Charlotte Gerson e aveva deciso che, se un giorno lei o i suoi familiari si fossero ammalati di cancro, avrebbe adottato la Terapia Gerson. S.T. seguì strettamente la terapia per due anni, guarì e ancora oggi sta bene e conduce una vita piena di impegni.

Obesità patologica

Questa patologia è definita come «obesità di grado tale da interferire con le normali attività, inclusa la respirazione»[168]. Viene considerato "patologico" il peso in eccesso di 45 chilogrammi sopra la media normale dell'età, sesso e costituzione fisica. Non molto tempo fa, la gente obesa nelle strade attirava occhiate curiose oppure critiche. Oggi, le persone obese sono così tante che non ci si fa più caso. Il rapido aumento dei fast food in tutto il mondo e la concomitante crescita esponenziale di cibi precotti hanno dato il via a una pericolosa epidemia di obesità in tutti i gruppi di età.

Il 10 marzo 2004 fu ripetutamente annunciato alla radio (l'emittente KNX-1070 di Los Angeles) che il Center for Disease Control di Atlanta aveva messo al primo posto l'obesità quale causa di malattia prevenibile, scalzando le sigarette che lo occupavano sino ad allora.

La parola "patologico" significa "della natura di, o indicativo di una malattia" e, in realtà, il dizionario medico cita l'obesità come fattore che contribuisce alle seguenti malattie: diabete mellito (tipo II), ipertensione e alcuni tipi di cancro[169]. Al tempo della pubblicazione del dizionario (1993) si stimava che 34 milioni di adulti negli Stati Uniti fossero sovrappeso[170]. Una dichiarazione più recente (2001) del Center for Science in the Public Interest[171] dichiarava che quasi due terzi degli statunitensi adulti erano sovrappeso. I dati del 1980 per l'obesità sono raddoppiati nel 2001[172]; il diabete mellito è aumentato di nove volte dal 1958[173] e gli attacchi di cuore rimangono al primo posto tra le cause di decesso[174].

Ma il dato peggiore è che l'obesità si è diffusa anche tra i bambini. I bambini obesi sono spesso chiamati «patatine fritte, ovvero la prole delle patate da poltrona» [gioco di parole: le patate da poltrona sono le persone molto sedentarie, N.d.T.]. Fra il 1980 e il 1994, l'obesità nei bambini statunitensi è aumentata del 100%[175]; attualmente, un bambino su quattro è obeso, come dichiarato da Frank Booth e Donna Krupa[176]. La mancanza di esercizio fisico è un altro fattore che contribuisce a questo tragico stato di cose, dal momento che secondo gli autori citati, il bambino medio passa 900 ore all'anno a scuola e 1.023 ore davanti alla televisione. L'obesità infantile è particolarmente pericolosa, perché l'organismo del bambino è meno capace di un organismo adulto a gestire le diverse complicazioni provocate dall'obesità. Parecchi ricercatori britannici hanno dichiarato che, per la prima volta nella storia umana, sarà normale per i padri vivere più a lungo dei figli[177].

Un film uscito recentemente, prodotto da Morgan Spurlock e intitolato *Super Size Me*, svela la verità celata dietro gli effetti distruttivi dei fast food. Spurlock, un uomo di 33 anni in perfetta salute, decide di nutrirsi per trenta giorni esclusivamente da McDonald's, per vedere gli effetti di questa dieta sul suo organismo. Nel corso dell'esperimento, viene esaminato a intervalli regolari dal gastroenterologo Daryl Isaacs, il quale dichiara che Spurlock «era una persona in ottima salute, ma si è trasformato in una persona malata nutrendosi solamente da McDonald's»[178]. A un certo punto il dottore dice a Spurlock che il suo fegato è diventato «un paté» e lo invita a desistere dall'esperimento, ma il cineasta decide caparbiamente di continuare. Alla fine del mese, Spurlock afferma di sentirsi «davvero malato. La mia faccia è tutta a chiazze e sono ingrassato molto [infatti era aumentato di dodici chilogrammi in trenta giorni]. Le mie ginocchia cominciano a soffrire per il repentino sovrappeso. Sono meravigliato e allo stesso tempo spaventato»[179]. Più di tutto, il suo fegato rimane intossicato, il colesterolo aumenta da 165 a 230, il desiderio sessuale svanisce e comincia a soffrire di mal di testa e depressione. Addirittura, pochi giorni dopo aver iniziato la "dieta McDonald's", Spurlock si trova a vomitare fuori dal finestrino della macchina, e i dottori che lo esaminano sono meravigliati di scoprire quanto rapidamente si sia deteriorato il suo organismo.

Non è giusto rimproverare solo le madri per la dieta sbagliata dei figli e per l'inattività di questi ultimi. Pochissime madri ricevono consigli dal proprio pediatra riguardo l'alimentazione dei figli, e il pediatra stesso sovente non sa nulla in proposito. Tutto quello che i pediatri hanno imparato alla scuola di medicina è il solito dogma "proteine, carboidrati e grassi": essi non sanno nulla dei danni che provocano i cibi preferiti dai bambini. Per esempio, i prodotti animali usati nei fast food sono troppo cotti, vengono assimilati male dall'organismo, contengono troppo sale e colesterolo, in più sono quasi privi dei veri nutrienti, ovvero vitamine, sali minerali ed enzimi. Il risultato finale è che non saziano, ma creano un circolo vizioso in cui i bambini sono ipernutriti eppure nutrizionalmente carenti. Se un bambino, al termine del pranzo, chiede una porzione extra di qualcosa, la reazione istintiva del genitore è di accontentarlo all'istante: egli non capisce che nessuna porzione extra riuscirà a compensare le carenze nutrizionali. La dieta media nordamericana lascia i bambini affamati e senza energie e i bambini passano il loro tempo righellonando senza fare niente. Per recuperare forze, cominciano a "cercare qualcosa". Purtroppo ciò che trovano sono bevande gassate che contengono caffeina e stimolanti zuccherini, sigarette piene di sostanze tossiche e magari alcool e droghe, che creano una breve esaltazione e una successiva dipendenza.

Lo stesso circolo vizioso affligge gli adulti. Dal momento che la dieta nordamericana convenzionale è priva di nutrienti, l'organismo rimane insoddisfatto e desidera di più, non in quantità ma in qualità, ovvero una corretta nutrizione, che è essenziale per funzionare bene. Purtroppo la gente non sa, o non capisce queste cose, e cerca di soddisfare i desideri con dessert, gelati, torte e biscotti. E questi non solo non soddisfano le esigenze, ma danno origine a problemi di peso, colesterolo alto, pressione sanguigna elevata e alla fine diabete o ancora peggio. L'obesità è una patologia che si può sconfiggere solo cambiando alimentazione e passando da una dieta spazzatura a una dieta vegetariana e ricca di nutrienti.

Non c'è bisogno di una laurea in nutrizione per capire che tutti questi zuccheri fanno ingrassare e che la moderna dieta occidentale, con tutti i suoi alimenti precotti, è troppo ricca di zuccheri. Ma quando si discute di una politica della nutrizione, tutte queste considerazioni vengono accantonate in favore di logiche commerciali, che spesso contrastano apertamente con la salute. A tal proposito, uno scontro recente è stato quello sul limite massimo di zuccheri che è possibile aggiungere ai cibi, come raccomandato dall'Organizzazione mondiale della sanità. Il professor T. Colin Campbell[180] lo ha raccontato nel suo libro *The China Study*; con il suo permesso, ne riportiamo una parte:

«La Raccomandazione sull'aggiunta degli zuccheri è scandalosa quanto quella sulle proteine. Quando il FNB (*Food and Nutrition Board*) comunicò che la Raccomandazione era stata adottata, un gruppo di esperti dell'Organizzazione Mondiale della Sanità e della FAO (*Food and Agriculture Organization*) stava proprio in quel momento completando un nuovo rapporto su dieta, nutrizione e prevenzione di malattie croniche. Il professor Philip James era membro di quel gruppo e portavoce della Raccomandazione sugli zuccheri aggiunti. Le voci di corridoio dicevano che il gruppo di esperti dell'OMS e della FAO era sul punto di raccomandare un limite massimo di zuccheri aggiunti pari al 10%, quindi ben al di sotto del 25% raccomandato dal gruppo americano dell' FNB... I politici erano subito entrati nella discussione, come avevano già fatto per i precedenti rapporti sugli zuccheri aggiunti. Secondo un comunicato stampa dell'ufficio del direttore generale dell'OMS, l'Associazione statunitense dello zucchero e la *World Sugar Research Organization*, "che rappresentano gli interessi dei coltivatori e raffinatori di zucchero, montarono una campagna tesa a screditare il rapporto dell'OMS e impedirne l'uscita"... Secondo il quotidiano *The Guardian* di Londra, l'industria statunitense dello zucchero stava minacciando di "ridurre l'OMS all'impotenza" a meno che non avesse abbandonato le sue linee guida sugli zuccheri aggiunti. Chi lavora all'OMS descrisse questa minaccia come "l'equivalente di un ricatto". Il gruppo statunitense giunse a minacciare pubblicamente di chiedere al Congresso di non versare più 406 milioni di dollari di sovvenzioni all'OMS se questi avesse insistito nel tenere il limite massimo di zuccheri aggiunti al 10%... Ci furono voci che l'amministrazione Bush guardasse con occhio favorevole all'industria dello zucchero... E così per gli zuccheri aggiunti abbiamo due diversi limiti massimi: il 10% nella comunità internazionale, il 25% negli Stati Uniti».

Questa è la conclusione amara del professor Campbell. Come si può vedere, nonostante i proclami ufficiali, l'epidemia di obesità che affligge il popolo americano non è dovuta solo a scarso esercizio fisico!

Osteoporosi

Conosciuta anche come malattia delle ossa fragili, questa progressiva perdita di massa ossea è sfortunatamente diventata molto comune. L'osteoporosi provoca fratture o rotture delle ossa al più leggero impatto, come ad esempio le cadute o altri incidenti. Le fratture sono dolorosissime e lente a guarire (nelle persone anziane, non guariscono affatto). Una grave rottura ossea, che necessita di settimane di riposo a letto, può portare a ferite da decubito e altre complicazioni potenzialmente fatali.

Poiché soffrono di osteoporosi più donne che uomini, si ritiene che essa sia causata dall'età, dalla perdita dell'ormone femminile estrogeno (che avviene dopo la menopausa), da mancanza di esercizio e infine dal fumo. Tuttavia, abbiamo visto un uomo di 28 anni affetto da osteoporosi! Il trattamento medico convenzionale prescrive ormoni femminili, vitamina D e regolare esercizio fisico. Il risultato migliore a cui si può arrivare è rallentare il processo della malattia, senza però arrestarlo. In più, gli ormoni sessuali femminili possono causare cancro al seno, alle ovaie e all'utero; il corpo non è in grado di utilizzare il calcio e la vitamina D sintetica. Chiaramente, questa cura non recupera la massa ossea perduta.

Attraverso la ricerca scientifica mondiale, si è scoperto che le donne nel Sud-Est asiatico, che regolarmente crescono e allattano da sei a otto figli, non soffrono di osteoporosi, la quale è infatti virtualmente sconosciuta in quelle aree geografiche. Facendo riferimento a questo fatto, il *Physicians Committee for Responsible Medicine* (PCRM) riporta: «L'assunzione media di calcio a Singapore è 389 mg giornalieri, meno della metà di quanto raccomandato negli Stati Uniti. Nondimeno, il tasso di fratture ossee a Singapore è cinque volte inferiore a quello statunitense, dove il consumo di calcio è molto maggiore»[181]. Più avanti, nel rapporto si legge: «Tra i fattori alimentari e comportamentali che favoriscono la perdita di calcio si annoverano: proteine animali, sodio, caffeina, fosforo, tabacco e stile di vita sedentario»[182]. In uno studio si è scoperto che «eliminare la carne dalla dieta riduce della metà le perdite di calcio attraverso le urine»[183]. E ancora: «Ridurre il sodio della metà può diminuire il fabbisogno di calcio di 160 mg al giorno. Ed eliminare il tabacco ha effetti facilmente dimostrabili: i fumatori hanno le ossa più fragili, rispetto ai non fumatori, del 10%»[184].

Nonostante le chiare prove scientifiche[185] che il calcio non è la risposta all'osteoporosi, nel gennaio 1997 venne lanciata una nuova campagna a favore del consumo di latte, sponsorizzata dal *National Fluid Milk Processor Promotion Board*. Fra le altre cose la pubblicità affermava che «con la sua abbondanza di calcio, il latte è uno dei migliori alimenti disponibili»[186]. Per la pubblicità erano state scritturate celebrità maschili e femminili con il celebre "baffo bianco" di latte. Il PCRM protestò presso la *Federal Trade Commission* di Washington, affermando che «aumentare il consumo di latte è una pessima strategia per proteggere le ossa, e suggerirlo è pericolosamente fuorviante»[187].

Il PCRM sostenne inoltre che il calcio è certamente necessario alla dieta, e che il tipo di calcio fornito dalle verdure è maggiormente biodisponibile (ovvero viene assimilato più facilmente) di quello che troviamo nel latte. Per sottolineare questo aspetto, aggiunse che «un'eccessiva assunzione di calcio non induce gli ormoni a produrre più ossa, così come un carico extra di mattoni non stimola i muratori a costruire un palazzo più grande»[188].

Poiché le prove aumentano, diventa sempre più chiaro che l'osteoporosi, come molte malattie cronico-degenerative, è il risultato di abitudini alimentari errate. Altre conferme arrivano dall'autore di bestseller John Robbins, considerato esperto mondiale sui rapporti tra alimentazione, ambiente e salute. Egli infatti scrive che «Secondo uno studio a lungo termine, con appena 75 grammi di proteine giornaliere – meno di tre quarti di quello che consuma l'americano medio con la sua dieta a base di carne – viene escreto più calcio nelle urine di quanto ne venga assorbito dal corpo, stabilendo così, a causa della dieta, un bilancio di calcio in negativo»[189].

Ogni studio in proposito termina con le medesime conclusioni: più proteine vengono assunte, più calcio si perde. Il dottor John McDougall, una delle autorità nazionali nel campo dell'alimentazione in caso di malattie, aggiunge: «Vorrei sottolineare che l'effetto di perdita di calcio nel corpo umano per colpa delle proteine non è oggetto di discussione negli ambienti scientifici. I molti studi degli ultimi cinquantacinque anni dimostrano che il cambiamento dietetico più importante che possiamo fare per ottenere un bilancio di calcio positivo e atto a mantenere le ossa solide, è diminuire l'apporto proteico giornaliero»[190].

Tutto ciò è una prova ulteriore che la Terapia Gerson non solo mantiene in positivo il bilancio di calcio dell'organismo, ma è anche capace di arrestare l'osteoporosi, in quanto diminuisce le proteine di origine animale, il sale e il fumo, e allo stesso tempo rifornisce il corpo di calcio proveniente da fonti vegetali e degli enzimi necessari a fissarlo nelle ossa. Infatti, in numerosi pazienti, la massa ossea è aumentata e il dolore connesso all'osteoporosi è sparito.

CASO STUDIO – Dopo essere scivolata e caduta su un pavimento irregolare, A.C., una paziente di Gerson da molto tempo, effettuò una radiografia per controllare la presenza di eventuali fratture all'anca. Quest'ultima risultò a posto, ma vennero riscontrati accenni di osteoporosi in tre punti della colonna vertebrale. La dottoressa che diede alla paziente la notizia si offrì di somministrarle degli antidolorifici, ma lei rifiutò dicendo che non sentiva alcun dolore. Al contrario, chiamò Charlotte Gerson, che le raccomandò di bere un litro di spremuta di carote e mele, di mangiare verdura a foglia verde tutti i giorni e di continuare a seguire la sua normale pratica Gerson. Charlotte aggiunse: «Se quelle persone le dicono che l'osteoporosi è irreversibile, non dia loro retta».
A.C. fece esattamente come le venne detto. Sei mesi dopo, dietro sua richiesta, ella fece un'altra radiografia, dalla quale risultò che non vi era stato alcun peggioramento, ma anzi un miglioramento considerevole. La stessa dottoressa della prima volta le diede la notizia, ma senza mostrare alcuna sorpresa o interesse per un fatto così strano, e continuando a suggerirle degli antidolorifici, sebbene la paziente non avesse alcun dolore. Da allora sono passati circa quindici anni: adesso A.C. ha circa 80 anni e non mostra alcun segno di osteoporosi.

Denti

È un vero peccato che il concetto di totalità, od "olismo", sia poco capito e non applicato alla salute dei denti, nonostante questi ultimi siano parte integrante del corpo e possano profondamente influenzare la condizione generale dell'organismo. Raramente i medici controllano i denti del paziente che ha altri problemi, come per esempio tendenza a infezioni, debolezza o qualche altra disfunzione del metabolismo difficile da diagnosticare. La ragione di ciò è che i denti appartengono a un'area della medicina totalmente differente, con la quale il medico tradizionale non ha nulla a che vedere.

Ignorare i denti è un grande errore, ma trattarli in maniera inadeguata può essere un errore ancora peggiore. Solo pochi anni fa, nell'ambito della professione dentistica, si è acquisita consapevolezza dei problemi causati dalla devitalizzazione. Questo è accaduto perché George Meinig, ex presidente della *Root Canal Society*, leggendo un libro scritto quasi cent'anni fa da Weston Price[191], ha compreso che è un grave errore trapanare i canali delle radici, tentare di pulirli e riempire lo spazio vuoto, pensando in tal modo di risolvere i problemi.

Nel suo libro, il dottor Price racconta che gli fu chiesto di curare il dente di una donna costretta a letto da un'artrite reumatoide diffusa (RA). Egli rimosse innanzitutto il dente dolorante, la cui radice era stata svuotata e riempita, poi lo pulì, lo sterilizzò e lo impiantò sotto la pelle di un coniglio. In capo a cinque giorni, il coniglio fu affetto da grave forma di RA; dopo dieci giorni era morto, mentre la paziente cominciava a sentirsi meglio, era in grado di alzarsi in piedi, aveva meno dolori e gonfiori, e alla fine guarì.

Il dottor Price fu colpito da ciò e decise di indagare ulteriormente. Ogni volta che rimuoveva un dente, lo puliva, lo sterilizzava e poi lo impiantava sottopelle a un coniglio. Con suo stupore, qualsiasi malattia avesse il paziente, essa si trasferiva nel coniglio entro cinque giorni, portandolo a morte nell'arco di dieci giorni. Questo accadde decine se non centinaia di volte, qualunque problema avesse il paziente: malattie al fegato, al cuore o altro. Il dottor Price allora condusse due altri esperimenti. In uno impiantò un dente perso per caso da una persona in buona salute sotto la pelle di un coniglio, osservando che il coniglio rimaneva in buona salute (e sopravvisse per quindici anni). Nell'altro, prese il dente di un paziente morto di malattia e lo mise in autoclave (ovvero esposto al vapore a 121 gradi centigradi): non vi fu alcuna differenza, il coniglio morì della stessa malattia del paziente.

Avendo capito il danno biochimico inflitto a tutto il corpo riempiendo i canali delle radici dentarie, George Meinig si dimise dalla *Root Canal Society* e scrisse un libro intitolato *The Root Canal Cover-Up* [*Cosa si cela dietro le devitalizzazioni dentali*, N.d.T.][192], nel quale esponeva i fatti originariamente scoperti e riferiti da Price.

Il dottor Meinig spiega che il danno causato dal riempimento dei canali radicali ha due aspetti. Il primo è che rimuovere il nervo di un dente provoca la morte di quest'ultimo. Nessun nutriente può penetrare attraverso i canalicoli equivalenti ai capillari sanguigni, né gli scarti metabolici possono venir eliminati. Il secondo aspetto è che i canalicoli sono adesso pieni di germi e virus che penetrano all'interno dell'osso della mascella e possono causare infezioni a livello osseo. Le tossine provenienti da questa infezione vengono rilasciate nel sangue, provocando un avvelenamento pressoché permanente.

Sfortunatamente, anche le infezioni profonde dell'osso con risultante cavitazione (ovvero osso che diventa cavo all'interno) non causano dolore, cosicché il paziente di solito non si accorge di avere un problema. Nemmeno una radiografia evidenzia il problema; solo le nuove "panoramiche" dentali sono in grado di farlo. L'unica soluzione è quella di rimuovere il dente malato, pulire e asportare il materiale infetto dalla cavità, la qual cosa permette all'osso di guarire.

Se un dentista scopre un ascesso sulla cima della radice di un dente, dirà al paziente di fare subito una devitalizzazione. Non acconsentite a questa procedura. Il riempimento usato nel canale si restringe e permette a germi e virus di penetrare attraverso i canalicoli, trasformandosi in un condotto d'accesso per gli organismi invasori e causando ancora più problemi. Il dentista vi assicurerà che il materiale correntemente usato per riempire il canale non si restringe. Comunque, anche se fosse vero, rimarrebbe il problema del dente morto, dei canalicoli pieni di germi e di un focolaio di infezione sempre attivo dentro l'organismo. Piuttosto che trattare il canale della radice, è meglio farsi estrarre il dente, anche se non è piacevole.

Oltre alle devitalizzazioni, ci sono molti altri problemi che riguardano i denti, come ad esempio gengive che si ritirano, infezioni ai denti e alle cavità, che sono facilmente individuati e risolti. Dovrebbe essere chiaro quindi che nessuna infezione nella bocca può ostacolare il processo di guarigione. Una volta capita l'unità indivisibile dell'organismo, diventa chiaro come un problema dei denti ignorato e non curato possa avere gravi ripercussioni in altre parti del corpo.

Le otturazioni al mercurio non andrebbero mai usate. Ci sono molte informazioni e risultati di ricerche scientifiche[193] che dimostrano i danni arrecati dalle piccole quantità di mercurio rilasciate nell'organismo in seguito alla masticazione, al bere e all'inghiottire. Tali piccole quantità di quella che è una potente tossina nervosa, continuamente rilasciate, sono assorbite dai polmoni e dal rivestimento dell'apparato digerente fino al sangue, finendo per arrecare gravi danni. Nonostante la grande quantità di materiale scientifico a conferma di questi fatti, alcuni dentisti della *American Dental Association* continuano a sostenere che il mercurio è perfettamente sicuro una volta applicato sui denti[194]. Non è vero. Ai giorni nostri, sono disponibili varie sostanze inerti, di tossicità minima, per otturare le cavità dei denti.

Le corone dentarie sono un altro problema.

Una corona non deve mai essere sistemata sopra un'otturazione al mercurio, né andrebbe usato l'oro se è presente il mercurio, conosciuto anche come amalgama d'argento, in qualche punto della bocca. Fra questi due metalli si instaura una piccola corrente elettrica che è capace di interferire con gli enzimi e gli altri fattori di pre-digestione presenti nella bocca. Se è necessaria una corona, dovrebbe essere composta di altri materiali, come plastiche o porcellana.

L'anestesia dentale va poi usata con cautela. Quando il corpo è disintossicato, diventa molto più sensibile a essa, inclusa l'anestesia utilizzata dai dentisti per coprire il dolore.

È estremamente importante che i pazienti Gerson dicano al dentista le seguenti cose, prima di usare l'anestesia:
- usare un terzo, o al massimo metà della dose normale;
- non usare farmaci anestetici che contengano epinefrina;
- cominciare il trattamento immediatamente, dal momento che gli effetti svaniscono presto.

Appena tornato dallo studio dentistico, il paziente dovrebbe fare un clistere al caffè, anche se non è previsto in quel momento. Ogni ulteriore dolore dovrebbe sparire in seguito a un altro clistere al caffè.

Nota: se il dentista consiglia al paziente una dose di antibiotico, essa non va rifiutata. Un'infezione ai denti può essere una cosa molto seria, in grado di mettere a repentaglio la vita.

ANAMNESI – Abbiamo diversi pazienti che riferiscono enormi miglioramenti dopo l'estrazione di un dente la cui radice era stata trattata. Una paziente malata di cancro al seno che si sottoponeva alla Terapia Gerson stava facendo lenti progressi. Quando il marito cominciò a sospettare che qualche problema ai denti stesse rallentando il processo di guarigione, portò la moglie da un dentista. Si riscontrò una carie, la quale venne ripulita. Il dente infetto fu rimosso. In seguito il tessuto tumorale al seno si riassorbì velocemente, la donna guarì e rimase in buona salute per molti anni.

In un altro caso, una giovane donna sposata con un atleta e desiderosa di un bambino, riuscì a concepire, ma per tre volte di seguito non portò a termine la gravidanza. Un esame accurato dei denti portò alla scoperta di una cavità nell'osso della mascella. Quando il dente infetto venne estratto e l'infezione ossea fu curata, ella riuscì in poco tempo ad avere tre gravidanze che andarono a buon fine.

Un padre ci scrisse dicendo che era rimasto impressionato da un rapporto, pubblicato sulla *Gerson Healing Newsletter*[195] dell'istituto Gerson, nel quale si parlava dei danni causati dai denti devitalizzati. In seguito a ciò, fece fare un esame completo ai denti del figlio che soffriva di schizofrenia da parecchi anni senza che i farmaci avessero arrecato alcun beneficio. Quando i denti del ragazzo furono controllati e un dente dalla radice trattata venne rimosso, egli gradualmente guarì e non ebbe bisogno di ulteriori cure.

Fibromialgia

Sebbene questa patologia cronica non comporti rischi per la vita, la includiamo come altro eloquente esempio dei principali tipi di malattia dovuti a un corpo intossicato. La fibromialgia causa grande dolore cronico nei muscoli e nei tessuti molli intorno alle giunture. I tentativi di mitigare i dolori con antinfiammatori, compresi i corticosteroidi, non servono a molto, né alcuna cura si è dimostrata efficace, fino ad ora. Gli antidolorifici sono utilizzati per aiutare il paziente a dormire. Secondo le stime prudenti della *National Fibromyalgia Research Association*, circa sei milioni di americani soffrono di questa malattia[196].

Secondo la nostra esperienza, la fibromialgia è essenzialmente una patologia da intossicazione causata dall'impatto combinato di aria e acqua inquinate, residui chimici nocivi nei prodotti agricoli e additivi usati nell'industria alimentare. Si arriva al punto in cui il corpo non riesce più a eliminare queste sostanze nocive. Per non sovraccaricare il fegato e tenere lontano le tossine (che sono inibitori enzimatici) dai principali organi, queste ultime vengono rilasciate nei muscoli e nei tessuti molli. Qui le sostanze tossiche provocano dolori che possono divenire insopportabili. Come tutte le patologie che risultano da un elevato livello di tossicità nell'organismo, la fibromialgia viene bloccata prontamente dalla terapia vegetariana, biologica e priva di tossine del dottor Gerson, combinata con la disintossicazione intensa prodotta dai clisteri al caffè. Abbiamo assistito ad altri casi in cui sono stati necessari pochi giorni per alleviare e successivamente far sparire il dolore, permettendo così al paziente di riprendere le normali attività. In casi più complessi, aggravati dall'uso di molti farmaci antidolorifici, e con i pazienti costretti a letto, possono occorrere parecchie settimane per ottenere una duratura remissione dei dolori, e quindi la guarigione.

CASO STUDIO – Ricordiamo con un sorriso amaro il caso di una signora gravemente ammalata e spesso costretta a letto, che arrivò alla clinica Gerson in Messico dalla Germania. La signora soffriva di fibromialgia da parecchi anni e alla fine aveva trovato il medico ritenuto la massima autorità per tale patologia. Tuttavia, il dottore stesso soffriva di una forma avanzata di fibromialgia e non fu capace di aiutarla. Al contrario, quando in un'occasione lei lo chiamò per dirgli che aveva passato una notte particolarmente dolorosa, lui le rispose «E lo dice a me?».

6.3. Limitazioni

Va ricordato che, nonostante le sue grandi potenzialità in molti tipi di malattia, la Terapia Gerson non è una panacea e ci sono casi particolari nei quali la sua efficacia è ridotta o nulla. Esistono precisi motivi per cui i due pilastri della Terapia Gerson, l'iperalimentazione e la disintossicazione, non sono efficaci in alcune malattie. In questo capitolo, le suddividiamo in due gruppi: le malattie difficili da curare e quelle che non possono essere curate con la Terapia Gerson.

Malattie difficili da curare

Cancro al cervello
Abbiamo visto casi di tumore al cervello nel quale vi è stata completa e duratura remissione, ma abbiamo anche assistito a fallimenti. Il problema non è il cancro in sé, bensì la sua ubicazione. Nel corso della guarigione, il corpo produce sempre un'infiammazione, che è in sé desiderabile, dal momento che i fluidi prodotti durante l'infiam-

mazione di solito distruggono i tessuti tumorali. Allo stesso tempo, però, causano rigonfiamenti nei tessuti normali. Un tumore al cervello è situato in un luogo, all'interno del cranio, dove non vi è spazio per rigonfiamenti. Quindi, "l'infiammazione guaritrice", con il suo rigonfiamento, provoca forti pressioni dentro il cranio, e ciò probabilmente dà luogo a crisi e convulsioni. Tutto ciò va gestito con attenzione: occorre diminuire il rigonfiamento per ridurre l'intensità delle convulsioni, ma così facendo si blocca il processo di cura. È davvero difficile mantenersi nel mezzo, ovvero consentire l'infiammazione, evitando l'instaurarsi di pesanti mal di testa e convulsioni. Comprensibilmente, questo dilemma angoscia il paziente. Sono numerose le persone che hanno abbandonato la Terapia Gerson per questo motivo, tornando alle cure tradizionali.

Metastasi alle ossa

Alcuni tumori possono produrre metastasi (ovvero possono diffondersi) in particolari tessuti. La maggior parte dei tumori alla prostata e al seno, se comincia a diffondersi, metastatizza sulle ossa. Il tessuto osseo guarisce con difficoltà. Mentre si può affermare che una lesione normale, se ricucita, guarisca in circa una settimana, al massimo dieci giorni, una frattura ossea richiederà parecchie settimane, talvolta mesi. E dal momento che i tumori alle ossa sono dolorosi, il paziente deve essere forte e determinato, sapendo che la guarigione porterà via parecchio tempo.

Lesioni tumorali aperte al seno

Il dottor Gerson avvertiva che i tumori alle ghiandole erano più difficili da trattare, ma il cancro al seno generalmente ha risposto in modo ottimo alla terapia. Tuttavia, la situazione cambia se il tumore affiora sulla pelle. Le lesioni aperte possono portare a infezioni e sono molto più difficili da guarire: esse richiedono le migliori cure e una grandissima pazienza.

Leucemie

Esistono parecchi tipi di leucemia cronica, di solito correlati all'età, che non presentano particolari problemi. Tuttavia, le leucemie giovanili a rapida evoluzione devono essere fermate al più presto, e questo è tutt'altro che facile. Per vari motivi – come ad esempio la difficoltà di applicare completamente la Terapia Gerson intensiva, la resistenza del bambino o altre cause esterne – l'efficacia del trattamento è compromessa e viene meno. Quando avviene ciò, una leucemia acuta può avanzare così rapidamente che la terapia non riesce a contrastarla.

Mieloma multiplo

Come le leucemie, questa malattia non appartiene alla classe dei tumori solidi, bensì è un tumore del midollo osseo, con le cellule del mieloma che «formano masse tumorali multiple»[197]. Queste si infiltrano nell'osso circostante, generalmente le ossa della parte superiore della gamba, che contribuiscono alla formazione delle cellule sanguigne, ma anche in altre parti dello scheletro. Tale malattia si verifica più frequentemente negli uomini che nelle donne, con un rapporto di 2:1[198]. Dal momento che danneggia il midollo osseo, il quale contribuisce alla formazione delle cellule sanguigne, essa causa anemia e lesioni ai reni. Come spiegato precedentemente, è sempre difficile curare lesioni ossee, e questo vale anche per i mielomi multipli. La guarigione richiede più tempo e, secondo le osservazioni del dottor Gerson confermate dalle ultime ricerche su questa malattia[199], richiede più vitamina B$_{12}$ rispetto ad altri tipi di cancro. A causa dell'invasione delle ossa operata dal tessuto tumorale, è anche possibile che avvengano fratture patologiche, ovvero che l'osso indebolito si rompa senza causa esterna. Applicando la Terapia Gerson, abbiamo visto che fratture del genere guariscono molto lentamente.

Trattamento a lungo termine con prednisone e/o chemioterapia

Tutti i farmaci sono tossici[200], pertanto il loro uso prolungato causa gravi danni al fegato. Il prednisone, un potente farmaco steroideo prescritto tradizionalmente per sclerosi multiple, lupus, artriti e molte altre malattie, indebolisce le difese corporee e causa considerevoli danni all'organismo[201]. Se questi danni diventano eccessivi a causa dell'uso prolungato, può essere difficile, o anche impossibile, guarire davvero (ovvero, ripristinare pienamente le funzioni del fegato e di altri organi essenziali).

La chemioterapia è molto più tossica. È vero che abbiamo assistito a molte guarigioni di pazienti già trattati con chemioterapia, ma quando si supera un certo punto, il danno causato da un'intensa chemioterapia non è più reversibile. Come regola generale, i pazienti curati per lunghi periodi con farmaci tossici sono più difficili da guarire di quelli curati per poco tempo o, meglio ancora, non curati affatto.

Malattie non curabili con la Terapia Gerson

La lista delle malattie croniche degenerative curabili con la Terapia Gerson comprende centinaia di stati patologici. Tuttavia, un esiguo numero di malattie, principalmente quelle che colpiscono il sistema nervoso, non risponde bene – o non risponde affatto – all'approccio curativo nutrizionale. Occorre capire che il sistema nervoso centrale, il quale comprende il cervello e il midollo spinale, è così specializzato che non può riparare i propri tessuti perduti. Per questo motivo, è quasi impossibile guarire gravi lesioni relative a questa area.

Sclerosi Laterale Amiotrofica

La Sclerosi Laterale Amiotrofica (SLA) è nota anche come malattia dei motoneuroni, o, più popolarmente, come morbo di Lou Gehrig. Per la medicina convenzionale la causa di questa malattia è ignota, ma la nostra esperienza è che tutti coloro che l'hanno contratta erano venuti pesantemente a contatto con pesticidi. È interessante notare che quando eravamo in grado di ottenere fegati sani di giovani vitelli per preparare il succo di fegato da somministrare ai pazienti, un certo numero di questi ultimi mostrò notevoli miglioramenti. Dal momento che il succo di fegato non è più sicuro, in quanto contaminato da *Campylobacter*, i pazienti di SLA fanno pochi progressi con la Terapia Gerson, sebbene le loro condizioni si aggravino più lentamente. Comunque, per noi questo è un fallimento.

Morbo di Parkinson

Il morbo di Parkinson appartiene a un gruppo di patologie chiamate "disturbi del sistema motorio", che originano dalla perdita di neuroni cerebrali che producono dopamina. I quattro sintomi primari del morbo di Parkinson sono: tremori a mani, braccia, gambe, mascelle e viso; rigidità nel bacino e negli arti; bradicinesia, ovvero rallentamento nei movimenti; instabilità posturale, ovvero perdita di equilibrio e di coordinamento. Quando questi sintomi peggiorano, i pazienti hanno difficoltà a camminare, parlare e svolgere le azioni più semplici.

Il morbo di Parkinson è conosciuto anche come "paralisi agitante" oppure popolarmente come "agitazione paralizzante", e affligge di solito la popolazione di età superiore ai cinquant'anni. Il trattamento allopatico generalmente prevede dopamina e altri farmaci, che aiutano il paziente per un certo periodo di tempo, ma non risolvono il problema. Nemmeno la Terapia Gerson costituisce una cura.

Morbo di Alzheimer

Descritta come demenza pre-senile, questa patologia è causata dall'atrofia dei lobi frontale e occipitale (posteriore) del cervello. Secondo il dizionario medico Taber's, provoca «progressivo e irreversibile deterioramento della funzione intellettiva, apatia, disturbi della parola e della camminata, disorientamento e perdita della memoria»[202].

In molti casi questa malattia risponde ragionevolmente bene alla Terapia Gerson, la quale allevia e/o migliora i sintomi peggiori. Comunque, solo le cellule cerebrali malate o danneggiate possono venire curate e riportate alla piena funzionalità. Quelle morte non possono più guarire, pertanto la malattia non viene curata.

Malattie renali croniche

Se si è arrivati al punto che la dialisi è necessaria, allora non si può far nulla per tornare come prima. La funzione specifica dei reni è quella di rimuovere i prodotti di scarto della digestione delle proteine (urea, acido urico e creatinina), i minerali in eccesso (sodio e potassio) o altre sostanze tossiche dal sangue, per mantenere l'omeostasi del sistema. Questo avviene tramite un delicato filtro di strutture, sacche, i glomeruli; se questi ultimi perdono la loro permeabilità a causa dell'infiammazione o per l'eccesso di tossine, e non funzionano più bene, si instaura la malattia.

Comunque, se la malattia ha danneggiato le funzioni renali non più dell'80%, e il 20% è ancora attivo, la malattia si può curare e i pazienti possono migliorare e sopravvivere. Se invece il tessuto renale, similmente a quanto accade con il cervello, è morto, non c'è più niente da fare. Quindi, il paziente malato di reni che ha avuto miglioramenti con la Terapia Gerson non può tornare a una dieta cosiddetta normale: il prezzo della sopravvivenza è continuare il programma Gerson per tutta la vita. In altre parole, la malattia renale è trattabile e può essere garantita una lunga sopravvivenza, ma non è curabile.

Una volta iniziata la dialisi, di solito quando le capacità renali sono scese al di sotto del 10%, la Terapia Gerson non dovrebbe nemmeno essere tentata.

Enfisema

L'enfisema è un'altra malattia che può essere notevolmente alleviata, ma non curata. Viene chiamata anche malattia polmonare ostruttiva cronica e causa alterazioni nella struttura degli alveoli polmonari, la cui funzione è espellere l'anidride carbonica e permettere all'ossigeno di passare nel sangue. In questo caso, il tessuto polmonare è gravemente danneggiato da fumo, tossine provenienti da inquinamento dell'aria o infiammazioni, cosicché perde la sua permeabilità e lo scambio dei gas risulta gravemente compromesso. Il tessuto malato può guarire, ma quello morto è irrecuperabile. Probabilmente, il paziente può vivere normalmente anche solo con il 50% del tessuto polmonare, ma non può tornare a una condizione di perfetta efficienza.

Distrofia muscolare

Viene ritenuta una patologia a carattere genetico che causa un'atrofia progressiva dei muscoli; essa di solito inizia nell'infanzia, più frequentemente nei maschi che nelle femmine. La causa viene descritta così: «Disordine causato da deficit nutritivi o del metabolismo»[203]. Ai tempi del dottor Gerson, questa patologia veniva guarita dalla Terapia Gerson, ma oggi non si ottengono più buoni risultati e la consideriamo incurabile. In un caso, diagnosticato come malattia di Duchenne, che di solito porta a morte in tenera età, abbiamo avuto una sopravvivenza di più di vent' anni.

6.4. Riassumendo

La Terapia Gerson potrebbe non essere di alcuna utilità, e anzi causare danni, alle seguenti categorie di persone, le quali non dovrebbero praticarla in alcuna circostanza:
- pazienti in dialisi (l'alto livello di potassio della Terapia Gerson rende la dialisi impossibile dal momento che richiede sodio);
- pazienti che hanno subito un trapianto d'organo (la terapia provocherebbe reazioni di rigetto);
- pazienti con melanoma che ha raggiunto il cervello (è il solo caso in cui il melanoma, curabile in altre parti del corpo, risulta impossibile da curare);
- pazienti con cancro al pancreas, se è stata somministrata chemioterapia (il cancro pancreatico è curabile, ma solo se la chemioterapia non ha avuto inizio).

NOTE AL CAPITOLO 6:

123. *Taber's Cyclopedic Medical Dictionary*, Davis Company, Philadelphia: F.A, 1993.
124. Rhoads, C.P., "Recent studies in the production of cancer by chemical compounds; the conditioned deficiency as a mechanism", *Bulletin of the New York Academy of Medicine*, n. 18, gennaio 1942.

125. Thom,Thomas, et al.,"Heart Disease and Stroke statistics-2006 update:A Report From the American Heart Association Statistics committee and Stroke Statistics Subcommittee", *Circulation*, vol. 113, 11 Gennaio 2006, pp. 85-151.

126. Price, Joseph M., MD, *Coronaries/cholesterol/chlorine*, Jove Books, New York, 1969, p. 37.

127. "Coronary Heart Disease" *MSN Encarta* (http://encarta.msn.com/encyclopedia 17 41575718/Coronary-Heart-Disease.html).

128. Calva, E., Mujica,A., Nunez, R.,Aoki, K., Bisteni,A. e Sodi-Pallares, Demetrio, MD,"Mitochondrial biochemical changes and glucose-KCl insulin solution in cardiac infarct," *American Journal of Physiology*, vol. 211, 1966, pp. 71-76.

129. "Heart Attack Treatment considered",Associated Press, Bucks county Courier, Nov. 25, 1998.

130. Ibid.

131. Ibid.

132. Fischer, Lynn, Brown W.Virgil, *Lowfat Cooking For Dummies*, 1ª edizione, John Wiley & Sons Mississauga, Ontario, Canada, Ltd., 21 aprile 1997, pp. 235-236.

133. Budwig, Johanna, MD, *Flax oil as a True Aid Against Arthritis, Heart Infarction, Cancer, and Other Diseases*, Apple Publishing,Vancouver, BC, 1994.

134. *Lipitor*, foglietto illustrativo del farmaco, Pfizer Phamaceuticals.

135. Ibid.

136. Rizvi, Kash, Hampson, John P. e Harvey, John N., "Systematic Review: Do lipid-lowering drugs cause erectile dysfunction? A systematic review", *Family Practice*, vol. 19 (1), 2002, pp. 95-98.

137. "Heart Disease and Stroke Statistics-2004 Update",American Heart Association, 1 gennaio 2004.

138. "National Diabetes Fact Sheet", Centers for Disease Control and Prevention (www.cdc.gov/diabetes/pubs/estimates.htm).

139. "Type 1 Diabetes", Children's Hospital of Wisconsin (www.chw.org/display/PPF/DocID/22658/router.asp).

140. Horne, Ross, *The Health Revolution*, Happy Landings, Pty. Ltd, Avalon Beach, NSW, Australia, 1980, pp. 311-312.

141. Nota 123 (*Taber's*), supra.

142. Roberts, H.J., MD, *Aspartame Disease: An Ignored Epidemic*, Sunshine Sentinel Press,West Palm Beach, 1 Maggio 2001.

143. Ibid.

144. Ibid.

145. Foster, Harold D, *What Really Causes AIDS*, Trafford Publishing,Victoria, BC, 6 Luglio 2006.

146. Noci dell'Amazzonia: 50,20 RDA [dose media di riferimento, *NdT*]; il valore successivo è quello della frutta secca: 7,14 RDA (non sono fornite misure esatte).

147. Nota 123 (*Taber's*), supra.

148. Krupp, M.A. e Chatton, M.J. (a cura di), *Current Medical Diagnosis and treatment 1983*, Lange Medical Publications, Los Altos, CA, 1983; si veda anche: McCart , D. J. (a cura di), *Arthritis and allied conditions, a textbook of Rheumatology*, 9ª edizione, Lea & Febiger, Philadelphia, 1979: «Le patologie dei tessuti connettivi sono per lo più congenite e nella maggior parte dei casi è impossibile determinarne le cause».

149. Colin Campbell, T. e Campbell II, Thomas M., *The China Study: Startling Implications for Diet, Weight Loss and Long-term Health*, BenBella Books, Dallas, 2005, p. 184.

150. "Asthma Explained; the Search for Asthma Relief" (www.asthmaexplained.net).

151. Nota 123 (*Taber's*), supra.

152. "Allergy Facts and Figures", Asthma and Allergy Foundation of America (www.aafa.org/display.cfm?id=9&sub=30#prev).

153. Ibid.

154. "Neurology of Attention Deficit Disorder", Neurology and ADHD: Our Attention Deficit Disorder Brain, The ADHD Information Library (www.newideas.net/neurology.htm).

155. Feingold Association of the United States (www.feingold.org).

156. Rimland, Bernard, "The Feingold Diet: An Assessment of the Reviews by Mattes, by Kavale and Forness and Others", *Journal of Learning Disabilities*, vol. 16 (6), giugno-luglio 1983, pp. 331-333.

157. Breggin, Peter R., MD, "Report to the plenary session of the NIH consensus conference on ADHD and its treatment", 18 Novembre 1999.

158. O'Meara, Kelly Patricia, "Ritalin proven more potent than cocaine: nearly 10 million kids drugged", *Insight*, 2001.

159. Gilbody, Simon, MD, "What is the evidence on effectiveness of capacity building of primary health care professionals in the detection, management and outcome of depression?", Organizzazione mondiale della sanità, Ufficio regionale europeo, dicembre 2004.

160. Pfeiffer, Carl C., MD, *Mental and Elemental Nutrients: A Physician's Guide to Nutrition and Health Care*, CT, New Canaan, Keats Publishing, Inc., 1975, p.145.

161. Ibid., p.12.

162. Hoffer, Abram, MD, "Megavitamin B-3 therapy for schizophrenia", *Canadian Psychiatric Association Journal* vol. 16, 1971, pp. 499-504.

163. "Death a Risk of Antipsychotics", Associated Press, *Nature*, 23 ottobre 2005, Alliance for Human Research Protection (www.ahrp.org/infomail/05/10/23.php).

164. Nota 123 (*Taber's*), supra.

165. National Headache Foundation: Educational Resources (www.headaches.org/consumer/topicsheets/migraine.html).
Secondo la *National Headache Foundation*, più di 29,5 milioni di statunitensi soffrono di emicrania, con le donne in proporzione tre volte maggiore rispetto agli uomini, fino all'età di 55 anni. In più, dal 70% all'80% di questi ha in famiglia altre persone che soffrono di emicrania. L'emicrania di molte persone è diagnosticata come mal di testa dovuto a tensione o cefalea sinusale, cosicché più del 50% delle emicranie è diagnosticata in modo errato.
Goldberg riferisce che l'incidenza dell'emicrania è aumentata di più del 60% negli ultimi dieci anni. Il *National Center for Health Statistics* riporta che 30 milioni di giorni lavorativi e 4,5 miliardi di dollari all'anno vanno persi a causa dell'emicrania. In più, le ricerche dimostrano che una persona su cinque ha avuto, o avrà, un episodio di emicrania durante la sua esistenza.
Si veda anche Adler, Jerry e Rogers, Adam, "The new war against migraines", *Newsweek*, 11 gennaio 1999, pp. 46-52. Secondo questo articolo, nel 1999 vi erano 25 milioni di statunitensi che soffrivano di emicrania.

166. Topamax Ortho-McNeil Neurologics snc. (www.topamax.com/topamax/index/html).

167. Nota 123 (*Taber's*), supra, p. 1342.

168. Ibid., p. 642.

169. Ibid., p. 641.

170. Ibid.

171. "Overweight and obesity: Introduction", DHHS-Centers for Disease Control and Prevention (www.cdc.gov/nccdphp/dnpa/obesity/index.htm) (ultimo aggiornamento del sito: 26 agosto 2006). «Dalla metà degli anni Settanta, la percentuale di persone obese o sovrappeso è notevolmente aumentata sia tra gli adulti che tra i bambini». I dati di due ricerche del NHANES evidenziano che fra adulti di età compresa tra 20 e 74 anni l'incidenza di obesità è passata dal 15% (nella ricerca del 1976-1980) al 32,9% (nella ricerca del 2003-2004)».

172. "Obesity in children", *New England Journal of Medicine*, vol. 350, 2004, pp. 2362-2374.

173. "National diabetes fact sheet: general information and national estimates on diabetes in the United States, 2005", U.S. Department of Health and Human Services, Centers for Disease control and Prevention (Atlanta, GA), 2005 (www.cdc.gov/ diabetes/pubs/pdf/ndfs_2005.pdf).

174. "Heart Disease is the Number One Cause of Death", Centers for Disease Control and Prevention, Division for Heart Disease and Stroke Prevention (www.cdc. Gov/DHDSP/announcements/american_heart_month.htm).

175. "AOA Fact sheets: Obesity in Youth", American Obesity Association (www.obesity.org/subs/fastfacts/obesity youth.shtml).

176. Frank Booth (boothf@missouri.edu).

177. "Research finds fatal flaw in industry's food labelling scheme", 1 marzo 2007, Sustainweb (www.sustainweb.org/news.php?id=169).

178. "Super Size Me", film documentario del regista Morgan Spurlock, vincitore dell'Academy Award (data della prima: 21 maggio 2004 (Canada).
179. Ibid.
180. Nota 149 (Campbell), supra, pp. 309-310.
181. "Doctor's file complaint over new milk ads", Nutrition Health Review, primavera 1995.
182. Ibid.
183. Ibid.
184. Ibid.
185. Weinsier, R. L. e Krumdieck, C. L., "Dairy foods and bone health: examination of the evidence", American Journal of Clinical Nutrition, vol. 72, 2000, pp. 681-689.
186. Nota 181 (NHR), supra.
187. Ibid.
188. Ibid.
189. Robbins, John, Diet for a New America, New World Library, Novato, CA,1998.
190. McDougall, John, MD, The McDougall Program for Women, Plume, New York, 2000.
191. Price, Weston, Nutrition and Physical Degeneration, 15ª edizione, Keats Pub., New Canaan CT, 2003.
192. Meinig, George, The Root Canal Cover-Up, Ojai, CA, Bion Publishing, 1994.
193. Huggins, Hal A., It's All in Your Head, Avery Publishing, New York [Penguin Group], 1 luglio 1993.
194. "Science Versus Emotion in Dental Filling Debate: Who Should Choose What Goes in Your Mouth?", comunicato stampa dell'American Dental Association Media Services, Chicago, 25 luglio 2002.
195. Gerson Healing Newsletter, Vol. 14, No. 5, settembre/ottobre 1999, p. 9.
196. National Fibromyalgia Research Association (www.nfra.net).
197. Nota 123 (Taber's), supra, p.1260.
198. Nota 148 (Krupp/Chatton), supra.
199. Wheatley Carmen, in Gearin-Tosh, Michael, Living Proof: A Medical Mutiny, Simon & Schuster, London, 2002, Appendix, p. 267.
200. Dean, Carolyn, MD, Death by Modern Medicine, Matrix Vérité, Inc., Belleville, Ontario, 2005, Dean, Carolyn, MD, e Null, Gary, "Death by Medicine" (www.healthe-livingnews.com/articlesi death_by_medicine_part_1.html).
Per le statistiche riguardo il numero delle morti annue per reazioni collaterali ai farmaci e il loro costo, negli Stati Uniti, si veda anche Lazarou, J., Pomeranz, B. e Corey, P. , "Incidence of adverse drug reactions in hospitalized patients". Journal of the American Medical Association, vol. 279, 1998, pp. 1200-1205; Suh, D.C., Woodall, B.S., Shin, S.K. e Hermes-De Santis, E.R., "Clinical and economic impact of adverse drug reactions in hospitalized patients", Annals of Pharmacotherapy, vol. 34 (12), Dicembre 2000, pp. 1373-1379; Hoffer, Abram, MD, "Over the counter drugs", Journal of Orthomolecular Medicine, Ontario, Canada, maggio 2003. È ristampato in Death by Modern Medicine (supra), Appendix C, pp. 349-358.
201. "Prednisone", MedicineNet.com (www.medicinenet.com/prednisone/article.htm).
202. Nota 123 (Taber's), supra, p. 510.
203. Ibid., p. 595.

7. RIPRISTINARE LE DIFESE CORPOREE

«Non vedo l'ora che il mondo diventi sano e felice,
ma questo sarà possibile solo quando ai suoi figli
verranno insegnati i principi di una vita semplice e razionale.
Dobbiamo ritornare alla natura e al Dio della natura».
LUTHER BURBANK (1849-1926)

«I medici e i pazienti si sono concentrati
esclusivamente sulla terapia farmacologica,
a discapito di almeno uno dei fondamenti della buona salute:
la nutrizione corretta».
DOTTORESSA MARY KEITH,
St. Michael's Hospital, Toronto, Ontario

A questo punto, due fatti di primaria importanza saranno divenuti chiari al lettore:
– la salute e il benessere di ognuno sono costantemente sotto attacco da parte di quei fattori della vita moderna che minano le difese naturali del corpo e la sua capacità di autoguarigione, provocando una grande quantità di malattie;
– il programma nutrizionale della Terapia Gerson, complesso e preciso, è in grado di annullare i danni, riparare le difese indebolite dell'organismo e mettere il corpo nelle condizioni di guarire se stesso.

Il dottor Gerson ha sempre collegato le difese del corpo al sistema di guarigione di quest'ultimo. Egli ha costantemente osservato che il sistema di difesa dei suoi pazienti aveva subìto alterazioni o danni gravi, prima che il corpo soccombesse alla malattia. Inoltre, egli era persuaso che la comparsa della patologia maligna (ovvero il cancro) rappresentasse l'estremo e più grave tipo di collasso, e che occorressero la cura e gli sforzi più esperti per invertire il processo distruttivo e raggiungere la buona salute.

La più importante, forse, delle molte rivoluzionarie intuizioni del dottor Gerson fu che le cause della patologia cronica erano la carenza e la tossicità. Questo approccio differisce notevolmente da quello della medicina convenzionale, che preferisce assegnare una causa precisa a ciascuna singola patologia, trascurando di investigare i veri problemi fondamentali, comuni a molte persone. Questa diversità di approccio è uno dei molti fattori che distinguono il protocollo Gerson dalle cure ortodosse.

Una volta riconosciuti i problemi di base, è possibile curarli: la carenza viene eliminata mediante l'iperalimentazione, la tossicità tramite la sistematica disintossicazione. Nonostante la loro vitale importanza, questi metodi sono semplici, lineari e trasparenti. Dopo tutto, hanno una loro logica.

Abbiamo già affrontato questo argomento in termini generali (si veda il capitolo 3, "Conoscere il nemico"); ora vediamone più da vicino le applicazioni pratiche.

103

7.1. Iperalimentazione

La cura per la carenza consiste nel dare al paziente la massima quantità possibile dei migliori alimenti Tuttavia, di solito i pazienti gravemente malati non sono in grado di mangiare molto. Il loro appetito e la loro capacità digestiva sono scarsi, e inadeguata è la loro capacità di eliminazione. In tali circostanze, l'unica possibilità restano i succhi, in quanto praticamente tutti i pazienti sono in grado – e normalmente lo fanno volentieri – di bere un bicchiere all'ora di succo biologico fresco. Una volta stabilita questa routine, i nutrienti di cui il corpo ha disperatamente bisogno vengono riforniti costantemente.

Pochi pazienti, estremamente debilitati e non in grado di bere ogni ora il normale bicchiere da 250 ml di succo, all'inizio della cura prendono succhi in bicchieri da 120 o 160 ml. Con loro sorpresa, dopo solo pochi giorni di assunzione di succhi e di intensa disintossicazione, riescono a mangiare tre pasti vegetariani completi al giorno, preparati con prodotti freschi e biologici, e a bere tredici bicchieri standard di succhi, oltre a fare spuntini a base di frutta. Una volta raggiunto tale stadio di iperalimentazione, ciascun paziente consuma approssimativamente nove chili di cibo al giorno.

I critici della Terapia Gerson, secondo i quali la pratica di prendere un succo fresco all'ora è onerosa (e certamente lo è!), suggeriscono spesso al loro posto integratori vitaminici e minerali. Quello che non capiscono è che il corpo malato è incapace di assimilare e utilizzare sostanze farmaceutiche, le quali si limiterebbero ad attraversare l'organismo senza produrre alcun beneficio. Solo frutta e verdure fresche, vive e crude sono assorbite, ed esclusivamente in forma di succo, che aggira il sistema digestivo e viene immediatamente assimilato.

7.2. Disintossicazione

Non appena il corpo è inondato di nutrienti vivi, questi sono rapidamente assorbiti e provocano il trasferimento delle tossine accumulate dalle cellule verso il sangue, che a sua volta le trasporta al fegato, il principale organo di disintossicazione. Tuttavia, il paziente che comincia la Terapia Gerson dopo una vita di cosiddetta dieta moderna normale, ha già accumulato considerevoli quantità di additivi alimentari, residui di pesticidi e altre sostanze agrochimiche (oltre alle tossine provenienti da diverse fonti) che bloccano il suo fegato. Come risultato, quest'ultimo è incapace di trattare le tossine che i nutrienti vivi trasportano dai tessuti.

Se non viene rapidamente sciolto, questo intasamento di tossine può condurre a un'auto-intossicazione potenzialmente mortale e al coma epatico: da qui la necessità dei frequenti e rapidamente disintossicanti clisteri di caffè, che sono una chiave di volta della cura Gerson. Esistono molte terapie del cancro che usano vari metodi per uccidere i tessuti tumorali, senza rimuovere dal fegato la materia tossica morta. Per consentire al fegato di eliminare il suo carico tossico lentamente e gradualmente, la cura va interrotta, diminuendone l'impatto. Invece il metodo Gerson, grazie alla disintossicazione costante e regolare, è in grado di agire con continuità: questo spiega la sua efficacia e il fatto che i clisteri di caffè sono una parte indispensabile del suo protocollo. Senza di essi, il carico aggiuntivo di tossine appena rilasciate potrebbe anche provocare ulteriori danni al fegato. Chiunque desideri iniziare la Terapia Gerson deve accettare la pratica dei clisteri di caffè.

8. PERCHÉ LA TERAPIA GERSON FUNZIONA?

I principi fondamentali del protocollo Gerson sono chiari e semplici, e la sua pratica dà notevoli risultati da più di sessant'anni. Tuttavia, resta la domanda: c'è qualche ricerca scientifica contemporanea che confermi i metodi scoperti dal dottor Gerson in parte intuitivamente, in parte attraverso lo studio costante e l'osservazione clinica, ma sempre senza sofisticate attrezzature di laboratorio, molti decenni or sono? Per dirla in poche parole: qualcuno ha scoperto perché questa terapia funziona?

La risposta è: sì. Dopo la morte del dottor Gerson nel 1959, molti insigni scienziati e ricercatori hanno compiuto scoperte che confermano l'una o l'altra delle intuizioni e delle tecniche del dottor Gerson. La somma totale di queste singole scoperte spiega perché il protocollo Gerson, usato nella sua interezza, è tanto efficace. Illustreremo ora alcune delle più convincenti prove scientifiche.

Alla fine degli anni Settanta del Novecento, il fisico, matematico e biofisico Freeman Widener Cope scrisse in un articolo: «Si è osservato sperimentalmente che la dieta ricca di potassio e povera di sodio della Terapia Gerson ha curato molti casi di tumori avanzati nell'uomo»[204]. In un altro articolo, Cope affermava che, in caso di danno cellulare di qualsiasi tipo, la stessa reazione può verificarsi nelle cellule di tutto il corpo: «Prima la cellula perderà potassio, poi accetterà sodio, alla fine si ingrandirà per troppa acqua (edema cellulare). Quando la cellula si è ingrandita per troppa acqua, la produzione di energia, la sintesi proteica e il metabolismo dei lipidi (grassi) sono inibiti. *Gerson è riuscito a intervenire sulla sindrome del danno tissutale, da lui riconosciuta clinicamente negli anni Venti, attraverso il regime dietetico: egli ha eliminato il sodio, ha integrato una dieta ricca di potassio con ulteriori correzioni di potassio e ha scoperto un modo per rimuovere le tossine dal corpo attraverso il fegato*»[205] (corsivo dell'autrice). Questa è una spiegazione estremamente concisa di tutte le tecniche del dottor Gerson: include la drastica limitazione di grassi e proteine, che la cellula danneggiata non può gestire; l'assunzione di elevate dosi di potassio; la necessità di disintossicare il fegato.

Nel 1988, Patricia Spain Ward, storica alla *University of Illinois*, Chicago, ha presentato un'eccellente monografia sulla Terapia Gerson, su commissione dello *U.S. Office of Technology Assessment*. Sebbene il suo studio non contenga nuove ricerche, merita di essere menzionato per la completezza e la chiarezza. Descrivendo il dottor Gerson come «un eminente scienziato e un eccellente osservatore dei fenomeni clinici»[206], la dottoressa Ward scrive di aver osservato che pazienti la cui dieta era ricca di potassio e povera di sodio espellevano un'enorme quantità di sodio attraverso le urine, e che eliminando le proteine animali dalla dieta, questa quantità aumentava ulteriormente. Ella aggiungeva: «Gerson ha dimostrato che la raccomandazione dei dottori di assumere una grande quantità di proteine è sbagliata, e ha interrotto la somministrazione di proteine animali attraverso la dieta per almeno sei, otto settimane»[207].

Un'importante ricerca che giustifica la decisione del dottor Gerson di negare le proteine animali ai pazienti di cancro è stata condotta dal dottor Robert A. Good della *University of Minnesota*, conosciuto come "il padre dell'immunologia moderna". In un esperimento, egli ha nutrito un gruppo di animali con cibo da laboratorio privo di proteine, mentre un altro gruppo riceveva cibo normale. Il dottor Good si aspettava che il sistema immunitario degli animali privati di proteine crollasse, ma si verificò l'opposto. I linfociti T delle cavie divennero molto attivi e restarono aggressivi per un lungo periodo. Il dottor Good si rese conto di aver stimolato il sistema immunitario limitando la quantità di proteine nella dieta, e in tal modo confermò le intuizioni del protocollo Gerson[208].

I pazienti Gerson ricevono in realtà adeguate quantità di proteine vegetali, facilmente assorbite, tramite succhi freschi di verdure, patate e fiocchi d'avena, che sono parti essenziali della loro dieta. È un errore diffuso credere che solo gli alimenti di origine animale contengano proteine. Al contrario, gli animali commestibili – come bovini, pecore e maiali – sono vegetariani!

Lo scienziato canadese, il dottor Harold D. Foster della *University of Victoria*, Columbia Britannica, ha studiato il problema della mortalità per cancro dal punto di vista delle carenze minerali nel terreno e nelle riserve acquifere. Egli ha anche avviato una prima analisi computerizzata di duecento casi di cosiddette regressioni "spontanee" («una scomparsa completa o parziale di un tumore in assenza di una cura capace di produrre una regressione»)[209] di molti tipi di tumore.

Il risultato della meticolosa ricerca del professor Foster è stato che, lungi dall'essere "spontanee", la maggior parte delle regressioni era dovuta a una combinazione di cure convenzionali, radicali cambiamenti nello stile di vita e varie terapie complementari. Su duecento pazienti, dieci seguivano la dieta Gerson e molti altri usavano parti del protocollo Gerson (per esempio, succhi freschi e disintossicazione). Altri regimi dietetici presenti nel campione erano in parte o in tutto basati sullo stesso protocollo, alzando la percentuale di coloro la cui guarigione era in certa misura dovuta alla cura Gerson. La conclusione più importante che il professor Foster poté trarre fu che i casi di cosiddetta regressione spontanea non erano affatto spontanei, ma venivano classificati come tali dalla medicina ortodossa solo perché erano il risultato di terapie non convenzionali, ovvero alternative e complementari.

Una delle tecniche più importanti della Terapia Gerson è la disintossicazione attraverso il fegato/la bile, mediante clisteri di caffè. Il dottor Gerson sapeva che questi ultimi dilatano i dotti biliari, permettendo al fegato di espellere depositi tossici. Più recentemente, la sua scoperta è stata confermata da tre scienziati – Wattenberg, Sparmins e Lam[210] – del *Department of Pathology* della *University of Minnesota*, i quali hanno dimostrato che la somministrazione rettale di caffè stimola un sistema enzimatico (glutatione S-transferasi) nel fegato, che riesce a eliminare radicali liberi tossici dal sangue. La normale attività di questo enzima è accresciuta dal 600% al 700% dai clisteri di caffè, che quindi provocano una disintossicazione molto migliore. Inoltre, il caffè è ricco di potassio, che aiuta a prevenire i crampi intestinali aumentando i livelli di potassio di muscoli lisci carenti nel colon.

Nel 1990, apparve su una rivista medica tedesca un notevole studio[211] dal titolo "Esperienze nell'uso della Terapia dietetica nell'oncologia chirurgica". Il suo autore, il dottor Peter Lechner del Dipartimento di oncologia ambulatoriale dell'Ospedale distrettuale di Graz, in Austria, riferiva i risultati di uno studio clinico della durata di sei anni su una versione modificata della Terapia Gerson, seguita da un gruppo di sessanta malati di cancro che stavano ricevendo anche cure ortodosse.

Secondo il dottor Lechner, questa versione molto ridotta del protocollo Gerson era stata usata come terapia coadiuvante, non come alternativa alle tradizionali cure oncologiche. Inoltre, i pazienti seguivano la terapia nutrizionale a casa, rendendo quindi impossibile una rigorosa supervisione. Pur con questi limiti, dopo sei anni il dottor Lechner era in grado di riferire i seguenti risultati:
- i pazienti riportavano in genere meno complicazioni post-operatorie ed effetti collaterali nocivi della radio- e/o chemioterapia;
- il bisogno dei pazienti di assumere analgesici e droghe psicotrope era inferiore a quello dei pazienti di controllo;
- le metastasi esistenti nel fegato progredivano più lentamente;
- lo stato psicologico dei pazienti rimaneva sempre buono;
- la cachessia (deperimento grave) causata da malnutrizione, la quale normalmente si riscontra negli stati avanzati della malattia, poteva essere prevenuta o almeno notevolmente ritardata, nella maggior parte dei casi;
- una paziente di 77 anni a regime nutrizionale ottenne una remissione completa, senza terapia convenzionale.

Durante lo studio clinico di sei anni, il dottor Lechner e i suoi colleghi poterono anche spiegare gli effetti dei clisteri di caffè utilizzati dal dottor Gerson grazie a uno studio indipendente a opera di C. Djerassi (1959) e Kaufmann (1963)[212]. Esso dimostrava che i due ingredienti attivi del caffè – cafestolo e cafeolo – aumentavano fino a sette volte l'attività del glutatione S-transferasi il quale, come sappiamo dalla ricerca del Minnesota summenzionata, svolge una parte importante nell'eliminazione delle tossine dal fegato.

In ultima analisi, per quanto siano caute e prudenti le conclusioni del dottor Lechner, dalla sua relazione è chiaro che una versione molto diluita della Terapia Gerson ottiene, nella cura di pazienti con metastasi maligne, risultati inaspettati e senza precedenti.

Il più recente studio approfondito dei componenti anticancro del regime dietetico Gerson è opera di Carmen Wheatley[213], membro dell'*Orthomolecular Oncology Group* del Regno Unito. Il suo interesse verso l'argomento maturò osservando quanto era capitato a un suo amico, Michael Gearin-Tosh, professore di Letteratura inglese a Oxford, al quale nel 1994 fu diagnosticato un mieloma multiplo. La prognosi era stata infausta: sopravvivenza da sei a nove mesi senza alcuna cura, e da uno a due anni con «un'adeguata chemioterapia». Il professor Gearin-Tosh rifiutò quest'ultima e, dopo molte ricerche, scelse la Terapia Gerson accompagnata da meditazione, agopuntura ed esercizi cinesi di respirazione. Egli descrisse in un libro brillante e molto piacevole, *Living Proof: A Medical Mutiny*[214] il suo iter, dalla diagnosi allo stato in cui si trovava all'epoca della stesura del libro (contro ogni aspettativa, egli visse undici anni e morì per avvelenamento del sangue in seguito a cure dentistiche).

Vedendo i progressi dell'amico, la dottoressa Wheatley fu affascinata dal fatto che il dottor Gerson, in modo apparentemente intuitivo, aveva scelto per la sua terapia alimenti che, circa cinquant' anni dopo, sarebbero stati riconosciuti come dotati di proprietà anticancro. Lei scrisse le sue scoperte in uno studio intitolato *The Case of the 0,005% Survivor*[215], controllato da quattro eminenti medici, che apparve come postfazione nel libro del professor Gearin-Tosh.

La dottoressa Wheatley sottolinea il fatto che la dieta Gerson contiene molti alimenti nei quali la ricerca moderna ha identificato alcune componenti chiave nella lotta al cancro (per esempio: olio di semi di lino, che contiene acidi grassi omega-3; frutti ricchi di minerali e bioflavonoidi; verdure della famiglia delle crocifere, ovvero cavolfiori, cavoli e broccoli, le cui proprietà anticancro sono state confermate dall'attuale ricerca scientifica nutrizionista)[216]. Ella commenta: «La dieta a base di frutta e verdura di Gerson potrebbe essere soggetta ad un'analisi approfondita alla luce della moderna ricerca oncologica nutrizionale. Egli non possedeva alcuna di queste conoscenze scientifiche, eppure ha scoperto empiricamente un metodo che assicura al malato di cancro una gran parte di questi prodotti, in buono stato *e in dosi farmacologicamente attive*»[217] (corsivo dell'autrice).

Nel resto del suo studio, la dottoressa Wheatley analizza altre componenti della Terapia Gerson – dai succhi freschi ai clisteri di caffè – trovandoli tutti scientificamente giustificati. Per concludere, citiamo uno dei suoi acuti commenti: «I metodi di cura del cancro della medicina convenzionale – chemioterapia, radiazioni – generalmente cancellano un sistema immunitario già depresso e fanno ben poco per ripristinarne le funzioni. Invece, come Gerson capì, è il sistema immunitario a essere necessario per combattere il cancro, e quindi rinforzarlo dovrebbe accrescere le possibilità di sopravvivenza»[218].

Con il passare del tempo, man mano che gli insuccessi di gran parte dell'oncologia convenzionale diventano più evidenti, la ricerca sulle terapie nutrizionali è destinata a espandersi e a occupare il suo giusto posto nella medicina corrente. Le sue scoperte non possono che continuare a confermare la giustezza e l'accuratezza dei principi e della pratica della Terapia Gerson, la quale offre una via innanzitutto logica per guarire la malattia e mantenere la salute.

NOTE AL CAPITOLO 8:

204. Widener Cope, Freeman, "A medical application of the Ling Associatio-Induction Hypothesis: the high potassium, low sodium diet of the Gerson cancer therapy", *Physiological Chemistry and Physics*, vol. 10 (5), 1978, pp. 465-468.

205. Widener Cope, Freeman, "Pathology of structured water and associated cations in cells (the tissue damage syndrome) and its medical treatment", *Physiological Chemistry and Physics* 9 (6), 1977, pp. 547-553.
206. Spain Ward, Patricia, "History of the Gerson Therapy", 1988, su incarico dello *U.S. Office of Technology Assessment*.
207. Ibid.
208. Good, Robert A., MD, *The Influence of Nutrition on Development of Cancer Immunity and Resistance to Mesenchymal Diseases*, Raben Press, New York, 1982.
209. Foster, Harold D. PH.D. "Lifestyle changes and the 'spontaneous' Regression of cancer: An Initial Computer Analysis", *International Journal of Biosocial Research*, vol. 10 (1), 1988, pp. 17-33.
210. Sparmins, V. L., Lam, L. K. T. e Wattenberg, L. W., "Proceedings of the American Association of cancer Researchers and the American Society of Clinical Oncology", *Abstract* 22, 1981, p. 114; 453.
211. Lechner, Peter, MD, "Experiences with the Use of Dietary Therapy in Surgical Oncology", *Aktuelle Ernaehrungsmedizin*, vol. 2 (5), 1990.
212. Djerassi, C., et al., "The structure of the pentacyclic Diterpene cafestor", *Journal of the American chemical society*, vol. 81, 1959, pp. 2386-2398; si veda anche Kaufmann, P. e Sengupta, A. K., "Zur Kenntnis der Lipoid in der Kaffeeeebohne. III Die Reindarstellung des Kaweals", *Fette, Seifen und Anstrichmittel*, (Berlin), vol. 65 (7), 1963, pp. 529-532.
213. Wheatley, Carmen, in Gearin-Tosh, Michael, *Living Proof: A Medical Mutiny*, Simon & Schuster, London, 2002, Appendice, pp. 267-308.
214. Ibid.
215. Ibid.
216. Ibid.
217. Ibid.
218. Ibid.

PARTE SECONDA

La guida completa alla pratica della Terapia Gerson

Ciò che avete letto finora vi ha introdotto alla filosofia e ai principi della Terapia Gerson, spiegandovi l'approccio di quest'ultima alla salute e alla guarigione. Ormai, dovreste avere familiarità con l'idea che la nutrizione ottimale non è solo la chiave per la salute e il benessere, ma anche lo strumento più efficace nella lotta alla malattia e alla sofferenza.

Ora è arrivato il momento di acquisire familiarità con il lato pratico di questo straordinario metodo di cura. I capitoli seguenti vi spiegheranno una a una tutte le parti del programma, così come è stato concepito dal dottor Gerson e viene praticato da più di sessant'anni da migliaia di persone in tutto il mondo. Qualunque sia il motivo che vi ha portato ad avvicinarvi a questo programma – speranza di guarire da una malattia grave o da un disturbo secondario, o semplicemente la volontà di passare a uno stile di vita sano – questo è il modo di procedere.

C'è solo una cosa da ricordare: seguire la Terapia Gerson per guarire da una malattia grave è un impegno serio che richiede determinazione, resistenza e chiara comprensione del programma. Inoltre, si tratta per lo più di un processo "fai da te" in quanto, anche se siete in grado di passare del tempo nella clinica Gerson in Messico, la maggior parte del lavoro di guarigione deve avvenire a casa vostra. Ciò vuol dire che voi siete gli unici responsabili: non c'è nessuno che vi controlli e si accerti che state seguendo fedelmente le regole. Tuttavia, poiché siete stati abbastanza intelligenti da aver scelto questo metodo di guarigione completa, sarete anche in grado di capire che gli unici a rimetterci in caso di deviazione – sia pur minima – dalle regole sarete voi stessi!

La necessaria autodisciplina è molto facilitata dagli immediati miglioramenti che la maggior parte dei pazienti sperimenta, anche solo dopo pochi giorni. Tali miglioramenti (per esempio, migliori sonno e appetito, meno dolore, più energia) costituiscono una convincente prova che la terapia ha cominciato a funzionare e rinforzano notevolmente la determinazione del paziente a continuare.

I praticanti Gerson accreditati dal Gerson Institute sono ancora pochi e quindi difficili da trovare. Per favore, guardatevi dai terapisti non accreditati che millantano competenze nella Terapia Gerson: essi potrebbero peggiorare le vostre condizioni, anziché migliorarle. Il meglio che potrebbe capitarvi è trovare un dottore solidale che accetti di monitorare i vostri progressi senza cercare di cambiare la vostra routine. Il compito principale del vostro dottore è semplicemente prescrivere le analisi del sangue e delle urine che vanno eseguite ogni quattro, sei settimane all'inizio della Terapia, e meno frequentemente negli stadi successivi. Poiché i risultati dei test dei pazienti Gerson sono spesso diversi da quelli dei pazienti che seguono una cura tradizionale, nel capitolo 26 troverete delle indicazioni per interpretare i vostri risultati.

9. GLI STRUMENTI DELLA TERAPIA GERSON

A prescindere dal fatto che un paziente possa soggiornare in una struttura Gerson per un certo tempo o decida di seguire la terapia da casa, la parte più lunga del processo di guarigione – fino a due anni e più in casi di patologie maligne, ma molto meno per altre malattie croniche – dovrà avvenire a casa sua. Per la durata della cura, la casa andrà trasformata in una sorta di clinica privata, in cui tutto sarà funzionale allo scopo di recuperare la salute, e a niente sarà consentito di interferire con tale processo.

Come possiamo realizzare ciò? È molto semplice: basta ricordare che i due pilastri del programma Gerson sono la nutrizione e la disintossicazione. Poiché il paziente affetto da una patologia cronica è sia intossicato che carente dal punto di vista nutritivo, come primo passo vanno eliminati dall'ambiente domestico tutte le sostanze chimiche, i materiali e gli elettrodomestici nocivi. Nelle abitazioni moderne, essi sono presenti in varie forme. I detergenti chimici, gli utensili e gli elettrodomestici che consentono di lavorare di meno, vengono usati quotidianamente e sono dati per scontati, ma emettono radiazioni nocive, o il cosiddetto elettrosmog. Li eliminiamo solo quando i loro effetti nocivi sul corpo diventano evidenti.

Poiché il secondo pilastro consiste nell'iperalimentazione del paziente, una cucina attrezzata, in cui gli alimenti e i succhi vengono preparati quotidianamente in grandi quantità, è fondamentale. Cominciamo elencando le corrette componenti di una cucina Gerson efficiente e funzionale.

9.1. Frigorifero

Sarà necessario un frigorifero molto grande, o due di grandezza media, per conservare l'elevata quantità di cibo biologico occorrente. Una dispensa o una lavanderia grandi, ben ventilate e preferibilmente buie, sono ideali per conservare ortaggi a radice che non richiedono refrigerazione.

9.2. Spremifrutta

Poiché i succhi biologici freschi sono una delle componenti più importanti del programma Gerson, devono essere della migliore qualità possibile. È dunque d'importanza vitale scegliere un ottimo spremifrutta, che si possa utilizzare costantemente per più di due anni.

Esistono moltissimi modelli sul mercato. I più semplici ed economici, le centrifughe, producono molti scarti e i loro succhi sono carenti e poveri di enzimi, oltre che schiumosi e non omogenei, quindi non bene accetti da pazienti con la digestione indebolita. Ai fini del processo di guarigione, sono inutilizzabili. Altri, un po' più sofisticati, sono sempre di plastica e quindi non sufficientemente robusti per uso continuo e a lungo termine, sono relativamente complicati da montare e utilizzare e il succo è meno appetitoso rispetto alla macchina raccomandata per la terapia Gerson.

Il migliore spremifrutta, che produce il succo in due fasi come richiedeva il dottor Gerson, è lo spremitore idraulico *Norwalk*, che è anche il più curato dal punto di vista del design, essendo il suo esterno in acciaio inossidabile o in plastica a imitazione del legno. Naturalmente, in entrambi i modelli tutte le parti della macchina che entrano in contatto con gli alimenti sono in acciaio inossidabile. Il Norwalk è completamente automatico: una semplice leva attiva la pressa. Garantito e con un buon servizio di fornitura, è anche lo spremitore più costoso: da 2.100 dollari a 2.250 dollari al momento della pubblicazione di questo libro. Il modello con esterno in acciaio inossidabile possiede un interruttore per adattarlo alla corrente da 220 o 244 volt usata in Europa. Per visionare questa macchina, si può visitare il sito di *Norwalk Juicers California* (www.nwjcal.com; per indirizzi e ordinazioni, si veda il capitolo: "Rivenditori dei prodotti utilizzati dalla Terapia Gerson").

La manutenzione dello spremifrutta

Oltre alle normali pulizie per mantenere la massima igiene in cucina, è molto importante tenere lo spremifrutta pulito e privo di tracce di succhi e/o fibre seccati. Poiché si tratta di alimenti crudi, è facile che marciscano, seccandosi e attraendo mosche, insetti e germi.

Per evitare contaminazioni, lo spremifrutta va pulito dopo ogni uso. Ciò non dovrebbe richiedere molto tempo, perché le parti della macchina che entrano in contatto con la frutta e le verdure sono in acciaio inossidabile e facili da smontare, sciacquare, asciugare e rimontare.

Usate solo spugne e panni puliti, da impiegarsi esclusivamente per lo spremifrutta. Non usate sapone o detergenti, perché è importantissimo che nemmeno la minima parte di sapone o detergente resti sulle parti che vengono in contatto con gli alimenti. Quando usate lo spremifrutta *Norwalk*, ricordatevi di pulire il piatto della pressa.

I sacchetti dei succhi vanno puliti scrupolosamente con acqua pulita – senza sapone – dopo ogni spremitura e tenuti nel congelatore fino al prossimo impiego. È meglio usare sacchetti diversi per i succhi verdi e per quelli di carote-mele o di sole carote.

A sera, dopo aver fatto tutti i succhi, è possibile usare acqua con un po' di sapone per la pulizia finale: successivamente, sciacquare tutto per essere certi che non resti una pellicola di sapone. Il minimo residuo di sapone nei succhi potrebbe provocare al paziente diarrea, crampi o peggio. Lo stesso vale per i sacchetti dei succhi. Lavateli con acqua e poco sapone, e sciacquateli accuratamente per eliminare qualsiasi residuo di sapone. Di notte, tenete i sacchetti nel congelatore.

9.3. Forno e fornello: elettrici o a gas?

Nessuno dei due tipi è ideale. La temperatura di cottura è più facilmente controllabile tramite un fornello a gas. Tuttavia, il gas brucia ossigeno, e se il paziente sta in cucina, un'aria povera di ossigeno risulterà probabilmente nociva. La cucina deve essere ben ventilata, il che potrebbe essere difficile da ottenere in giornate fredde e invernali. L'installazione di un generatore di ozono in cucina o in salotto è raccomandabile per assicurare un buon livello di ossigeno.

Attenzione: se il livello di ozono è troppo alto, fiamme accidentali potrebbero provocare un'esplosione.

Forni o fornelli elettrici sono più costosi di quelli a gas, nella maggior parte degli USA. Il loro vantaggio è che sono più puliti e non usano ossigeno. Tuttavia, la temperatura di cottura, importantissima per la corretta preparazione delle verdure, è più difficile da tenere sotto controllo.

Forno a microonde

A causa della sua velocità e apparente efficienza, questo elettrodomestico si è diffuso in moltissime cucine, nonostante i rischi per la salute. Poiché molti forni a microonde sono venduti con "un'assicurazione" sulla loro sicurezza, il pubblico è portato a credere che tali forni siano sicuri. Ma così non è.

Ricerche condotte in Svizzera[219] e altrove hanno dimostrato che le microonde provocano reazioni chimiche nocive nel cibo: danneggiano i nutrienti, producono molecole innaturali e rendono tossici gli aminoacidi naturali. Il calore è non omogeneo; non raggiunge il centro dell'alimento solido e forma "punti caldi". I liquidi possono surriscaldarsi e provocare gravi bruciature quando vengono prelevati dal forno. A peggiorare la situazione, questi forni emettono radiazioni nella cucina anche quando non vengono impiegati, "cuocendo il cuoco"[220] (è interessante notare che, per motivi di salute, i forni a microonde vennero banditi dall'ex Unione Sovietica già nel 1976!)[221]. Se ne possedete uno, sbarazzatevene. Se non è rimovibile, scollegatelo dalla corrente e non cedete alla tentazione di usarlo, in nessun caso.

9.4. Pentole e utensili

Qualsiasi contatto del cibo con l'alluminio fa sì che piccole quantità (o, nel caso dei pomodori, grandi quantità) di quest'ultimo si disciolgano mescolandosi agli alimenti. Questo metallo è altamente tossico: provoca danni cerebrali e si ritiene che concorra a causare l'Alzheimer[222].

Eliminate tutti gli utensili in alluminio e non lasciate che fogli di alluminio entrino in contatto con il cibo. Usate pentole di acciaio inossidabile, preferibilmente a fondo spesso senza usare acqua, invetriate (Pyrex®) o in ghisa smaltata. Gli utensili per la cucina in acciaio inossidabile o i cucchiai in legno sono i migliori. Usate posate d'argento, se potete (piccole quantità di argento colloidale, rilasciate da forchette, cucchiai e coltelli d'argento, sono preziosi stimolanti del sistema immunitario).

Non usate pentole a pressione: operano a temperature elevatissime, danneggiando i nutrienti. Una delle regole fondamentali della Terapia Gerson è cucinare il cibo molto lentamente, a bassa temperatura, per evitare simili danni. La vernice pigmentata usata per alcuni tegami di coccio è tossica[223]: meglio stare alla larga da questi ultimi.

9.5. Purificatori

Per quanto possa sembrare strano, i pazienti Gerson non bevono acqua. Ciò per una duplice ragione: da una parte, l'assunzione quotidiana di tredici bicchieri di succhi biologici freschi e di minestre molto liquide, più le insalate e la frutta, forniscono tutti i liquidi nutrizionali occorrenti, e della massima qualità. D'altra parte, l'acqua non farebbe che diluire i succhi digestivi dei pazienti, già carenti, senza fornire alcun nutriente. Comunque, l'acqua è usata nella Terapia Gerson per cucinare – per preparare minestre, tisane e, naturalmente, i clisteri – e la sua depurazione è quindi di vitale importanza.

Nella pratica della terapia il paziente, da solo, userà da otto a undici litri di acqua ogni ventiquattro ore; questa quantità aumenta se altri membri della famiglia mangiano alimenti Gerson e/o desiderano usare i clisteri.

In molte zone degli Stati Uniti e Gran Bretagna il fluoro viene aggiunto all'acqua potabile. In quelle zone, per fare la terapia Gerson, è obbligatorio installare un distillatore di acqua per le varie necessità del paziente (si veda il capitolo 5, "Il crollo delle difese corporee"). Per fortuna in Italia non esiste questa pratica ed è sufficiente purificare l'acqua con un sistema di filtraggio a osmosi inversa che comprende anche dispositivi per mantenere bassa la conta batteriologica.

Molte marche di purificatori sono disponibili sul mercato, a prezzi variabili.

La scelta dipende dal costo e dalla quantità di acqua di cui può aver bisogno l'abitazione (si veda il capitolo: "Rivenditori dei prodotti utilizzati dalla Terapia Gerson").

Taluni professionisti della salute sostengono che l'acqua distillata o purificata «elimina i minerali dal corpo» e non andrebbe impiegata[224], ma si sbagliano. I minerali esistenti nell'acqua (per esempio, il sodio o il calcio) sono generalmente inorganici e quindi scarsamente assorbiti (quando non sono proprio nocivi). D'altra parte, il paziente è virtualmente inondato di minerali biologici facilmente assorbiti, grazie alla grande quantità di succhi bevuti durante la giornata; la "perdita" dei minerali contenuti nell'acqua di rubinetto è in realtà un vantaggio.

Attenzione: ci sono delle aree in Italia dove la qualità dell'acqua, con l'uso di un semplice filtro, può essere soddisfacente, soprattutto in pazienti con malattie non gravi. Si consiglia al paziente di fare analizzare l'acqua del suo rubinetto e sottoporre i risultati a un esperto della terapia Gerson.

9.6. Detergenti chimici

La pulizia è ovviamente importantissima in un ambiente Gerson ma, come già detto, occorre fare particolare attenzione a non usare prodotti tossici. Ecco quelli da evitare:

Cloro

Il cloro non è solo un candeggiante, ma anche un potente disinfettante, in grado di uccidere o tenere sotto controllo tutti i tipi di germe. Per tale ragione, è presente praticamente in ogni detergente da cucina (oltre che nelle piscine e nell'acqua di rubinetto!). Il cloro è irritante e pericoloso, può eliminare lo iodio dalla tiroide e va evitato. Esistono alcuni detergenti da cucina privi di cloro, quindi cercate di procurarvene uno. Potete anche produrne uno da voi, mescolando in parti uguali aceto di malto o aceto bianco e acqua e lasciando decantare in un vaporizzatore: questo detergente è utile per pulire il vetro e le superfici della cucina, ma tenetelo lontano dal legno. Sono consigliati anche il semplice sapone e l'acqua calda.

Per eliminare i depositi calcarei, imbevete un pezzo di cotone in aceto bianco, applicatelo al lavandino della cucina o del bagno e lasciatevelo per trenta minuti. Quindi, lavate con acqua e sapone.

Pulite le pentole di acciaio inossidabile con olio di oliva. Il risultato è incredibile, ma usate l'olio con moderazione e fate attenzione a lavarlo via tutto.

Solventi

I solventi delle vernici, dei grassi o della colla sono tutti tossici e nocivi per il paziente. Se qualcuno di essi va usato, portarlo all'esterno e non lasciare che evapori in cucina.

Detergente per la lavastoviglie

La maggior parte delle lavastoviglie può eseguire due cicli di lavaggio, seguiti da un risciacquo. Poiché la Terapia Gerson non contempla l'uso di alimenti grassi o cotti nel forno, è meglio usare un solo ciclo di lavaggio e assicurarsi che il detergente venga eliminato facendo due risciacqui. Così, esso dovrebbe essere totalmente rimosso, senza lasciare residui tossici sui piatti.

Detersivo e candeggina

Se per il bucato si usa una lavatrice, vale quanto abbiamo detto a proposito del sapone della lavastoviglie.Potete usare qualsiasi detersivo e aggiungervi candeggina (se necessaria), a patto che essi restino dentro la lavatrice e il paziente non li respiri (in caso contrario, ne introdurrebbe una parte nel proprio sistema). Assicuratevi che i panni siano totalmente risciacquati; se occorre, fate un secondo risciacquo.

Ammorbidenti

Andrebbero evitati, in forma sia liquida sia di fogli disidratati. In entrambi i casi, essi lasciano una pellicola chimica, che non sparisce mai del tutto. Inoltre, provocano irritazioni negli individui sensibili (per esempio, negli asmatici). Un'alternativa innocua consiste nell'aggiungere un quarto di tazza di aceto bianco distillato nel ciclo di lavaggio. Esso ammorbidisce i vestiti e li libera dalla carica statica. Se dovete lavare capi delicati (per esempio, quelli contrassegnati con un "lavare a mano"), usate un sapone delicato e indossate guanti di gomma.

9.7. Pulitura a secco

Poiché essa è effettuata all'esterno della casa, non ha effetti diretti sul paziente. Comunque, quando vengono portati a casa capi puliti a secco, è saggio lasciarli all'aperto, senza coperture di plastica, in modo che prendano aria e perdano eventuali sostanze chimiche residue.

9.8. Aerosol e spray

Non usateli. Una volta spruzzato lo spray, è impossibile non inalarlo. Ovviamente, i pesticidi spray sono i più pericolosi, ma anche i detergenti chimici (per esempio: quelli per il vetro e per i forni) spruzzati nell'aria vengono inalati. Se si usa un detergente per i vetri, versatene un po' su un panno e pulite la finestra, senza spruzzare.

La pulizia dei forni non è un grande problema, perché i cibi Gerson sono privi di grassi e quindi non causano depositi sulle superfici del forno.

9.9. Il bagno

In bagno non andrebbero usati detergenti al cloro. Disinfettate con perossido di idrogeno commerciale, al 3%. Scegliete saponi delicati per uso personale. Gli uomini dovrebbero usare saponi da barba spalmabili, non prodotti spray. Evitate lozioni dopobarba e deodoranti ascellari di qualsiasi tipo (si veda il paragrafo "Cosmetici" al capitolo 5, "Il crollo delle difese corporee"). Usate soltanto carta igienica semplice, bianca e non profumata.

9.10. Salotto

Nel salotto è possibile provocare inavvertitamente molti tipi di inquinamento tossico. Una possibile fonte di quest'ultimo sono i lucidi per mobili, che contengono solvente e vanno banditi. La pulizia dei tappeti è un'altra attività potenzialmente pericolosa. Non usate (o non permettere ai collaboratori domestici di usare) detergenti chimici: limitatevi a soluzioni saponose o acqua e aceto.

Un inquinamento tossico molto grave è provocato dai tappeti moderni[225], impregnati di pesticidi tossici o altre sostanze chimiche per resistere alle macchie. Se è assolutamente indispensabile mettere un tappeto nuovo, cercatene un tipo non tossico. Molte aziende produttrici sono state citate in giudizio[226] per le reazioni allergiche provocate dai loro tappeti nelle persone sensibili: come risultato, oggi si producono tappeti non tossici.

Un processo ancora più pericoloso è la disinfestazione dalle termiti. Alcuni processi di disinfestazione consistono nel sigillare la casa e riempirla di gas. Quando la casa viene nuovamente aperta, l'aria pulita torna nella casa, ma una grande quantità di veleno resta nella tappezzeria, nei tappeti e nelle tende. Sono necessari circa sei mesi per eliminare tutto il gas! Esistono altri metodi non tossici (per esempio, quello basato sul congelamento).

I salotti sono spesso trattati con deodoranti ambientali ("air freshener") in forma di bombolette spray o di oggetti solidi. Non usate né le une né gli altri.

9.11. La tinteggiatura della casa

In una casa in cui è ricoverato un paziente non dovrebbe avvenire alcuna tinteggiatura. Le pareti possono essere lavate con saponi delicati, mentre le macchie sono rimuovibili tramite detergenti non tossici. Forse la casa non sembrerà perfetta, ma la guarigione del malato dovrebbe avere la precedenza assoluta.

9.12. Spray da giardino – Pesticidi agricoli

Esistono delle situazioni che esulano dal controllo dell'assistente medico: per esempio, i vicini che spruzzano pesticidi nel loro giardino. Se ciò avvenisse, accertatevi che tutte le finestre siano ben chiuse e usate il depuratore d'aria ambientale e il generatore di ozono per proteggere il paziente. Un problema simile è quello dei pesticidi spruzzati in aree agricole limitrofe. In uno di questi casi, una paziente che stava guarendo ebbe una grave ricaduta, che durò fino a quando ella non si trasferì dalla sorella, dove le sue condizioni tornarono a migliorare.

NOTE AL CAPITOLO 9:

219. Hertel, Hans e Blanc, Bernard H., "Microwave Ovens", vol. 22, no. 2, e "Microwaves the Best Article Yet", Price-Pottenger Nutrition Foundation, *PPNF Journal*, vol. 2, estate 2000.

220. Ibid.
221. Ibid.
222. Rondeau, Virginie, Commenges, Daniel, Jacqmin-Gadda, Hélène, e Dartigues, Jean-François, "Relation between Aluminum Concentrations in Drinking Water and Alzheimer's Disease: An 8-year Follow-up Study", *American Journal of Epidemiology*, vol. 152, 2000, pp. 59-66.
223. Farley, Dixie, "Dangers of Lead Still Linger", U.S. Food and Drug Administration, *FDA Consumer* Gennaio-Febbraio 1998, (www.cfsan.fda.gov/~dms/fdalead.html).
224. Airola, P., *How to Get Well*, Health Plus Publishers, Phoenix, 1974.
225. Duehring, Cindy, "Carpet Concerns, Part Four: Physicians Speak Up As Medical Evidence Mounts", Environmental Access Research Network (Minot, ND) (www.holisticmed.com/carpet/tc4.txt).
226. Fluoride Action Network, Pesticide Project, Class Action Suit-PFOA (www.fluoridealert.org/pesticides/effect.pfos.classaction.htm).

10. ALIMENTI PROIBITI

«Una colazione da McDonald "a meno di un dollaro"
in realtà costa molto di più:
bisogna aggiungere il costo di un bypass coronarico».
GEORGE CARLIN

Mentre alcuni alimenti, combinati in modo corretto nel protocollo Gerson, sono dei potenti mezzi di guarigione, altri sono rigorosamente esclusi dalla dieta del paziente. Nella sua classica opera, *A Cancer Therapy – Results of Fifty Cases*[227], il dottor Gerson fa un lungo elenco di "Alimenti proibiti". In realtà, "Cose proibite" sarebbe un titolo più appropriato, perché la lista non si limita ai cibi. Chi si imbatte per la prima volta nel programma Gerson resterà probabilmente sconcertato da alcune di tali proibizioni, in quanto riguardano cibi consumati normalmente e persino considerati "sani" dal cittadino medio. Vediamo quindi perché vanno esclusi. Le regole sono più facili da seguire se ne comprendiamo le ragioni.

Di fatto, oggi la lista di sostanze vietate è più lunga di quella originale del dottor Gerson. Egli infatti scrisse il suo libro circa mezzo secolo fa, e da allora sono intervenuti molti cambiamenti che hanno reso sempre più difficile vivere in modo sano. Il grande sviluppo dell'industria alimentare – con la sua vasta gamma di additivi, abbondantemente impiegati nell'enorme numero di cibi precotti – ha cambiato in peggio le abitudini alimentari delle persone, esponendo i consumatori agli effetti nocivi di quelli che vengono chiamati, con un eufemismo, cosmetici del cibo. Di questi, uno dei peggiori – l'aspartame, un sostituto altamente tossico dello zucchero[228], venduto come *NutraSweet, Spoonful*, ecc. – è contenuto in circa 5.000[229] cibi industriali venduti in tutte le drogherie. Un'altra non meno importante considerazione è che tutti i cibi industriali contengono sale, ovvero la sostanza che provoca la sindrome del danno tissutale e stimola la crescita dei tumori (si veda il capitolo 5, "Il crollo delle difese corporee")[230].

Oltre a ciò, i prodotti dell'agricoltura industriale hanno molti residui di pesticidi tossici, erbicidi, fungicidi, stimolanti della crescita, ormoni, antibiotici e tutte le migliaia di sostanze permesse dalla *Food and Drug Administration*[231], che dovrebbero essere innocue. Di fatto, se le testassimo singolarmente, alcune di queste sostanze potrebbero dimostrarsi innocue, ma in combinazione con altre – che è il modo in cui la gente le consuma – formano un cocktail velenoso. Ricordiamoci che tutte queste sostanze chimiche sono tossiche e dannose per il fegato, l'organo che la Terapia Gerson si sforza di guarire e riportare al suo normale funzionamento.

Queste sono le due regole fondamentali dei pazienti Gerson:
– tutti i cibi industriali – inscatolati, sotto vuoto, imbottigliati, surgelati, salati, raffinati, solforati, affumicati, irradiati, riscaldati con le microonde o trattati in altro modo – vanno rigorosamente evitati;

- solo frutta e verdure certificate come biologiche vanno usate, perché sono prive di veleni agricoli e sono cresciute su terreno sano, che contiene tutte le vitamine, enzimi, minerali, elementi traccia e microrganismi necessari per la salute ottimale.

È stato riconosciuto che oggigiorno nemmeno i terreni coltivati in modo biologico contengono la stessa quantità di minerali utili presenti solo quindici anni fa, ma la grande quantità di cibi e succhi biologici che un paziente Gerson riceve, compensa le carenze.

Per quanto riguarda le "cose" proibite, gli effetti nocivi di alcool e tabacco sono troppo noti per avere bisogno di spiegazioni. Dopo di loro vanno evitati il sodio (sale) e i grassi di tutti i tipi, eccettuato l'olio di semi di lino. Ciò, naturalmente, fa rientrare nel gruppo degli alimenti proibiti molti cibi che contengono una o entrambe di tali sostanze (per esempio, gli avocado sono ricchi di olio naturale, che è un grasso). Tenendo a mente la messa al bando dei grassi e del sale, le ragioni della seguente lista di alimenti proibiti diverranno chiare senza bisogno di ulteriori spiegazioni.

Per semplificare ulteriormente le cose, ripetiamolo ancora una volta: sono consentiti solo cibi che contribuiscono alla salute e alla guarigione, tutti gli altri sono proibiti.

10.1. Cibi e altre cose proibiti

- Tutti i cibi industriali.
- Alcool.
- Fumo.
- Avocado.
- Bacche.
- Bicarbonato di sodio in cibi, dentifrici e colluttori.
- Bibite commerciali in bottiglia o in lattina (*soft drink*).
- Torte, caramelle, cioccolata e tutti i tipi di dolci (alto contenuto di zuccheri e grassi, nessun valore nutrizionale).
- Formaggio.
- Cacao.
- Caffè per bevande (eccetto quando viene usato per il trattamento con olio di ricino).
- Cosmetici, tinture per capelli e permanenti (si veda il capitolo 5, "Il crollo delle difese corporee").
- Panna.
- Cetriolo (viene digerito a fatica).
- Frutta secca (se solforata o glassata con olio).
- Bere acqua (si veda il paragrafo sui distillatori nel capitolo 9, "Gli strumenti della Terapia Gerson").
- Sali di Epsom (anche per pediluvi).
- Grassi e olii (unica eccezione: olio di semi di lino, come prescritto).
- Farina (bianca e integrale; anche i farinacei, come la pasta).

- Fluoruro, nell'acqua e nel dentifricio (si veda capitolo 5, "Il crollo delle difese corporee").
- Erbe (eccetto quelle permesse; si veda il capitolo 12, "Preparare il cibo e i succhi: le regole fondamentali").
- Gelati e sorbetti (aromi artificiali, dolcificanti e panna).
- Legumi (uso solo occasionale nell'ultima parte della terapia).
- Latte (anche scremato o a basso contenuto di grassi).
- Funghi mangerecci (non sono vegetali).
- Noci (alto contenuto di grassi e configurazione sbagliata di proteine).
- Buccia di arancia e limone (contiene olii aromatici).
- Sottaceti.
- Ananas (alto contenuto di sostanze aromatiche).
- Sale e tutti i sostituti del sale.
- Soia e tutti i suoi derivati (per esempio: tofu, latte e farina di soia).
- Spezie (alto contenuto di sostanze aromatiche).
- Zucchero (bianco raffinato).
- Tè (nero e verde se con caffeina; il tè nero è naturalmente ricco di fluoruro).

Il bando totale del dottor Gerson alla soia e a tutti i suoi derivati potrebbe a prima vista sorprendere, poiché essa è stata abbondantemente pubblicizzata come il cibo vegetariano ideale (ovvero, ricco di proteine e povero di grassi e colesterolo). Inoltre, viene consumata in Estremo Oriente, dove l'incidenza dei tumori è decisamente minore che in Occidente.

Ma la verità dietro queste affermazioni commerciali è un'altra (la soia rappresenta un giro di affari enorme negli USA, dove il 60% dei cibi nei supermercati la contiene, in una forma o nell'altra). Di fatto, la soia è ricca di olii e contiene almeno trenta proteine allergeniche, le quali possono provocare danni gravi[232] a individui sensibili. La soia contiene inoltre: acido fitico, che blocca l'assimilazione di minerali importanti; inibitori degli enzimi, che annullano le proprietà curative degli indispensabili enzimi ossidanti contenuti nei succhi; una sostanza coagulante che spinge i globuli rossi ad ammassarsi. Tutti questi sono validi motivi per escludere completamente la soia dal protocollo Gerson.

Attenzione: due alimenti "fatti in casa", i germogli e l'erba di grano (di moda circa venti anni fa e ritenuti integrali e nutrienti), non devono essere usati dai pazienti Gerson. La nostra esperienza ha dimostrato, purtroppo, che entrambi hanno effetti collaterali dannosi.

I germogli venivano mangiati in quantità abbondanti da due pazienti Gerson nel nostro ospedale, al posto della consueta insalata a pranzo e cena. In poco tempo, in entrambi si riscontrò un ritorno della patologia primaria (cioè lupus e tumore cervicale), dopo che per vari mesi in entrambi non si era evidenziato alcun sintomo. Altri pazienti affetti da lupus, quando aggiungevano germogli all'insalata e ai succhi, non rispondevano più alla cura e anzi peggioravano. Poco dopo, i ricercatori[233] scoprirono che i germogli contengono proteine immature, chiamate L-canavanina, che sopprimono il sistema immunitario. All'ospedale Gerson i germogli vennero immediatamente banditi e subito scomparvero i problemi suddetti. Anche a tutti i pazienti del passato fu consigliato di non usare più germogli nella dieta.

L'erba di grano contiene molti nutrienti preziosi, ma è difficile da digerire, tende a irritare lo stomaco e può essere assunta soltanto in porzioni da 30 ml. Usata come infusione rettale, può causare serie irritazioni. D'altra parte, il succo di verdure a foglia verde Gerson (consistente in insalata a foglia verde, bietola, un piccolo peperone verde, un po' di cavoli rossi e una mela, per un bicchiere da 250 ml, come descritto nel capitolo 12, "Preparare il cibo e i succhi: le regole fondamentali") è altamente digeribile, contiene nutrienti simili e se ne possono assumere 4 porzioni al giorno da 250 ml, senza spiacevoli effetti collaterali: tutte ottime ragioni per non usare il succo di erba di grano.

10.2. Cibi e cose proibiti
fino a quando non siano consentiti da un terapeuta Gerson

- Burro.
- Formaggio molle fresco (senza sale, sgrassato).
- Uova.
- Pesce.
- Carne.
- Yogurt (e altri prodotti della fermentazione del latte).

10.3. Oggetti personali e domestici proibiti

- Bombolette spray di tutti i tipi.
- Moquette (nuova).
- Detergenti chimici (si veda il capitolo 9, "Gli strumenti della Terapia Gerson").
- Candeggina al cloro.
- Cosmetici (si veda capitolo 5, "Il crollo delle difese corporee").
- Unguenti.
- Vernice (fresca).
- Profumi.
- Pesticidi spray.
- Conservanti del legno.

NOTE AL CAPITOLO 10:

227. Gerson, M., A cancer Therapy, cit.
228. Aspartame NutraSweet® Centro di informazioni tossicologico (www.holisticmed.com/aspartame); si veda anche Roberts, H.J., MD, "Does Aspartame Cause Human Brain Cancer?", Journal of Advancement in Medicine, vol. 4 (4), inverno 199.

229. Mercola, Joseph, MD, "Can Rumsfeld 'Defend' Himself Against Aspartame Lawsuit?" (www.mercola.com/2005/jan/12/rumsfeld_aspartame.htm); si veda anche Nota 228, (Roberts), supra.
230. Cope, Freeman, Wildener, MD., "A medical application of the Ling Association – Induction Hypothesis: the high potassium, low sodium diet of the Gerson Cancer Therapy", *Physiological Chemistry and Physics*, vol. 10 (5), 1978, pp. 465-468.
231. Healthy Eating Adviser: Food Additives (www.healthyeatingadvisor.com/food-additives.html) (aggiornato al 2006).
232. "Soy Danger Summarised", SoyOnlineService (www.soyonlineservice.co.nz/03summary.htm).
233. Malinow, M. R., Bardana Jr., E. J., Pirofsky, B., Craig, S. e McLaughlin, P., "Systemic lupus erythematosus-like syndrome in monkeys fed alfalfa sprouts: role of a nonprotein in amino acid", *Science*, vol. 216 (4544), 23 aprile 1982, pp. 415-417.

11. ALIMENTI SANI

«Anche la Medicina migliore può curare
solo otto o nove malattie su dieci.
Le malattie che non rispondono alla Medicina
sono curabili solo col cibo».
Testo classico di Medicina interna
dell'Imperatore Giallo (Cina, 400 a.C. circa)

«Il cibo è una medicina migliore dei farmaci».
Titolo di un libro del celebre nutrizionista inglese
PATRICK HOLFORD

«Ma allora cosa si può mangiare?», chiede l'incredulo principiante della Terapia Gerson dopo aver letto la lista di alimenti proibiti contenuta nel capitolo precedente. Questa è una domanda che fa pensare. Dimostra fino a che punto è possibile alienarsi da un modo naturale di mangiare e, soprattutto, dalla vasta gamma di cibi vegetali disponibili, giustamente chiamati "il regno vegetale" (il quale, in questo caso, include anche la frutta). È probabile che la maggior parte delle persone del cosiddetto mondo civilizzato consideri le verdure qualcosa di episodico, che al massimo si accompagna al pesce o alla carne, mentre la frutta si mangia solo se non c'è un dessert. È giunto il momento di ripensare a tutto ciò, e di fare qualche piacevole scoperta.

Il fatto è che gli alimenti vegetali, che costituiscono la base del regime Gerson, sono superiori a quelli di origine animale. Oltre a essere più leggeri, puri e facili da digerire e assimilare, contengono un sottile mix di vitamine, enzimi, minerali ed elementi traccia che operano in sinergia (ovvero cooperano), fornendo all'organismo debilitato nutrienti preziosi. Solo eliminando gli alimenti non-curativi (ovvero nocivi) ci accorgiamo di quanto sia vasta la gamma di alimenti vegetali. È necessario riconoscere la loro utilità e bellezza.

Provate a guardare un'esposizione di frutta e verdure biologiche con l'occhio di un artista. Osservate i colori brillanti e le varie forme delle carote dorate, le tonalità profonde dei cavoli rossi, i cavolfiori cremosi con i loro sottili collarini verdi, le pere marroni, le mele multicolore e il verde trasparente dell'uva: la gamma è vasta e la bellezza visiva contribuisce non poco al godimento del prodotto.

Un'altra bella sorpresa attende il novello esploratore del regno vegetale: la scoperta del sapore autentico di frutta e verdure. All'inizio, prive di sale e pepe, le verdure sembrano insipide – e francamente noiose – ma non è così. È vero però che l'uso prolungato del sale atrofizza le papille gustative fino a renderle incapaci di trasmettere il vero sapore di un cibo; il sale stesso va preso in quantità sempre maggiori affinché possa continuare ad avere effetto. Quando si inizia il regime Gerson privo di sale, il recupero delle papille atrofizzate impiega circa una settimana. Non appena ciò accade, la frutta e le verdure cominciano improvvisamente ad avere un sapore più interessante. Allo stesso tempo, anche il senso dell'odorato si acuisce, contribuendo al godimento di ogni pasto.

«Fate del cibo la vostra medicina», disse Ippocrate, il padre della medicina, circa 2.500 anni fa. Noi potremmo aggiungere: «Lasciate che solo il cibo sano sia la vostra medicina!».

12. PREPARARE IL CIBO E I SUCCHI: LE REGOLE FONDAMENTALI

«Un'ottima minestra vale più di un dipinto mediocre».
ABRAHAM MASLOW

Dando per scontato che ora la vostra cucina è equipaggiata per la Terapia Gerson, e che avete bandito da casa tutti i cibi e le sostanze proibiti, è arrivato il momento di approfondire l'importantissimo discorso sulla preparazione dei cibi. Le regole sono semplici, ma vanno osservate scrupolosamente per assicurare i migliori risultati.

Tutti i cibi devono essere biologici e i più freschi possibile. Idealmente, dovremmo poter raccogliere cibi freschi e biologici dal nostro giardino biologico: sfortunatamente, questo non è un mondo ideale e dobbiamo fare dei compromessi. La cosa migliore da fare, a questo punto, è comprare frequentemente insalate e verdure in piccola quantità, affinché non ci sia bisogno di conservarle per lunghi periodi. Le mele, le pere, le arance e le radici commestibili possono essere conservate per un certo tempo, senza che la qualità ne risenta. Le due regole più importanti della preparazione dei cibi sono:

– Tutti gli alimenti vanno preparati con grande cura, per preservare al massimo i nutrienti. La cottura deve essere lenta e a fuoco basso; le temperature elevate alterano i nutrienti delle verdure e rendono la loro assimilazione più difficile. Le verdure non andrebbero sbucciate, perché nella buccia – o immediatamente al di sotto – sono contenuti nutrienti preziosi: andrebbero soltanto lavate o spazzolate. A parte le patate, i cereali e le barbabietole intere, che vanno bolliti in una quantità adeguata di acqua, le verdure si cucinano con un minimo di acqua o di zuppa (si veda "Zuppa speciale o zuppa di Ippocrate"), oppure su un fondo di cipolle e pomodori affettati, i quali secernono abbastanza liquido da impedire alle verdure di bruciare. Ricordate che l'ossidazione, con la relativa perdita di nutrienti, comincia non appena un frutto o una verdura viene tagliato; cominciate quindi a tagliare solo quando siete pronti a cucinare.

– Il cibo deve essere saporito, variato e piacevole, per compensare il fatto di essere molto diverso dalla cosiddetta dieta normale occidentale. La varietà stimola l'appetito. Essa fornisce anche una grande gamma di minerali ed elementi traccia necessari alla guarigione del corpo. Ricordate l'importanza di un aspetto gradevole! L'insalata, in particolare, può diventare molto accattivante mischiando le foglie verdi ai pomodori tagliati e a peperoni di vario colore, aggiungendo ravanelli e un pizzico di erba cipollina (per ulteriori suggerimenti, si veda il capitolo 28, "Ricette").

Un piccolo vaso di fiori sul tavolo da pranzo può fare miracoli nel rendere ancora più piacevoli i pasti.

La dieta Gerson realizza un buon equilibrio tra gli alimenti cotti e quelli crudi. Gli abbondanti pasti principali possono far credere, ad alcuni pazienti, che la maggior parte del cibo sia cotto, ma così non è. I pasti cominciano con abbondanti porzioni di insalata cruda e finiscono con frutta cruda; i tredici bicchieri quotidiani di succo fresco vengono ugualmente da alimenti crudi. I cibi cotti sono necessari. L'esperienza del dottor Gerson ha dimostrato che i pazienti non digeriscono bene se ricevono solo cibi crudi e succhi. Di fatto, gli alimenti cotti creano varietà e consentono ai pazienti di mangiare di più di quanto potrebbero con una dieta esclusivamente crudista. Inoltre, essi forniscono fibre tenere che favoriscono la digestione dei cibi crudi e dei succhi.

La voce più famosa nell'elenco dei cibi cotti è la "Zuppa speciale o zuppa di Ippocrate" che favorisce la disintossicazione dei reni ed è molto piacevole, soprattutto nella stagione fredda. Tutti i cibi cotti sono una specie di "carta assorbente" nello stomaco, aiutando l'assunzione di grandi quantità di succhi. Tuttavia, i cibi cotti costituiscono appena un chilo e mezzo circa del consumo quotidiano del paziente, mentre gli alimenti crudi, per lo più sotto forma di succhi, rappresentano circa sette chili e mezzo!

12.1. I succhi

Nella cura di tutti i tipi di pazienti, tranne poche eccezioni, vengono usati solo quattro tipi base di succhi. Essi sono:
– succo di mela e carota;
– succo di sole carote;
– succo di insalata a foglia verde;
– succo di arance.

In circostanze particolari, può essere necessario sostituire qualche succo. Per esempio, i malati di diabete ricevono succo di pompelmo anziché di arancia, dal momento che il pompelmo contiene meno zuccheri; talvolta un succo di frutta, per esempio di mela, viene prescritto a pazienti con malattie del collagene, perché essi non dovrebbero prendere succhi di agrumi.

Succo di mela e carota

Usate circa 240 g di carote e 240 di mele. Lavatele e spazzolatele (non sbucciatele), trituratele sino a formare una polpa e mettete quest'ultima nel sacchetto fornito insieme al tritaverdure a pressa. Pressate, servite e bevete immediatamente.

Succo di sole carote

Usate approssimativamente 300 g di carote. Lavatele e spazzolatele (non sbucciatele), trituratele sino a formare una polpa e mettete quest'ultima nel sacchetto fornito insieme al tritaverdure a pressa. Pressate, servite e bevete immediatamente.

Succo di insalate a foglia verde

Usate la lattuga romana, la lattuga a foglie rosse, indivia, scarola, due o tre foglie di cavolo rosso, le foglie più giovani e interne delle cime di barbabietola, bietola verde, un quarto di peperone verde piccolo e crescione.

Mentre tritate, aggiungete una mela di dimensioni medie. Cercate di procurarvi tutti questi ingredienti. Se qualcuno di essi non è disponibile, non usate sostituti, come spinaci o sedano. Tritate gli ingredienti sino a formare una polpa, che presserete all'interno dell'apposito sacchetto. Questo succo va bevuto immediatamente, poiché i suoi enzimi muoiono rapidamente.

Nota: altre varietà di insalate reperibili in zona vanno bene per il succo verde. Sono troppo numerose da elencare.

Succo di arancia (o di pompelmo)

Usate solo uno spremiagrumi, elettrico o manuale. Non spremete la buccia: gli olii aromatici contenuti in essa sono nocivi e interferirebbero con la cura.

12.2. La routine quotidiana

Il tipico menu quotidiano del paziente Gerson è il seguente:

Colazione

– Un'ampia scodella di fiocchi d'avena cotti in acqua purificata e addolciti con un po' di miele o frutta secca, precedentemente tenuti in ammollo durante la notte in acqua fredda (oppure versate acqua bollente su di essa);
– un bicchiere da 250 ml di succo d'arancia appena spremuto;
– altra frutta cruda o cotta;
– *opzionale*: una fetta di pane di segale tostato, biologico e non salato.

Pranzo

– Un piatto abbondante di insalata cruda mista condita con olio di semi di lino (si vedano le ricette dei condimenti a base di succo di limone e olio di semi di lino nel capitolo 28, "Ricette");
– da 250 a 300 g di "Zuppa speciale o zuppa di Ippocrate";
– patate al forno, bollite, sotto forma di purea o cucinate in altro modo;
– 1 o 2 verdure fresche e ben cotte;
– frutta cruda o cotta per dessert.

Cena

Segue lo stesso ordine del pranzo, ma ha altre verdure e frutta per dessert.

Nota: a pranzo o a cena, dopo avere consumato i cibi necessari, è possibile prendere una seconda fetta di pane di segale biologico e non salato. Tuttavia, il pane non deve soddisfare l'appetito né sostituire i cibi essenziali.

12.3. Ricette fondamentali per cominciare

Per una panoramica completa sulle ricette Gerson, si veda il capitolo 28, "Ricette". Le ricette seguenti servono solo a farvi acquisire dimestichezza con le componenti principali del menu quotidiano dei pazienti.

Colazione

Per una persona, mettete 150 g di fiocchi d'avena in 350 ml di acqua distillata o purificata. Quest'ultima deve essere inizialmente fredda, quindi portata a bollitura. Lasciate bollire per 5-6 minuti, mescolando ogni tanto. Se i fiocchi sono piccoli, ci vuole meno tempo di cottura, circa un minuto. Nel frattempo, spremete il succo di arancia e aggiungete le eventuali medicine prescritte (si veda il capitolo 14, "Medicine"). Servite l'avena insieme a frutta secca precedentemente tenuta in ammollo (durante la notte in acqua fredda, oppure versate acqua bollente su di essa e lasciatevela per un paio di ore, finché non sarà aumentata di volume) e non solforata (per esempio: albicocche, anelli di mela, prugne secche, uva passa e mango), oppure usate una mela cruda o cotta, o prugne cotte, o ancora frutta fresca di stagione (per esempio: pesche, pesche nettarine, uva o pere). Non usate bacche. Sono permessi fino a due cucchiaini al giorno dei dolcificanti consentiti (per esempio: miele, sciroppo d'acero, melassa da canna da zucchero venduta come Sucanat – uno zucchero di canna biologico essiccato – e rapadura, o melassa non solforata).

Pranzo

Per l'insalata, tagliate, affettate e mischiate lattughe di tipo diverso, come quella a foglia rossa e quella romana, la scarola, l'indivia o altre varietà di produzione locale. Aggiungete cipolle verdi sminuzzate, ravanelli, un po' di sedano, qualche pomodoro, fioretti di cavolfiore, peperone verde a fette e finocchio. Per il condimento (si vedano le ricette per il condimento all'olio di limone e all'olio di semi di lino nel capitolo 28, "Ricette"), mescolate 1 cucchiaio di olio di semi di lino (nel primo mese di terapia; successivamente, riducete a 2 cucchiaini) con aceto di mela, di vino rosso o balsamico, oppure succo di limone o di limetta. Aggiungere aglio per insaporire.

La "Zuppa speciale o di Ippocrate" (si veda sotto) va mangiata due volte al giorno, per tutta la durata della cura. Per risparmiare tempo e fatica, preparatene per due giorni (ovvero, quattro porzioni). Di notte, conservatela nel frigorifero per il giorno seguente.

Zuppa speciale o di Ippocrate

- 1 radice media di sedano, se disponibile (altrimenti, 3 o 4 coste di sedano);
- 1 pastinaca media (difficilmente reperibile e solo per un breve periodo dell'anno; può essere omessa);
- 2 porri piccoli o uno grande (altrimenti, 2 cipolle piccole);
- 2 cipolle medie;
- aglio per insaporire (è anche possibile schiacciarlo crudo nella zuppa calda, anziché cuocerlo);
- prezzemolo in quantità moderata;
- 250-500 g di pomodori (o più, se se desidera);
- 500 g di patate.

Lavate e spazzolate le verdure, tagliandole a fettine o cubetti di 1,5 cm. Mettetele in una grande pentola, aggiungete acqua fino a coprire le verdure, portate a bollitura e cucinate lentamente a fuoco lento per 1-2 ore, fino a che le verdure diventeranno tenere. Passate attraverso un passaverdura per rimuovere le fibre. Lasciate raffreddare la zuppa prima di metterla nel frigorifero.

Nota: molte spezie hanno un alto contenuto di acidi aromatici, i quali sono irritanti e probabilmente ostacoleranno la reazione di guarigione. Ecco perché sono permesse solo le seguenti spezie delicate, da usarsi *in dosi bassissime*: pepe della Giamaica, anice, foglie di alloro, coriandolo, aneto, finocchio, macis, maggiorana, rosmarino, zafferano, salvia, acetosella, santoreggia domestica, dragoncello e timo. Oltre a queste, erba cipollina, aglio, cipolla e prezzemolo possono essere usati in grandi quantità.

Due tisane alle erbe – camomilla e menta piperita – sono spesso usate dai pazienti Gerson. Per approfondire, si veda il capitolo 13 "Tutto sui clisteri", e il capitolo 16 "Comprendere le reazioni di guarigione".

13. TUTTO SUI CLISTERI

Per il profano, i clisteri di caffè sono la parte più sorprendente e sconcertante della Terapia Gerson. I critici si divertono ad attaccarla e ridicolizzarla, senza nemmeno cercare di capirne lo scopo e la funzione. Eppure, senza questo semplice metodo di disintossicazione, la Terapia Gerson non funzionerebbe. Spieghiamo perché, prima di analizzarlo nei dettagli.

Quando un paziente viene sottoposto alla terapia completa, l'effetto combinato di alimenti, succhi e medicine fa sì che il sistema immunitario aggredisca e uccida il tessuto tumorale, oltre a eliminare le tossine accumulate nei tessuti corporei. Questa vasta operazione di pulizia comporta il rischio di sovraffaticamento e avvelenamento del fegato, il principale organo di disintossicazione che, nel malato di cancro, è inevitabilmente già compromesso e debilitato. Ecco perché circa settant'anni fa il dottor Gerson incluse nel suo programma i clisteri di caffè. Egli aveva compreso che, senza questa ulteriore disintossicazione, si sarebbe andati incontro al coma epatico, con gravi ripercussioni sulla salute del paziente, che sarebbe anche potuto morire. Nel presente capitolo, spiegheremo in che modo i clisteri di caffè neutralizzano questo rischio.

Da un punto di vista generale, qualsiasi tipo di clistere introduce una sostanza nel retto per svuotare le viscere o somministrare nutrienti o farmaci. Si tratta di un'antichissima procedura medica. Ippocrate, il greco "padre della medicina moderna", prescriveva 2.600 anni fa clisteri di acqua per la cura di numerose malattie. In India, i clisteri erano raccomandati per la pulizia interna da Patanjali, autore del primo testo scritto sullo yoga, intorno al 200 a.C. Secondo la tradizione, l'ibis (un uccello sacro dell'antico Egitto, associato alla saggezza), si autosomministrava un clistere con il lungo becco ricurvo. In un'epoca più vicina alla nostra, pare che una dama della corte del re Luigi XIV di Francia si fosse somministrata un clistere sotto le sue voluminose gonne, mentre "Le Malade Imaginaire" (ovvero il protagonista dell'omonima commedia di Molière) si praticava un clistere sulla scena. È solo in tempi recenti, e soprattutto nei paesi anglofoni, che questo metodo di pulizia semplice e sicuro è caduto in disuso.

L'uso di clisteri di caffè cominciò in Germania, alla fine della Prima guerra mondiale (1914-1918). Il Paese era sottoposto a embargo dagli Alleati e molti beni di prima necessità – tra cui la morfina – scarseggiavano. Tuttavia, agli ospedali militari continuavano ad arrivare treni carichi di soldati feriti che avevano bisogno di operazioni chirurgiche. La morfina a disposizione dei medici bastava appena per la durata dell'intervento; per i dolori post-operatori, non ce n'era alcuna. Tutto ciò che si poteva fare era usare clisteri di acqua.

Benché, a causa dell'embargo, il caffè scarseggiasse, ce n'era abbastanza per aiutare i chirurghi a restare svegli durante i lunghi turni di lavoro. Le infermiere, non sapendo come alleviare le sofferenze dei pazienti, cominciarono per disperazione ad aggiungere avanzi di caffè ai sacchetti dei clisteri. Pensavano che, siccome il caffè aiutava i chirurghi (che lo bevevano), sarebbe stato utile anche ai soldati (che non lo bevevano). E in effetti i soldati dicevano di sentirsi meglio.

Questa scoperta accidentale attirò l'attenzione di due ricercatori medici – i professori Meyer e Huebner dell'Università di Goettingen[234], in Germania – che cominciarono a testare gli effetti della caffeina somministrata per via rettale nei topi. Scoprirono che essa, attraverso le vene emorroidali e il sistema portale, arrivava al fegato e apriva i dotti biliari, permettendo al fegato di espellere le tossine accumulate. Questa osservazione fu confermata settant'anni dopo, nel 1990, dal dottor Peter Lechner[235], chirurgo oncologo all'Ospedale distrettuale di Graz, in Austria, il quale per sei anni aveva effettuato test controllati su malati di cancro che seguivano una versione leggermente modificata della Terapia Gerson. Nella relazione, egli cita risultati indipendenti di laboratorio che identificano le due componenti del caffè che disintossicano il fegato (si veda il capitolo 8, "Perché la Terapia Gerson funziona?").

Il dottor Gerson si accorse dei benefici prodotti dai clisteri quando la sua Terapia era ancora in fase di sviluppo: da allora essi sono una chiave di volta del suo approccio. È importante capire che, mentre il paziente trattiene il clistere di caffè nel colon per i 12-15 minuti consigliati, tutto il sangue del corpo attraversa il fegato ogni tre minuti (ovvero, quattro o cinque volte in tutto), trasportando i veleni raccolti dai tessuti. Tali veleni vengono quindi rilasciati attraverso i dotti biliari, grazie alla stimolazione della caffeina.

Tuttavia, prima di lasciare il corpo, queste tossine devono ancora percorrere l'intestino tenue (circa 800 cm) e il colon (120-150 cm), per uscire infine dal retto e l'ano. Naturalmente, durante questo lungo viaggio, una piccola quantità delle tossine rilasciate viene riassorbita nel sistema e può causare fastidi al paziente, soprattutto nelle prime fasi della terapia, quando la disintossicazione è appena cominciata. Questo è il motivo per cui, all'inizio, si praticano cinque o più clisteri al giorno per mantenere il processo depurativo, e per cui anche il trattamento all'olio di ricino, dagli effetti più rapidi, fa parte del programma per il paziente medio (si veda il paragrafo "La cura con olio di ricino").

Avviso importante: l'idrocolonterapia è diventata di moda grazie ad alcuni personaggi famosi, ma i pazienti Gerson non la devono praticare. Il dottor Gerson è stato molto chiaro in proposito e noi non possiamo che ripeterne le conclusioni. Nell'idrocolonterapia quasi cinque litri d'acqua vengono immessi a forza in tutto l'intestino crasso, sotto una pressione che può facilmente distenderlo. Quando l'acqua viene evacuata, porta con sé fluidi, enzimi, minerali e altri minerali del colon, oltre ai batteri amici che sono fondamentali per una buona digestione. Ciò può aumentare il rischio di squilibri minerali. D'altra parte, l'idrocolonterapia non ha lo stesso scopo dei clisteri di caffè, ovvero l'apertura dei dotti biliari, che aiuta il fegato a rilasciare le tossine e depurarsi. Non bisogna mai commettere l'errore di pensare che l'idrocolonterapia sia equivalente ai clisteri di caffè.

Con ciò abbiamo parlato dei clisteri dal punto di vista storico e concettuale; ora passiamo al lato pratico.

13.1. Per cominciare

Le componenti base dei clisteri di caffè sono:
- caffè biologico macinato e tostato, medio o leggero;
- acqua depurata;
- attrezzatura per i clisteri.

L'attrezzatura va scelta con attenzione, in quanto non tutti i prodotti sul mercato sono adatti. In passato si usava un modello, in inglese chiamato "a siringhe combinate", consistente in una borsa di gomma piena di acqua calda, corredata di tubicino e cannula rettale o vaginale. Questo modello è adatto all'uso occasionale o in viaggio, ma è difficile da lavare. Altre borse, o enteroclismi di plastica – non del tipo a "siringhe combinate" – hanno un'apertura molto maggiore che rende la loro pulizia più semplice. Tuttavia, non sono indicate per un uso costante.

Tra i pazienti Gerson è molto diffuso il secchiello di plastica che ha una cannula e con impressa una scala di misurazione. Grazie a essa, si può sapere quanto caffè il paziente ha introdotto nel retto. Il secchiello è facile da pulire e ha un solo inconveniente: se cade o viene pulito troppo vigorosamente, può spezzarsi.

Questo rischio è scongiurabile scegliendo un secchiello di acciaio inossidabile, oggi acquistabile al prezzo relativamente modesto di circa 30 dollari, inclusi gli indispensabili accessori. È infrangibile e facile da pulire, anche con acqua molto calda (che non va usata con il secchiello di plastica). Il tubicino di gomma va sostituito di tanto in tanto. L'unico svantaggio di questo modello è che, non essendo trasparente, non è possibile verificare lo stato di avanzamento del clistere.

Nota: i secchielli si possono ordinare: si veda l'appendice "Rivenditori dei prodotti Gerson in Italia ed Europa".

Il contenuto standard di un clistere consiste in circa tre cucchiai di caffè macinato biologico e tostato, medio o leggero, e in un litro circa di acqua depurata. La procedura consiste nel portare l'acqua a ebollizione, aggiungere il caffè, lasciare bollire per tre minuti, quindi abbassare la fiamma e lasciare sobbollire (a coperchio chiuso) per quindici minuti. Lasciare raffreddare, quindi filtrare attraverso un panno (a tal fine, è possibile impiegare del lino o del nylon bianchi e puliti). Controllate la quantità rimasta dopo l'operazione di filtraggio e sostituite l'acqua evaporata per riportarla a un litro.

Per i pazienti in terapia, è meglio preparare la quantità di caffè per una giornata intera una sola volta, anziché bollire ogni porzione separatamente ogni quattro ore. In altre parole, si produce un concentrato di caffè, risparmiando tempo e sforzi. Prendete una pentola della capacità di almeno tre litri, versatevi circa due litri di acqua depurata, portatela a bollitura e aggiungete quindici cucchiai di caffè, che sarà abbastanza per cinque clisteri, quindi procedete come sopra.

Dopo aver filtrato il liquido, prendete cinque barattoli o bottiglie da un litro, versate la stessa quantità del concentrato in ciascuno, quindi aggiungete acqua a sufficienza per portare il volume a 250 ml di concentrato.

La mistura standard per un clistere (ovvero, 250 ml di concentrato di caffè e 750 ml di acqua, per un totale di 1 litro) va riscaldata a temperatura corporea e versata nella sacca del clistere, dopo aver serrato il morsetto della cannula per impedire la fuoriuscita del liquido. Prima di cominciare il clistere, bisognerebbe lasciare uscire qualche goccia della soluzione, al fine di liberare il tubicino dall'aria. È una buona idea mangiare un poco di frutta per tenere in esercizio il sistema digestivo, soprattutto prima del primo clistere del mattino. Ciò fornirà glucosio per innalzare i bassi di livelli di zucchero nel sangue dopo una notte di sonno.

Più il paziente è rilassato, più facile sarà il clistere. A tal fine, è necessario stare comodi. Se non potete usare un divano o una branda da campo, potete creare un "nido" per i clisteri sul pavimento del bagno, usando come base un grande, morbido lenzuolo, ricoperto con una stuoia per i clisteri o una tenda da doccia in poliestere (per le fuoriuscite accidentali) e un cuscino o un guanciale per la testa. La sacca viene posta circa 50 cm sopra il corpo, appesa a un gancio o appoggiata su uno sgabello. Il caffè non dovrebbe fluire troppo velocemente o con troppa pressione. La parte terminale della cannula è lubrificata per circa 5 cm con vaselina; 20-25 cm della cannula vanno delicatamente inseriti nell'ano. A quel punto, aprite il morsetto del tubicino per lasciare fluire il caffè. Il paziente giace sul lato destro, con le gambe in posizione fetale; è rilassato e respira profondamente. Quando tutto il caffè è assorbito, andrebbe trattenuto per 12 o 15 minuti, prima di evacuare.

Per molti pazienti, quello del clistere è un momento di piacevole rilassamento – un caffè "a testa in giù", come qualcuno lo chiama – che trascorrono ascoltando musiche tranquille, meditando o leggendo. Una ragazza, seguendo un programma Gerson della durata di due anni per curare un tumore cerebrale, lesse tutti i maggiori classici, poi passò alla filosofia e quindi alla matematica. Alla fine, era diventata così erudita che vinse un premio a scuola! Inoltre, era completamente guarita.

Nota importante: per i pazienti pretrattati con chemioterapia, il programma dei clisteri è ridotto. Col tempo, è diventato chiaro che questi pazienti devono disintossicarsi più lentamente e con maggiori precauzioni, per non rilasciare troppo rapidamente tutti i residui tossici della chemioterapia, i quali costituirebbero una pericolosa overdose.

13.2. Quanti? Quante volte?

La maggior parte dei pazienti "regolari" (ovvero, coloro che non sono stati pretrattati con chemioterapia né sono eccessivamente debilitati) segue un programma di un clistere ogni quattro ore (per esempio: alle ore 6, 10, 14, 18 e 22), seguendo allo stesso tempo il programma dei regolamentari dodici o tredici bicchieri di succo. Questo è assolutamente indispensabile. Benché il clistere raggiunga solo una parte del colon, è inevitabile che elimini una parte dei minerali contenuti in quest'ultimo: per cui, senza i succhi ricchi di minerali, potrebbe verificarsi uno squilibrio elettrolitico. In generale, è consigliabile un rapporto di tre succhi ogni clistere.

Ci sono dei casi in cui il programma di un clistere ogni quattro ore va modificato, aggiungendo clisteri extra. Se questa necessità è temporanea, non è richiesta l'assunzione di succhi ulteriori. I clisteri sono eccellenti antidolorifici: se un paziente soffre molto, non c'è nulla di male nel fare un clistere prima che siano passate le quattro ore. Il dottor Gerson ha anche suggerito che in certi casi, quando una grande massa tumorale si disgrega e viene assorbita, il paziente dovrebbe fare un ulteriore clistere notturno – intorno alle 2-3 di mattina – per evitare un risveglio doloroso, con mal di testa o addirittura in stato semicomatoso. Taluni pazienti giungono a fare clisteri ogni due ore per tenere sotto controllo il dolore, i gas o altri tipi di disturbi.

È importante ricordare che i clisteri di caffè non interferiscono con la normale attività del colon e con l'andare di corpo. Ogni tanto, qualche paziente ha questa preoccupazione, ma essa è senza fondamento. Una volta che il fegato e il sistema digestivo sono pienamente guariti, tornano a operare i normali processi di eliminazione, anche in quei pazienti che precedentemente erano affetti da costipazione.

13.3. Possibili problemi

Molti pazienti imparano la routine dei clisteri senza difficoltà e anzi apprezzano il senso di leggerezza e maggiore energia che a essi si accompagna; per altri, invece, il processo è più difficile. Di seguito, elenchiamo alcuni possibili problemi.

Talvolta, in ospedale arrivano pazienti con una grande quantità di feci nel colon, provocata dall'uso di farmaci antidolorifici come la morfina. Essi possono ostacolare la peristalsi (l'insieme di contrazioni e rilassamenti alternati dell'intestino, grazie al quale le feci vengono espulse), causando una grave costipazione. Come risultato, questi pazienti non sono in grado di assumere un litro di soluzione di caffè, tantomeno di trattenerlo. In questi casi, la soluzione consiste nel limitarsi ad assumere la quantità di caffè che questi pazienti possono tollerare senza problemi, fermarsi, trattenerla il più possibile (anche solo pochi minuti), eliminarla e prendere la soluzione di caffè rimanente. Di nuovo, trattenerla ed eliminarla dopo dodici-quindici minuti.

Di regola, dopo due o tre giorni, quando dal colon sono stati eliminati i vecchi accumuli, è possibile prendere e trattenere senza difficoltà tutto il clistere.

Alcuni pazienti potrebbero essere affetti da una ritenzione di gas che impedisce al clistere di raggiungere il colon. Quando ciò accade, è possibile somministrare una piccola quantità – circa 250-300 ml – di caffè, quindi abbassare la sacca a livello del paziente per far rifluire il caffè in essa. Spesso, ciò provoca l'eliminazione del gas, che si manifesta sotto forma di bollicine nella sacca. A quel punto, quest'ultima viene di nuovo sollevata e, grazie all'eliminazione del gas, il clistere può continuare più facilmente.

Il paziente dovrebbe ricevere il clistere sdraiato sul fianco destro, affinché la soluzione di caffè passi più facilmente dal colon discendente al colon trasverso. Tuttavia – per effetto di operazioni chirurgiche, di artrite o di tumori – potrebbe essere troppo doloroso coricarsi sul fianco destro: in questi casi, il paziente deve giacere sulla propria schiena, con le gambe sollevate, e procedere da questa posizione.

Se un paziente è affetto da grave irritazione al colon, si può diluire una piccola parte del concentrato di caffè – da 60 a 120 ml – con infuso di camomilla, anziché con acqua. L'esigua quantità di caffè favorirà comunque la disintossicazione del fegato, mentre la camomilla allevierà i dolori al colon. Non ci sono limiti di tempo per l'uso di camomilla. Nei casi di diarrea acuta, si pratica soltanto un clistere di camomilla per una pulizia delicata, al mattino e alla sera.

Per preparare l'infuso di camomilla, mettete 30 g dei capolini del fiore essiccato in una bacinella di vetro, aggiungete mezzo litro di acqua bollente, coprite la bacinella e lasciate riposare in un luogo caldo per quindici minuti. Filtrate, raffreddate e conservate in una bottiglia chiusa per un massimo di tre giorni. Se volete, aumentate la quantità degli ingredienti, ma rispettate le proporzioni. La camomilla è una delle erbe più usate nella Terapia Gerson, sia come componente dei clisteri che come bevanda.

Talvolta accade che il paziente faccia i clisteri senza problemi per i primi giorni, ma improvvisamente non riesca a ricevere nel colon più di 250-350 ml. Questo potrebbe essere un sintomo di una reazione di guarigione oppure di una riacutizzazione: la soluzione è ricevere il liquido nella quantità possibile, eliminarlo e ricevere il resto. Anche se la soluzione di caffè viene presa in tre piccole dosi, non importa.

Le riacutizzazioni sono trattate in dettaglio nel capitolo 16, "Comprendere le reazioni di guarigione". In breve, si verificano quando viene escreta così tanta bile che l'intestino non è in grado di contenerla tutta. In tali casi, la bile si riversa nello stomaco. Poiché quest'ultimo, per trattenere e digerire il cibo, deve essere acido, la bile (che è altamente alcalina) produce disagi notevoli: lo stomaco non riesce a trattenere né gli alimenti né i liquidi, e il paziente vomita. In sé, questa forma di riacutizzazione è benvenuta, perché elimina molta bile tossica, ma la membrana dello stomaco si irrita e necessita di sollievo immediato. A tal fine, il paziente deve prendere il più possibile tè alla menta e farinata d'avena (si veda il capitolo 16, "Comprendere le reazioni di guarigione"). Contemporaneamente, si riducono i clisteri di caffè, in quanto provocano l'elevato flusso di bile.

La procedura corretta per i successivi due o tre giorni è due clisteri di camomilla e un solo clistere di caffè al giorno, fino alla scomparsa della nausea e del vomito. A quel punto, è possibile riprendere il programma normale.

Durante la riacutizzazione, se il paziente vomita e in più ha diarrea, il corpo perde molti liquidi, per cui bisogna prevenire la disidratazione. Un modo per fare ciò è usare più clisteri di camomilla, anziché di caffè. Inoltre, è possibile usare i succhi di carote-mele e quello di insalata a foglie verdi sotto forma di infusioni rettali. La dose regolare di 250 ml di succo viene riscaldata fino a raggiungere la temperatura corporea mettendo il bicchiere nell'acqua calda (non sul forno e senza diluire il succo); a quel punto, si invii delicatamente il succo nel retto. Questo non è un clistere, e il paziente deve trattenere il liquido fin quando non venga assorbito. Se il paziente è sdraiato a letto, ciò non dovrebbe richiedere più di dieci-quindici minuti. Tali infusioni possono essere fatte con tutti i succhi, anche ogni ora. È pure possibile non usare più i succhi come bevande, ma come infusioni, e ciò si rivela particolarmente utile durante una riacutizzazione, ovvero quando il paziente non può nemmeno sopportare la vista di un succo, per non parlare di berlo.

Attenzione: non fate infusioni rettali di succhi d'arancia.

Un altro problema si verifica quando il paziente riceve l'intero litro di soluzione di caffè ma, dopo dodici minuti, non riesce a eliminarla. In questi casi, il rimedio consueto consiste nel fare un altro clistere e aspettare che quest'ultimo porti fuori con sé anche il primo. Se tuttavia ciò non si verifica, il paziente potrebbe andare nel panico. La ragione di tale blocco sono spasmi e crampi del colon, che impediscono il rilascio del liquido. Naturalmente, in ciò non vi è alcun pericolo – il colon può contenere fino a cinque litri e mezzo di liquido – ma non è questo il punto. Se il problema è causato dai crampi, il paziente deve sdraiarsi sul fianco, con una borsa di acqua calda sullo stomaco, e cercare di rilassarsi. Se ciò non dovesse dare risultati, è possibile applicare una piccola quantità di olio di ricino sul retto; in genere, questo favorisce il rilassamento e il rilascio. Se però la situazione dovesse ancora protrarsi, fino ad arrivare al momento del clistere successivo, è utile mettere due cucchiai del regolare preparato di potassio (si veda il capitolo 14, "Medicine") in ogni clistere, per qualche giorno. Ciò aiuterà a rilassare i crampi e/o gli spasmi.

Attenzione: non usate questo metodo per più di due o tre giorni, per evitare di irritare il retto e il colon.

Solo seguendo la normale routine di clisteri, i pazienti si rendono conto di quanto materiale di scarto il loro corpo abbia accumulato nel corso degli anni. Una volta che l'organismo comincia ad auto-depurarsi, elimina una grande quantità di strani e sgradevoli accumuli, inclusi molti parassiti, che appaiono alla fuoriuscita dei clisteri. Secondo gli esperti, circa l'85% di noi ospita nel colon dei parassiti, che sarebbe meglio espellere. Quindi, non andate nel panico se il clistere, alla fuoriuscita, ha dei contenuti strani: essi dimostrano che la disintossicazione e la depurazione stanno facendo il loro corso.

13.4. La cura all'olio di ricino

Come abbiamo già spiegato, le tossine eliminate dal fegato tramite gli indispensabili clisteri di caffè hanno ancora un lungo cammino da fare (800 cm circa di intestino tenue e 150 cm circa di intestino crasso) prima di poter lasciare il corpo attraverso l'ano. Nel corso di tale evacuazione, è inevitabile che alcune tossine vengano riassorbite. Occorre tempo – talvolta troppo tempo – per espellere dal corpo i residui accumulati in anni di alimentazione scorretta, più i prodotti tossici della disgregazione dei tumori. Poiché nel programma il tempo è un elemento cruciale, soprattutto nel caso di pazienti gravemente malati, il dottor Gerson capì che occorreva un modo per accelerare il processo di eliminazione, al fine di ridurre al minimo il riassorbimento. Per ottenere ciò ed eliminare gli accumuli nell'intestino tenue (non raggiungibile dai clisteri), egli aggiunse la cura all'olio di ricino alla terapia intensiva.

Tale cura consiste nell'assumere olio di ricino per via orale, oltre che attraverso i clisteri, per accelerare e aumentare l'eliminazione di residui tossici dal tratto intestinale. Il paziente viene svegliato alle 5 del mattino circa per prendere due cucchiai di olio di

ricino, immediatamente seguiti da 1/2 o 2/3 di tazza di comune caffè nero (non di preparato per il clistere di caffè, né di caffè concentrato), addolcito con mezzo cucchiaino
di Sucanat o di altro tipo di zucchero di canna biologico essiccato (i diabetici non devono mettere zucchero in questo caffè). Chi fosse perplesso sull'uso di caffè dolcificato
rifletta sul fatto che lo zucchero è necessario per attivare la peristalsi dello stomaco e
contrastare i bassi livelli di zucchero nel sangue. Il clistere di caffè delle 6 del mattino
e la colazione vengono effettuati come di consueto. Cinque ore dopo la somministrazione orale dell'olio – alle 10 – si pratica un clistere di olio di ricino, anziché di caffè.

    Il clistere di olio di ricino si prepara utilizzando un altro secchiello per i clisteri, riser-
vato esclusivamente a essi. Mettete quattro cucchiai di olio di ricino nel secchiello dei
clisteri. Aggiungete un quarto di cucchiaino di bile di bue in polvere e mescolate bene.
Preparate il consueto preparato di 250 ml di concentrato di caffè più 750 ml di acqua
filtrata o purificata. Riscaldate a temperatura corporea. Prendete un delicato sapone da
bagno (non detergente; per esempio: *Lux*®, *Camay*®, sapone di Marsiglia o simili),
immergetelo e sfregatelo per qualche momento nel caffè (non usate sapone liquido).
Mescolate il clistere di caffè leggermente saponoso con l'olio di ricino e la bile di bue, e
agitate bene per emulsionare il più possibile la soluzione. Potete usare un agitatore elettrico, ma mentre cercherete di praticare il clistere, l'olio, benché emulsionato, continuerà
a salire alla superficie. Di fatto, per la maggior parte dei pazienti è impossibile agitare da
soli la soluzione abbastanza vigorosamente da tenere amalgamati l'olio e il caffè; per questi pazienti occorre un assistente. Quando tutto il caffè e l'olio di ricino sono penetrati,
cercate di trattenere la soluzione per un po' di tempo, anche se è improbabile che ci riu-
scirete. Non importa. Quando è necessario, evacuate. Questo clistere opera molto velocemente. La cura all'olio di ricino si pratica a giorni alternati per i primi quattro, cinque
mesi della terapia intensiva; quindi, viene gradualmente ridotta.

    Attenzione: i pazienti pretrattati con chemioterapia *non devono fare la cura all'olio
di ricino.*

    I pazienti reagiscono alla cura con olio di ricino in molti modi diversi. Per molti, è
semplicemente un fastidio, dovuto all'intenso effetto depurativo dell'olio. Nei giorni
dell'olio di ricino, è saggio restare vicini al bagno. Altri trovano repellente il sapore e
il debole odore dell'olio: a ciò si può porre rimedio mangiando un po' di frutta prima
di prendere l'olio, o tenendo a portata di mano un'arancia e succhiandola immediatamente dopo. Alcuni pazienti aggiungono semplicemente l'olio alla tazza di caffè e poi
usano una cannuccia o un tubicino di vetro, inseriti nell'olio, per portare quest'ultimo
in fondo alla bocca, immediatamente seguito dal caffè che lo spinge in giù.

    Questo è l'unico caso, nel programma Gerson, in cui i pazienti bevono caffè. Lo scopo
è quello di attivare i muscoli dello stomaco e fare uscire l'olio il prima possibile, affinché
il paziente non resti nauseato per ore, mentre l'olio è nel suo stomaco, ma possa fare
colazione e assumere successivamente i succhi. Alcuni pazienti hanno cercato di sostituire il caffè con una tisana alla menta o ad altre erbe, ma non ci sono dubbi che il caffè
funzioni meglio e andrebbe preso anche da coloro che abitualmente non lo bevono.

13.5. La pulizia dell'attrezzatura

Come tutti gli altri strumenti del programma Gerson, il secchiello dei clisteri va tenuto pulito. Poiché l'ano, il retto e il colon non sono sterili, non occorre sterilizzare l'attrezzatura. Dopo ogni uso, il secchiello va sciacquato con acqua calda e sapone, facendola scorrere anche lungo il tubicino. Quindi, risciacquare il tutto per eliminare il sapone. Due o tre volte a settimana, è buona norma mettere una tazza di perossido di idrogeno al 3% nel secchiello, con il morsetto chiuso, e lasciare agire tutta la notte, per uccidere i germi o eliminare le impurità. Al mattino, prima del primo uso, sciacquare.

Attenzione: se tenete il tubicino di plastica collegato al secchiello, si allenterà e alla fine si staccherà, esponendovi a un'indesiderata doccia di caffè. Controllate frequentemente l'allaccio e, se necessario, tagliate qualche centimetro dall'estremità libera e sostituite la parte serrata. Gli incidenti possono essere prevenuti rimuovendo il tubicino di plastica ogni volta, prima di versare l'acqua calda nel secchiello, in modo che il tubicino torni alle dimensioni originarie e resti saldamente in posizione.

Anche il secchiello per la cura all'olio di ricino va pulito come sopra, ma usando più acqua e sapone, per eliminare qualsiasi residuo di olio. Strofinate l'interno del secchiello con un pezzo di carta assorbente per finire il lavoro.

NOTE AL CAPITOLO 13:

234. Gerson, M., *A Cancer Therapy*, cit.
235. Lechner, Peter, MD, "Dietary Regim to be Used in Oncological Postoperative Care", Atti del *Oesterreicher Gesellschaft fur Chirurgie*, 21-23 giugno1984.

14. MEDICINE

Normalmente, per "medicine" si intendono i farmaci usati nella medicina allopatica per curare le malattie. Durante una grave crisi o un'emergenza, molti farmaci salvano la vita e sono preziosissimi. Tuttavia, quando si tratta di patologie croniche, i farmaci sintetici, che sono estranei al corpo, come regola possono soltanto alleviare (ovvero reprimere) i sintomi, senza affrontare la causa fondamentale. A tale processo spesso si accompagnano gravi effetti collaterali che per essere tenuti sotto controllo possono richiedere ulteriori farmaci.

Nella Terapia Gerson si utilizzano integratori nutrizionali, che sono sostanze naturali presenti nei vari sistemi corporei. Queste sostanze, di origine naturale, non hanno effetti collaterali. Lo scopo è compensare le carenze del corpo malato finché quest'ultimo non si rimetta quanto basta a coprire tutti i suoi bisogni. Queste sostanze sono così pure che, anche se per errore venissero assunte in dosi eccessive o insufficienti, non farebbero alcun male (a eccezione dell'integratore allo iodio-tiroide secca, che va preso esattamente in base ai bisogni del paziente).

Analizziamone la funzione uno a uno.

14.1. Composto di potassio

Il dottor Gerson scoprì che i problemi fondamentali di tutte le patologie degenerative croniche erano la perdita di potassio dalle cellule e la penetrazione di sodio in esse, costituenti quella che oggi è nota come sindrome da danno tissutale. La dieta media nella maggior parte dei paesi, soprattutto nel mondo civilizzato, contiene decisamente troppo sale (sodio), che a lungo andare determina la rottura dell'equilibrio sano del corpo[236]. Per correggere ciò, il dottor Gerson aggiunse una grande quantità di potassio (una soluzione al 10% di tre sali di potassio) alla dieta biologica vegetariana già di per sé ricca di potassio, osservando che in tal modo (e con l'aiuto dei clisteri) il corpo malato riusciva a espellere il sodio in eccesso, riducendo allo stesso tempo i livelli elevati di pressione sanguigna e, nella maggior parte dei casi, il dolore.

Per preparare il composto, 100 g di tre sali di potassio vengono sciolti in un litro di acqua depurata e conservati in una bottiglia scura, oppure in una bottiglia normale all'interno di una capiente busta di carta scura, per tenerla al riparo dalla luce. Quando si segue la terapia intensiva completa, si aggiungono quattro cucchiaini del composto di potassio a dieci dei tredici succhi freschi di frutta e verdura consumati quotidianamente. Tale dose si riduce dopo tre o quattro settimane a due cucchiaini in ciascuno dei dieci succhi.

Nei casi gravi, sono necessari molti mesi (anche uno o due anni) per tornare ai livelli normali di potassio negli organi essenziali. I livelli di potassio che si riscontrano nelle analisi del sangue non rispecchiano il contenuto di potassio nella cellula. Bassi valori di potassio potrebbero indicare una guarigione in atto, perché i tessuti esauriti stanno riassorbendo il potassio, mentre nei casi di arresto cardiaco potrebbero riscontrarsi valori elevati, perché i tessuti stanno perdendo potassio.

14.2. Tiroide secca e soluzione di *Lugol*

È noto – già dai tempi del dottor Gerson – che la maggior parte dei malati di cancro ha un metabolismo basale basso[237]. Il problema è causato principalmente dal cloro[238], abbondantemente impiegato per disinfettare la fornitura d'acqua, e soprattutto dal fluoro[239]. Entrambi eliminano lo iodio dalla ghiandola tiroidea, diminuendone la capacità di funzionare correttamente. La tiroide regola il metabolismo e funge da termostato, in quanto è capace di innalzare la temperatura corporea e quindi produrre la febbre. Influenza anche il sistema immunitario e coordina tutto l'equilibrio ormonale.

Quando alla dieta del paziente si aggiungono tiroide secca e iodio sotto forma di liquido di *Lugol* a concentrazione dimezzata, il sistema immunitario si riattiva e il processo di guarigione può cominciare. Ai fini di un corretto dosaggio, occorre accertare il tasso metabolico del paziente, ma la maggior parte dei malati di cancro cominciano con 0,3 g di tiroide secca e diciotto gocce di liquido di *Lugol* (tre gocce in un succo di arancia e in cinque succhi di carote-mele) al giorno, per le prime tre o quattro settimane. Quindi, la quantità viene ridotta a circa 0,1 g di tiroide secca e dodici gocce di *Lugol*, e infine adattata secondo le istruzioni del dottor Gerson. I pazienti affetti da malattie non maligne seguono la terapia meno intensiva (si veda il capitolo 19, "La Terapia Gerson per malattie non maligne"), nel quale si fa un uso molto più limitato della tiroide secca e del liquido di *Lugol*.

14.3. Niacina

La niacina (nome comune per l'acido nicotinico, o vitamina B_3) favorisce la digestione delle proteine e la circolazione capillare, portando quindi sangue appena ossigenato (grazie alla costante assunzione di succhi freschi) a tutti i tessuti corporei. Migliorando la circolazione, aiuta inoltre a ridurre l'ascite (edema addominale) e il dolore. La dose consiste in una pasticca di 50 mg sei volte al giorno, presa durante i tre pasti e nel corso di assunzione di frutta e/o di succo. Questo rimedio spesso provoca il ben noto "rossore da niacina", un arrossamento che riguarda il viso e la parte superiore del torace, accompagnato da prurito. Esso è totalmente inoffensivo e passa rapidamente (non preferite la forma di niacina, conosciuta anche come niacinamide, che non provoca rossore: è inefficace). L'assunzione di niacina andrebbe interrotta durante il periodo mestruale e/o in ogni caso di sanguinamento.

14.4. Capsule di fegato

Il fegato gravemente intossicato e debilitato del malato di cancro ha bisogno della massima assistenza per migliorare le sue funzioni vitali. La terapia fornisce questo aiuto sotto forma di capsule di fegato contenenti fegato in polvere, sgrassato ed essiccato, di animali sani. Due capsule di fegato in polvere vengono somministrate tre volte al giorno insieme al succo di sola carota. Secondo la dottoressa Virginia Livingston[240], la combinazione di fegato in polvere essiccato con il succo di carote produce acido abscissico, un precursore della vitamina A, fondamentale nella lotta contro il tessuto tumorale.

14.5. Iniezioni di fegato crudo con integrazioni di B_{12}

Queste iniezioni rappresentano un ulteriore aiuto per la guarigione del fegato, che normalmente contiene una piccola quantità di vitamina B_{12}. Tuttavia, poiché praticamente tutti i pazienti di cancro sono anemici, è necessaria un'ulteriore quantità di vitamina B_{12} per ripristinare il contenuto emoglobinico del sangue, favorendo la formazione e la maturazione dei globuli rossi. Ciò è efficace contro diversi tipi di anemia e persino contro alterazioni degenerative del midollo spinale. Come evidenziato dagli esperimenti sugli animali, questa vitamina è in grado di ripristinare le funzioni di una grande quantità di tessuti rovinati dall'età, le patologie croniche, gli interventi chirurgici, le malattie degenerative e vari tipi di intossicazione. Estratto di fegato per via intramuscolare (3 ml) e 50 µg di vitamina B_{12} – una quantità esigua, pari a 1/20 di 1 ml – vengono somministrati quotidianamente per quattro o più mesi. In seguito, la frequenza viene ridotta a giorni alterni; ancora più in là nel tempo – talvolta anche dopo un anno – a due volte a settimana.

14.6. Pancreatina

Questo è un estratto di vari enzimi digestivi pancreatici, normalmente necessari per digerire i grassi, le proteine e gli zuccheri. I pazienti Gerson non consumano tali sostanze, ma questi enzimi sono di importanza vitale nella digestione ed eliminazione del tessuto tumorale. La dose consiste in tre pasticche da 325 mg ciascuna quattro volte al giorno: una dopo ciascun pasto, più un'ulteriore dose a metà del pomeriggio. Per tumori eccezionalmente grandi, è possibile ricorrere a due-tre pasticche al giorno di pancreatina in soluzione più concentrata, in 1.200 mg. Certi pazienti non tollerano la pancreatina e devono farne a meno. Il dottor Gerson la escluse anche dai casi di sarcoma.

14.7. Acidol-pepsina

Queste pasticche contengono succhi digestivi gastrici assolutamente necessari per quei pazienti cronici che presentano una quantità insufficiente di acido gastrico e di pepsina. Come risultato, essi hanno poco appetito e scarse capacità digestive. Poiché la cura Gerson si basa sull'assunzione ottimale di succhi e alimenti, lo stomaco ha bisogno di aiuto per assumere e digerire il cibo. L'*acidol-pepsina* favorisce la digestione delle proteine e l'assorbimento del ferro, aiutando allo stesso tempo l'eliminazione di gas e gonfiori. La dose è sei pasticche al giorno, due prima di ciascun pasto. L'*acidol* non viene assunto nei casi di riflusso acido, ulcere o altri casi di irritazione o infiammazione dello stomaco.

14.8. Bile di bue in polvere

Favorisce l'emulsione dell'olio di ricino, il quale è usato nei clisteri a base di caffè/olio di ricino. La polvere viene mescolata all'olio di ricino, il tutto viene agitato e si aggiunge il caffè leggermente saponoso.

14.9. Olio di semi di lino

Noto anche come olio di linseme compatibile con gli alimenti, esso contiene entrambi gli acidi grassi essenziali – acido linoleico e acido linolenico – e ha un contenuto particolarmente elevato della serie omega-3, come scoprì la dottoressa Johanna Budwig[241]. Tra gli effetti terapeutici dell'olio di semi di lino, ricordiamo:
- attrae l'ossigeno nella membrana cellulare e trasporta l'ossigeno nella cellula;
- è in grado di disintossicare le tossine solubili nel grasso e aiuta a dissolvere e rimuovere la placca;
- trasporta la vitamina A, che è importante per il sistema immunitario;
- rimuove il colesterolo in eccesso: una funzione importante, perché i livelli di colesterolo dei pazienti talvolta aumentano durante le prime fasi della terapia.

La dose è due cucchiai al giorno per il primo mese, poi un cucchiaio al giorno per il resto della cura (limitata, in modo simile alle medicine, e ridotta a un cucchiaio al giorno dopo trenta giorni).

14.10. Coenzima Q10

Aggiunto recentemente al protocollo, questo coenzima serve a sostituire alcuni nutrienti che venivano assunti tramite il succo di fegato crudo, non più utilizzato. All'inizio va somministrato con cautela, poiché alcuni pazienti sono ipersensibili a esso. La dose per cominciare è 50 mg al giorno per cinque-sette giorni, poi viene aumentata a 100 mg al giorno, fino a raggiungere 500-600 mg quotidiani.

NOTE AL CAPITOLO 14:

236. Cope, Freeman, Widener, *Physiorogical Chemistry and Physics*, vol. 10 (5), 1978.
237. Page, Kathy, "Hypothyroidism and Cancer", memorandum supplementare, UK Parliament Select Committee on Science and Technology, giugno 2000.
238. Price, Joseph M., *Coronaries, choresteror, chrorine*, Pyramid Books, Salem, MA, 1971.
239. Galetti, P. M. e Joyet, G., "Effect of fluorine on thyroidal iodine metabolism in hyperthyroidism", *Journal of Clinical Endocrinology and Metabolism*, vol. 18 (10), Ottobre 1958, pp. 1102-1110.
240. Comunicazione personale del dottor Livingston a Charlotte Gerson (Febbraio 1977).
241. Budwig, Johanna, MD, *Flax oil As a True Aid Against Arthritis Heart Infarction Cancer and Other Diseases*, Terza ed., Apple Publishing, Ferndale, WA, dicembre 1994.

15. ALLEVIARE I DOLORI SENZA FARMACI

Molti pazienti arrivano all'ospedale Gerson con dolori insopportabili, oppure sono in terapia con morfina e codeina. Questi farmaci sono altamente tossici[242] e, poiché disintossicare il corpo è lo scopo fondamentale della Terapia Gerson, va fatto ogni sforzo per alleviare il dolore senza ricorrere al loro uso.

Il primo mezzo per raggiungere tale obiettivo sono i clisteri di caffè (si veda il capitolo 13, "Tutto sui clisteri di caffè"). Eliminare le tossine accumulatesi nel fegato permette a quest'ultimo di assorbire e rimuovere altri veleni immagazzinati nel corpo, arrecando sollievo immediato al paziente. Ciò, tuttavia, non elimina completamente il dolore e potrebbero essere necessari dei blandi antidolorifici (per esempio: aspirina, ibuprofene o paracetamolo). Se però il paziente si è assuefatto alla morfina questi farmaci potrebbero non essere efficaci e il medico Gerson userà uno o più dei seguenti metodi:
- impacchi all'olio di ricino;
- impacchi di argilla (fango);
- ipertermia (idroterapia; febbre artificiale);
- laetrile;
- trattamenti all'ossigeno;
- oscillazione su trampolino;
- la "triade" (un'aspirina, 500 mg di vitamina C e 50 mg di niacina).

I paragrafi successivi contengono le istruzioni per applicare tali metodi.

15.1. Impacchi all'olio di ricino

Impacchi caldi all'olio di ricino aiutano ad alleviare i dolori alle ossa e ai muscoli, gli spasmi e i crampi, inclusi quelli nell'area del fegato o in qualsiasi altra parte del corpo dolorante; migliorano la circolazione, rilassano i muscoli ed eliminano le tossine in modo rapido e sicuro.

Per preparare un impacco all'olio di ricino tagliare un panno bianco di flanella di lana (va bene anche la flanella di cotone) in tre parti uguali, grandi abbastanza da coprire l'area dolorante. Le dimensioni usuali sono circa 20 x 25 cm. Una di queste tre parti viene posta su una superficie piatta e cosparsa di un sottile strato di olio di ricino. Una seconda parte viene applicata sopra e a sua volta imbevuta di olio di ricino. Infine, viene posta la terza parte, formando una specie di sandwich a tre strati. Questo impacco base viene posto sulla pelle nell'area dolorante, coprendolo con un foglio di plastica leggermente più grande per prevenire macchie antiestetiche sulle lenzuola o il pigiama, e mantenendolo saldamente in posizione con una benda o altro materiale adatto. Infine, sopra l'impacco viene posta una borsa di acqua calda tiepida (non bollente). Essa è preferibile a un cuscinetto elettrico riscaldante, il cui elettromagnetismo interferirebbe con il campo energetico del corpo.

L'impacco può essere lasciato sul posto per molte ore, o anche per tutto il giorno e la notte, a patto che l'acqua nella borsa venga cambiata quando si raffredda. Alcuni pazienti hanno sperimentato dei disagi, dovuti al fatto che l'impacco all'olio di ricino aumenta l'attività curativa del fegato. In tali casi, l'impacco è stato rimosso e reimpiegato in un secondo momento. L'impacco all'olio di ricino può essere messo da parte e riusato. Alcuni pazienti hanno detto di aver ottenuto i risultati migliori alternando gli impacchi all'olio di ricino con quelli di argilla, una pratica senz'altro accettabile.

15.2. Impacchi di argilla

Gli impacchi di argilla (fango) servono ad alleviare le infiammazioni intorno alle giunture artritiche e in altre aree di ritenzione dei fluidi. L'argilla migliore è la "montmorillonite" (di origine non marina), la quale assorbe anche le tossine attraverso la pelle (si veda l'Appendice "Rivenditori dei prodotti utilizzati nella Terapia Gerson"). Assunta internamente con una tisana alla menta (1/4 o 1/2 cucchiaino in una tazza), l'argilla contribuisce anche a guarire la diarrea e in generale l'intossicazione da cibo. Gli impacchi di argilla (fango) sono usati da molto tempo in varie parti del mondo. Applicati intorno alla testa, possono anche alleviare i mal di testa e le convulsioni.

L'impacco di argilla si ottiene mescolando l'argilla secca in polvere con una quantità sufficiente di acqua depurata purificata calda per formare una pasta né troppo liquida né troppo dura. Uno strato di due-tre mm viene steso su un panno bianco pulito, il quale viene posto sull'area interessata e coperto con un foglio di plastica e un panno di lana. Una volta bloccato, può essere lasciato in posizione due o tre ore, rimuovendolo quando si è essiccato. È possibile usare gli impacchi di argilla (fango) due o tre volte al giorno, a seconda delle necessità, facendo attenzione però a non porli su una ferita aperta. A differenza dell'impacco di olio di ricino, quello di argilla non deve essere riusato.

15.3. Ipertermia (idroterapia)

Quando un paziente soffre di dolore, soprattutto alle ossa, oppure è in apprensione perché l'attesa reazione di guarigione non si verifica, possono essere utili determinate procedure. Una di queste è l'ipertermia, ovvero un trattamento all'acqua calda. Consiste nell'immergere il paziente fino al mento in una vasca di acqua notevolmente più calda di quella che si adopera per un bagno caldo. Quando il paziente si è abituato al calore, la temperatura dell'acqua può essere aumentata con cautela aggiungendo acqua più calda, a 39 °C, o anche leggermente di più. Lo scopo di tale cura non è solo migliorare la circolazione (fatto che di per sé allevia il dolore), ma anche far salire la temperatura del paziente: in altre parole, creare una febbre.

Il tessuto maligno è sensibile a un aumento di temperatura e può essere ucciso dalla febbre. Quindi, portare la temperatura corporea a 39 °C è di estremo beneficio. Non abbiamo mai visto una febbre sopra ai 40 °C. Danni al corpo si verificano solo quando la temperatura supera i 41 °C. Durante questi bagni, dovrebbe essere presente un'infermiera, o un attendente, che controlli la temperatura dell'acqua con un apposito termometro. È possibile dare al paziente delle tisane calde alle erbe, per sostituire i liquidi persi tramite la sudorazione, e mettere sulla sua fronte un piacevole panno fresco (non gelido). Alla fine del bagno, che di solito non dura più di venti minuti, il paziente viene velocemente asciugato con asciugamani asciutti e fatto accomodare in un letto caldo, lasciando che la sua temperatura corporea torni lentamente alla normalità.

L'ipertermia non andrebbe praticata su pazienti affetti da problemi cardiaci, pressione elevata, difficoltà respiratorie o che, a causa dell'età, sono deboli di cuore e costituzione. Non andrebbe mai praticata con acqua addizionata con fluoro.

Per aumentare l'effetto dell'ipertermia, ad alcuni malati di cancro viene effettuata un'iniezione di laetrile quindici minuti prima di entrare nella vasca. Il laetrile, noto anche come vitamina B_{17}, è ricavato dai noccioli dell'albicocca. Non è tossico, anche se contiene una frazione di cianuro. Tale sostanza non danneggia le cellule sane (dopotutto, il nome completo della vitamina B_{12} è *ciano*cobalamina!), perché esse contengono un enzima, la rodanasi, che neutralizza la frazione di cianuro. Le cellule tumorali, invece, essendo prive di tale enzima, possono essere attaccate e distrutte dal laetrile. Inoltre, è stato dimostrato sperimentalmente che, dopo un'iniezione di laetrile, la temperatura del tumore può salire anche di un grado. Il fatto che la temperatura di tutto il corpo del paziente venga aumentata dal trattamento ipertermico è un aiuto ulteriore alla distruzione del tessuto tumorale.

15.4. Trattamenti all'ossigeno

Due composti contenenti un surplus di ossigeno sono utili per alleviare il dolore. Uno è il perossido di idrogeno (H_2O_2), cioè l'acqua (H_2O) più un atomo extra di ossigeno attaccato a essa tramite un singolo legame.

Anche l'altro composto fondamentale, l'ossigeno (O_2), può attaccarsi a un altro atomo di ossigeno, generando O_3 (ozono). Benché l'ozono sia noto come irritante, i trattamenti all'ossigeno – correttamente praticati – sono molto efficaci ai fini della guarigione e dell'attenuazione del dolore.

I quattro benefici della cura all'ozono (90% di ossigeno e 10% di ozono) sono:
– attacca e uccide i germi e i virus;
– attacca e distrugge il tessuto tumorale;
– aumenta l'ossigenazione del flusso sanguigno;
– si attacca ai radicali liberi tossici, aiutando il corpo a eliminarli.

L'H_2O_2 (perossido di idrogeno) è economico e si trova facilmente nelle farmacie o persino nei supermercati. È venduto in soluzione al 3%, applicabile in tutta sicurezza alla pelle, oppure se ne versano circa due litri in una vasca di acqua calda (non fluorizzata). Ancora meglio è sfregare il perossido sulla pelle, dopo un bagno caldo, affinché tramite i pori sia assorbito direttamente nel sangue.

La cura all'ozono è più complicata, perché richiede una speciale macchina generatrice di ozono, utilizzabile solo da persone istruite sul suo corretto uso. Esistono anche macchine che miscelano l'ozono con l'acqua del bagno, ma sono costose, richiedono una vasca di ozono e non sono consigliate per l'uso domestico (ci sono medici in Italia che praticano la terapia ad ozono, per informazioni si veda la fine del libro, NdR).

15.5. Oscillazione su trampolino

Può sembrare strano consigliare un piccolo trampolino per una leggera oscillazione ai fini dell'alleviamento del dolore, ma esso può davvero risultare efficace. Al paziente va detto chiaramente di non saltare vigorosamente sul trampolino, ma di limitarsi ad alzare i talloni come se stesse camminando da fermo. Questo movimento fa scendere il peso verso il basso, in modo tale che per un attimo, in cima al rimbalzo, il paziente si sente privo di peso. Lo stesso movimento, inoltre, stimola e aumenta la circolazione linfatica, che a sua volta aiuta a superare i blocchi e vincere il dolore. Si può effettuare la leggera "camminata" sul trampolino fino a cinque o sei volte al giorno, ma ogni esercizio non deve durare più di trenta secondi.

15.6. La "triade"

Il dottor Gerson ha usato in molti casi, con successo, questa combinazione di tre pasticche. Una volta che il paziente è abbastanza disintossicato, queste tre pasticche agiscono insieme più efficacemente che prese individualmente. Tale combinazione, oggi nota come la "triade", continua a essere efficace anche per alleviare il dolore e facilitare il sonno.

Essa consiste semplicemente in un'aspirina normale, una pasticca da 500 mg di vitamina C e una da 50 mg della normale niacina, che fanno parte delle medicine normalmente assunte dal paziente. Questa combinazione può essere usata fino a cinque volte al giorno, ogni quattro ore, se necessario.

NOTE AL CAPITOLO 15:

242. "Drugs and Chemicals of Concern: Summary of Medical Examiner Reports on Oxycodone-Related Deaths", U.S. Department of Justice, Drug Enforcement Administration, Office of Diversion Control (www.deadiversion.usdoj.gov/drugs_concern/oxycodone/oxycontin7.htm).

16. COMPRENDERE LE REAZIONI DI GUARIGIONE

Le reazioni di guarigione, note anche come "riacutizzazioni", sono una parte essenziale della Terapia Gerson. È importante che il paziente capisca la loro natura e la loro funzione prima di cominciare il trattamento completo, poiché le reazioni di guarigione sono un'esperienza alquanto paradossale: benché producano molti sintomi spiacevoli, dovrebbero essere accolte positivamente, in quanto sono la prova che la terapia ha cominciato a funzionare.

Vediamo come e quando è più probabile che cominci questo indispensabile processo. Di regola, dopo i primi giorni del programma Gerson completo, i pazienti si sentono meglio, hanno meno dolori, il loro appetito è migliorato e il tumore esterno o palpabile è diminuito. Ovviamente, tali sviluppi positivi sono molto incoraggianti per i pazienti. Questo è il momento di ricordare loro che una reazione di guarigione potrebbe essere imminente, spiegando in che modo essa promuove la disintossicazione. Senza un'adeguata preparazione, l'improvviso passaggio dal benessere al suo opposto potrebbe essere duro da accettare!

Quando il corpo comincia a rimettersi da un tumore (o da un'altra malattia cronica), si attiva quello che il dottor Gerson chiamava "meccanismo di guarigione" e il sistema immunitario comincia a reagire. Il corpo produce un'infiammazione "di guarigione" ed elimina le tossine dai tessuti, creando un pesante carico tossico che il fegato deve eliminare. Questo processo, a volte, è accompagnato da febbre, anch'essa di guarigione, e da crisi di depressione e panico.

Oltre a ciò, il paziente può avere nausea, feci tossiche, mancanza di appetito e persino avversione al cibo e alle bevande, specialmente ai succhi verdi. Inoltre, può esserci più gas del solito e i clisteri di caffè possono risultare più difficili (a causa del maggiore carico tossico nel fegato). All'improvviso, ai pazienti potrebbe sembrare che le loro condizioni stiano peggiorando. Forse si sentono deboli, hanno nausea e talvolta il dolore che sembrava sparito ha fatto ritorno. Ciò può portare il paziente alla depressione (che è uno dei possibili effetti collaterali) e a chiedersi se la Terapia Gerson non stia aggravando la sua malattia. A questo punto, il dottore o terapista Gerson, che riconosce in questi sintomi una sana reazione di guarigione, può rassicurare i pazienti e allontanare il panico.

La prima riacutizzazione è in genere molto breve, poiché il corpo – data la sua debolezza – non è ancora in grado di mettere in atto una vera guarigione e sta solo cominciando a reagire. Tuttavia, già questa prima reazione può produrre effetti impressionanti. Oltre ad attaccare il tessuto maligno, il corpo comincia a guarire vecchie ferite, fratture, cicatrici e patologie gravi, inclusi magari la pressione elevata o il diabete dovuto all'età. È impossibile fermare o trattenere questo processo, perché il corpo non sa selezionare cosa guarire! In altre parole, esso non guarisce soltanto l'attuale patologia mortale, ma anche tutti gli altri problemi, vecchi o nuovi.

Questo è ciò che produce la Terapia Gerson nel suo insieme. Grazie a essa, i malati di cancro sono guariti anche da allergie, emicranie di lunga data, artriti, fibromialgie e altre patologie che li perseguitavano da lungo tempo.

In che modo i pazienti reagiscono a una riacutizzazione? Una risposta in termini generali si può basare solo sulle reazioni più diffuse. Poiché ogni persona è unica e ha una diversa storia medica, con diversi problemi fisici, ogni reazione di guarigione è diversa. È anche impossibile dare una risposta precisa ai pazienti che desiderano sapere quanto durerà una riacutizzazione. In molti casi, la prima reazione è blanda e dura da un paio di ore a uno-due giorni. La seconda è di solito più lunga e alquanto più intensa, poiché il corpo e il suo sistema immunitario si sono già abbastanza disintossicati e rinforzati con gli enzimi e i nutrienti contenuti nei succhi crudi, oltre che con le medicine. Come risultato, il corpo è in grado di reagire più vigorosamente.

Nella maggior parte dei casi, questa seconda riacutizzazione si verifica nella sesta settimana della terapia. La terza reazione accade di solito intorno ai tre mesi, tre mesi e mezzo, ed è la più pesante. Per favore, ricordate che queste previsioni non sono esatte: sono semplicemente ciò che abbiamo riscontrato nella maggior parte dei casi. Se il paziente è stato pretrattato con chemioterapia, le reazioni sono diverse (si veda il capitolo 18, "Adattare la Terapia a pazienti pretrattati con chemioterapia o gravemente debilitati").

Cosa si deve fare con un paziente in piena riacutizzazione, che si sente male, è ansioso e spaventato? Di certo, non interrompere la terapia, l'assunzione dei succhi o la pratica dei clisteri, perché questo arresterebbe bruscamente il processo di guarigione. Per aiutare il paziente a superare i disagi delle riacutizzazioni, bisogna comunque fare qualcosa. Ecco i modi migliori di portare aiuto.

16.1. Nausea

Se, nonostante la nausea, il paziente riesce a bere i succhi, continuate senz'altro a darglieli. Se in lui/lei si manifesta una forte avversione al succo verde, riscaldate quest'ultimo a temperatura corporea (senza diluirlo) posizionando il recipiente nell'acqua calda, versate il succo nel cestello per i clisteri e usatelo come infusione rettale. Questo non è un clistere e pertanto non va espulso.

Il paziente deve essere comodamente sdraiato a letto, con le gambe sollevate in posizione fetale, permettendo così l'assorbimento del succo. I pazienti che temporaneamente non riescono a bere alcun succo possono assumerlo per via rettale (a eccezione del succo di arance) e vanno incoraggiati ad assumere farinata d'avena e molto tè alla menta, per mettere in ordine lo stomaco e fornire all'organismo gli indispensabili liquidi solitamente ricevuti attraverso i succhi.

Per preparare la farinata d'avena, mettete 30 g di fiocchi d'avena e 150 ml di acqua in una pentola. Lasciate bollire da dieci a quindici minuti, quindi filtrate attraverso un colino fine per eliminare tutte le parti solide. Schiacciate i fiocchi d'avena nel colino il più possibile, per ottenere un liquido più denso dell'acqua. Bevete finché è caldo.

Per i pazienti ipersensibili ai succhi durante una riacutizzazione, è possibile versare 60 ml di farinata in un bicchiere e aggiungervi non più di 180 ml di succo.

Il tè alla menta aiuta ad alleviare la nausea, i problemi digestivi e i gas. La menta o menta piperita si trova spesso allo stato selvatico nei giardini e si diffonde rapidamente. Un cucchiaio pieno di foglie fresche è sufficiente per una tazza di tè: aggiungete acqua depurata bollente, coprite e lasciate in immersione per dodici-quindici minuti, quindi filtrate. Se usate bustine da tè, accertatevi che siano biologiche. Una bustina da tè è sufficiente per due tè. Se comprate le foglie essiccate, la qual cosa è preferibile, mettete un cucchiaio di foglie nella pentola, versate due tazze di acqua depurata sopra di esse e procedete come sopra.

È una buona idea lasciare il tè alla menta in un thermos sul comodino del paziente, nel caso lui/lei avesse sete durante la notte.

16.2. Dolori

Gli impacchi all'olio di ricino e/o di argilla (fango) possono essere applicati localmente (si veda il capitolo 15, "Alleviare i dolori senza farmaci"). Il paziente sarà anche debilitato e dovrà riposare a letto. A meno che lui/lei non abbia ricevuto abbondanti dosi di morfina prima di iniziare la Terapia Gerson, la "triade" – ovvero un'aspirina, una pasticca da 500 mg di vitamina C (acido ascorbico, non ascorbato di sodio) e una comune pasticca da 50 mg di niacina – può essere efficace. Se occorre, è possibile prendere questa triade ogni quattro ore. Se in precedenza si è assunta morfina o altri pesanti antidolorifici, prima che la triade possa essere efficace il corpo si deve ripulire da tali farmaci, e ciò richiede tempo. Continuate a provare: alla fine funzionerà.

16.3. Depressione

Il dottor Gerson osserva[243] come durante una riacutizzazione non sia insolito che il paziente sia depresso, perda temporaneamente la speranza e si abbandoni persino a crisi di pianto. Tali sfoghi emotivi accompagnano i tentativi del corpo di disintossicarsi: è impossibile separare il corpo dalla mente (si veda il capitolo 24, "Supporto psicologico al paziente Gerson").

Spesso, un clistere in più aiuta a superare il momento difficile. È possibile che il paziente cominci a litigare con l'assistente, senza apparente ragione. Ciò non sorprende, perché dal punto di vista metabolico l'aggressività produce adrenalina extra, che aiuta a sentirsi meglio. L'assistente non deve sentirsi ferito da attacchi o accuse improvvisi. Il paziente non è in grado di controllare queste crisi e di solito se ne pente in un secondo momento. Anche in questo caso un clistere di caffè può risolvere il problema. Questa parte della reazione di guarigione va considerata come se fosse una pulizia psicologica. Una volta cessata la fase di riacutizzazione, il paziente tornerà a essere ottimista e fiducioso.

16.4. Problemi con i clisteri

Si veda il capitolo 13, "Tutto sui clisteri".

16.5. Febbre

La febbre è una risposta positiva da parte del sistema immunitario, perché favorisce gli attacchi al tessuto maligno. Non cercate di fermare la febbre con l'aspirina o altri farmaci. Semplicemente, accertatevi che il paziente stia comodo e ponete un panno bagnato in acqua fresca (non gelida) e strizzato sulla sua fronte. In quasi trent'anni, non abbiamo mai visto un corpo raggiungere una temperatura pericolosa per il cervello o il fegato (cioè, superiore a 41 °C). La temperatura massima che abbiamo riscontrato è stata 40,3 °C, che crea fastidi ma non è grave. Poiché il corpo guida il processo, la terapia stimola la guarigione e la febbre non è prodotta artificialmente, il processo di guarigione non provoca mai la morte!

16.6. Riassumendo

Quelli sopra elencati sono metodi per alleviare i sintomi che di solito accompagnano il processo di guarigione. Tuttavia, le riacutizzazioni possono assumere molte forme diverse.

CASO STUDIO – Una signora stava guarendo molto velocemente da un melanoma diffuso e assorbiva il tessuto tumorale con rapidità. Un giorno, il figlio chiamò l'ospedale dicendo: «L'altra notte, mia madre ha camminato per casa in stato confusionale ripetendo cose senza senso, per cui l'abbiamo messa a letto. Questa mattina però non si è svegliata, quindi l'abbiamo portata al pronto soccorso. Lì il dottore ha detto che, naturalmente, il melanoma aveva raggiunto il cervello e lei stava morendo. Cosa dovremmo fare?».
Il terapista Gerson abilitato raccomandò di riportare al più presto la paziente a casa per somministrarle un clistere di caffè ogni due ore. La paziente stava assorbendo il tessuto tumorale e le tossine più velocemente di quanto le stesse eliminando. Le tossine erano in circolazione e raggiungevano il cervello ma, anziché aumentare i clisteri, la paziente era stata messa a letto! Nel corso della notte, un'ulteriore massa tumorale era stata assorbita, provocando lo stato semicomatoso della paziente al mattino. I clisteri di caffè ogni due ore risolsero il problema e la paziente proseguì la guarigione.
Un caso diversissimo fu quello di un paziente con un tumore alla mascella. A questo paziente erano state chirurgicamente rimosse parti della mascella e del palato, ma il cancro si era esteso ai polmoni. Cinque giorni dopo l'inizio della cura, egli cominciò a sentire forti dolori alla gamba destra, che lo costrinsero a

letto. Come tutti, questa persona pensò subito che il cancro si fosse esteso a causa della cura Gerson. Invece, i raggi X rivelarono che una vecchia ferita alla tibia aveva cominciato a rimarginarsi. Non era presente alcun tumore e in pochi giorni la gamba era completamente guarita.

Un altro caso interessante fu quello di un malato di melanoma che durante la seconda guerra mondiale aveva contratto la malaria e per questo aveva assunto chinino e in seguito atabrina per molti anni. Il risultato fu che soffriva di crisi malariche due volte all'anno. Un anno, ebbe la sensazione che una crisi fosse imminente, ma i brividi e la febbre caratteristici non arrivarono. Poco dopo, invece, si formò il primo tumore che all'intervento chirurgico si rivelò un melanoma. Alcuni mesi più tardi comparve un altro tumore e il paziente decise di recarsi alla Clinica Gerson.

In capo a pochi giorni, arrivarono i brividi e la febbre tipici di un attacco di malaria. Il parassita era ancora nel corpo, ma quest'ultimo, a causa della debolezza del sistema immunitario, non era più in grado di sviluppare la febbre. Con l'aiuto della terapia, il sistema immunitario tornò a reagire e il paziente ebbe una tipica crisi malarica, con la febbre che raggiunse i 40,2° C. La febbre comparve al mattino, ma il paziente dovette sopportare un'altra notte di brividi e febbre alta. I terapisti Gerson non fermarono né ostacolarono la febbre; semplicemente, si assicurarono che il paziente stesse comodo. Al secondo mattino, il nuovo tumore era praticamente scomparso, essendosi ridotto di più dell'80%, grazie al ripristino delle funzioni del sistema immunitario. Il paziente non ebbe più crisi malariche.

In un'altra occasione, arrivò alla Clinica Gerson una paziente di mezz'età con un melanoma metastatizzato, un diabete senile ai primi stadi e una osteoartrite che le deturpava il braccio destro. Dopo tre settimane, nelle analisi del sangue e delle urine non c'era alcun segno di diabete, mentre le dita dolorosamente contratte cessarono di fare male e gradualmente si raddrizzarono. Una notte di qualche mese dopo, a casa, la paziente si svegliò in preda a un dolore acutissimo all'addome destro, che era molto caldo e di colore rosso vivo. Dopo i primi momenti di panico, ella si accorse che i sintomi si concentravano intorno alla cicatrice prodotta da un'appendicectomia (rimozione dell'appendice) eseguita trentacinque anni prima. Il dolore si placò velocemente, lasciandola con una cicatrice quasi invisibile e indolore.

Questi sono solo alcuni esempi scelti a caso. Bisogna ricordare che praticamente ogni paziente ha diversi problemi di salute che si ripresentano durante una reazione di guarigione (per esempio, polmoniti passate che possono causare nuovi dolori al petto o catarro; fratture che si ritenevano guarite, ma che tornano a dolorare durante una riacutizzazione, giungendo a guarigione completa; incremento del colesterolo ematico, mentre la placca dentro le vene e le arterie si spezza e viene eliminata). La chiave per riconoscerli è che durano solo pochi giorni: in seguito, il paziente si sente molto meglio. Se però le reazioni durano troppo a lungo, si possono fare delle analisi del sangue e delle urine, oppure un controllo generale, per vedere se la causa di fondo è una grave infezione, anziché una reazione di guarigione. In certi casi, i pazienti possono anche presentare squilibrio degli elettroliti nel sangue e richiedere un'iniezione endovenosa per riequilibrare i livelli del sangue.

NOTE AL CAPITOLO 16:

243. Gerson, M., A Cancer Therapy, cit., pp. 201-202.

17. LA TERAPIA COMPLETA

La terapia completa è prescritta in generale per i pazienti di cancro non gravemente debilitati e non pretrattati con chemioterapia. Il programma orario della tabella 17.1 riguarda le prime tre-quattro settimane della cura. Per le riduzioni successive, si veda il programma annuale nella tabella 17.2.

Note alla tabella 17.1

- Per spiegazioni sulle medicine, si veda il capitolo 14, "Medicine". Seguite attentamente le istruzioni per i cambiamenti.
- Preparate una tabella da compilare quando le medicine cambieranno e la frequenza dei clisteri e delle iniezioni di fegato con B_{12} diminuirà.
- Per "soluzione di potassio" si intende il contenuto di una confezione da 100 g di Sali misti (Mixed Potassium Salts) diluito in un litro di acqua depurata.
- Se le pasticche di tiroide fornite sono da 130 mg, una dose iniziale sarebbe mezza pasticca. Più avanti, dove la tabella indica la dose in 1/2 pasticca da 65 mg, si intende 1/4 pasticca da 130 mg.
- I clisteri all'olio di ricino vanno effettuati a giorni alterni, come prescritto dal terapista abilitato Gerson.
- Istruzioni per seguire la terapia completa si trovano dal capitolo 9, "Gli strumenti della Terapia Gerson", al capitolo 13, "Tutti sui clisteri". Per favore, studiatele attentamente.

Note alla tabella 17.2

- A seconda dei risultati dei test, la dose di tiroide secca può essere aumentata o diminuita.

Tabella 17.1 - Programma orario generale per un malato di cancro

	Clistere	Pasto	Olio di semi di lino (cucchiai)	Capsule di Acidol pepsin	Succo (250 ml l'uno)	Soluzione di potassio (cucchiaini)	Soluzione di Lugol (conc. 1/2* gocce)	Tiroide secca (65 mg)	Niacina (50 mg)	Capsule di fegato	Pasticche di pancreatina (0,325 g)	Iniezioni di fegato e B$_{12}$ (3 ml fegato, 1/20 ml B$_{12}$)
6:00	Caffè											
8:00		Colazione		2	Arancia	4	3	1	1		3	
9:00					Verde	4						
9:30					Carota-mela	4	3					
10:00	Caffè				Carota-mela	4	3	1	1			
11:00					Carota					2		Ogni giorno
12:00					Verde	4						
13:00		Pranzo	1	2	Carota-mela	4	3	1	1		3	
14:00	Caffè				Verde	4						
15:00					Carota					2		
16:00					Carota					2		
17:00					Carota-mela	4	3	1	1		3	
18:00	Caffè				Verde	4			1			
19:00		Cena	1	2	Carota-mela	4	3	1	1		3	
22:00	Caffè											

* 1/2 concentrazione= la concentrazione base diluita al 50%

164

Tabella 17.2 - Programma annuale generale per un malato di cancro

N. di settimane	Succhi	Pasti e olio di semi di lino	Capsule di Acidol/pepsin	Soluzione di potassio (cucchiaini)	Pastiche di tiroide secca da 65 mg	Soluzione di Lugol (Concentrazione 1/2 gocce*)	Pastiche di niacina (50 mg)	Pastiche di pancreatina	Iniezioni di fegato e B_{12}	Cisteri di caffè	Cisteri all'olio di ricino
2-3	1 arancia, 5 carota/mela, 4 verde, 3 carota	Regolare, aggiungere 2 cucchiai di olio di semi di lino	3 x 2	10 x 4	5 x 1	6 x 3	6 x 1	4 x 3	1 al giorno	Ogni 4 ore	Ogni 2 giorni
3	Idem	Regolare, 1 cucchiaio di olio di semi di lino	3 x 2	10 x 2	3 x 1/2	6 x 1	6 x 1	4 x 2	1 al giorno	Ogni 4 ore	Ogni 2 giorni
5	Idem	Idem	Idem	8 x 2	2 x 1/2	6 x 1	6 x 1	4 x 2	1 al giorno	Ogni 4 ore	Ogni 2 giorni
4	Idem	Aggiungere 100 g di yogurt	Idem	8 x 2	3 x 1/2	6 x 1	6 x 1	4 x 2	1 al giorno	Ogni 4 ore	Ogni 2 giorni
5	Idem	150 g di yogurt	Idem	8 x 2	3 x 1/2	6 x 1	6 x 1	4 x 2	1 al giorno	Ogni 4 ore	2 a settimana
4	Idem	2 x 120 g di yogurt	Idem	8 x 2	3 x 1/2	6 x 1	6 x 1	4 x 2	1 al giorno	3 al giorno	2 a settimana
6	Idem	Idem	Idem	8 x 2	2 x 1/2	6 x 1	6 x 1	4 x 2	Ogni 2 giorni	2 al giorno	1 a settimana
6	Idem	Idem, molto cibo crudo	Idem	6 x 2	2 x 1/2	6 x 1	4 x 1	4 x 2	2 a settimana	2 al giorno	
6	Idem	Idem	Idem	6 x 2	2 x 1/2	4 x 1	4 x 1	4 x 2	2 a settimana	2 al giorno	
9	Idem	Idem	Idem	6 x 2	2 x 1/2	4 x 1	4 x 1	4 x 2	2 a settimana	2 al giorno	
9	Idem	Idem	Idem	6 x 2	2 x 1/2		4 x 1	4 x 2	2 a settimana	1 al giorno	
7	Idem	Idem	Idem	6 x 2	2 x 1/2	5 x 1	4 x 1	4 x 2	1 a settimana	1 al giorno	

* 1/2 concentrazione= la concentrazione base diluita al 50%

165

18. ADATTARE LA TERAPIA A PAZIENTI PRETRATTATI CON CHEMIOTERAPIA O GRAVEMENTE DEBILITATI

Nota bene: le stesse variazioni si applicano a entrambe le categorie.

All'epoca del dottor Gerson, i farmaci chemioterapici erano appena stati introdotti e i loro effetti erano pressoché sconosciuti. Questo spiega perché nel suo famoso libro, *A Cancer Therapy: Results of Fifty Cases*[244], non compaiono mai osservazioni sulla chemioterapia. L'uso su larga scala di questa cura, basata sulla teoria che veleni potenti somministrati al malato di cancro ucciderebbero le cellule maligne consentendo allo stesso tempo la guarigione di quelle sane, si è affermato solo negli anni successivi alla morte del dottor Gerson. Oggi come oggi, la chemioterapia è usata praticamente in tutto il mondo. Talvolta è adoperata come trattamento coadiuvante, in aggiunta ad altre cure; in altri casi, è prescritta ai pazienti prima dell'intervento chirurgico per ridurre il tumore, molto spesso nei casi terminali. I medici, se interrogati, ammettono che la chemioterapia può al massimo prolungare l'aspettativa di vita di qualche mese, ma non promette certo "la guarigione".

Il nostro intento in questo libro non è discutere dei risultati positivi o negativi della chemioterapia, un aspetto largamente studiato da Ralph W. Moss[245] e altri (si veda il capitolo 20, "Cose da ricordare"); ci interessano soltanto i cambiamenti che vanno apportati al protocollo Gerson per i pazienti già trattati con sostanze chimiche tossiche.

Quando la prima clinica Gerson venne aperta in Messico, diciotto anni dopo la morte del dottor Gerson, i medici erano riluttanti ad accettare pazienti che avevano ricevuto la chemioterapia. Di essa non si faceva menzione in *A Cancer Therapy*[246], l'unico testo di riferimento per quei medici. In seguito, acquisendo più familiarità con la cura e vedendone gli effetti positivi, accettarono con qualche esitazione due pazienti pretrattati con chemioterapia che imploravano il loro aiuto. All'epoca, comprendendo che i farmaci chemioterapici altamente tossici avevano arrecato un danno ulteriore, i medici pensarono che questi pazienti dovessero effettuare il consueto trattamento disintossicante per rimuovere dal corpo i veleni accumulatisi.

Di conseguenza, prescrissero l'intero protocollo intensivo, compresa la parte riguardante l'olio di ricino, ma con sorpresa si accorsero che quest'ultimo eliminava tali veleni troppo rapidamente, rilasciandoli nel sangue e in pratica provocando al paziente un'overdose di farmaci chemioterapici. Entrambi i pazienti dovettero essere trasferiti a un reparto di terapia intensiva e, fortunatamente, sopravvissero. Questo episodio insegnò subito ai medici a non prescrivere olio di ricino ai pazienti pretrattati con chemioterapia, ma ad assegnare loro un programma ridotto, al fine di non sovraccaricare il fegato e non eliminare le tossine troppo velocemente.

167

Da allora, abbiamo visto molti pazienti in simili condizioni ottenere una soddisfacente guarigione sul lungo termine, ma i risultati arrivavano più lentamente. Inoltre, poiché il corpo è molto più intossicato, a causa delle sostanze chimiche sintetiche, i risultati sono alquanto meno affidabili (si leggano nel capitolo 27, "Anamnesi di pazienti guariti", i casi di pazienti trattati senza successo con chemioterapia e quindi rimandati a casa ad aspettare la morte, ma guariti grazie alla Terapia Gerson).

Inoltre, nei pazienti pretrattati con chemioterapia si verificano reazioni di guarigione (si veda il capitolo 16, "Comprendere le reazioni di guarigione"). Esse variano di intensità durante i primi mesi. Tuttavia, come regola, un'intensa reazione di guarigione da chemioterapia si manifesta più o meno dopo il sesto mese di terapia ed è diversa dalle riacutizzazioni tipiche dei pazienti che non hanno subito chemioterapia. Il paziente pretrattato con chemioterapia elimina i farmaci tossici ancora contenuti nel suo organismo soffrendo di disturbi simili, ma meno gravi, di quelli provocati dalla chemioterapia.

Tra essi, ricordiamo perdita di capelli, nausea, infiammazioni alla bocca, dolori, diminuzione dei globuli bianchi e rossi, debolezza e risultati alterati dei test. Alcuni pazienti sentono letteralmente l'odore delle sostanze chimiche escrete attraverso la pelle. Spesso, i clisteri alla fuoriuscita hanno un odore chimico. Questa reazione alla chemio, che interviene al sesto mese, può durare fino a tre settimane, dopo le quali il paziente si sente molto meglio, perché i sintomi provocati dalla chemio spariscono, i livelli del sangue tornano a migliorare, il tumore regredisce più rapidamente, i capelli ricrescono e l'energia ritorna.

Dopo questa profonda pulizia, è possibile aggiungere con le dovute cautele un'importante componente del protocollo: l'olio di ricino. Il paziente comincia facendo soltanto il clistere all'olio di ricino. Invece della quantità standard (si veda il capitolo 13, "Tutto sui clisteri"), si aggiungono al clistere di caffè solo due cucchiaini, per due o tre settimane, fino a due volte alla settimana. Se il paziente non reagisce troppo violentemente, questa quantità viene aumentata a quattro cucchiaini per altre tre settimane. Anche in questo caso, se l'aggiunta è ben tollerata, il paziente può cominciare a prendere un cucchiaino di olio di ricino per via orale, seguito dalla consueta tazza di caffè caldo dolce e, cinque ore dopo, dal clistere di olio di ricino due volte a settimana. Dopo di ciò, la quantità va gradualmente aumentata, insieme al numero di clisteri di caffè, fino a quando il paziente è in grado di fare la cura all'olio di ricino completa e passare dalla terapia ridotta a quella intensiva completa per i pazienti normali.

La tabella 18.1 illustra la terapia modificata per i pazienti pretrattati con chemioterapia e/o gravemente debilitati.

Note alla tabella 18.1

- Preparate una tabella da compilare quando le medicine cambieranno e la frequenza dei clisteri e delle iniezioni di fegato con B_{12} diminuirà;
- nessuna cura all'olio di ricino, sino a nuovo avviso;

- la terapia esatta – compresi il numero di succhi, clisteri, medicine ecc. – va specificata da un terapista Gerson abilitato.

Come riferimento, si fornisce qui una sintesi delle voci contenute nella tabella:

- 10 bicchieri da 250 ml di succhi di vario tipo (per esempio: mela-carota, carota, insalata a foglia verde e arancia), ridotti per pazienti gravemente debilitati a 8 bicchieri, oppure a 10 da 120-180 ml. Per tali pazienti, è possibile aggiungere a ogni bicchiere fino a 60 ml di farinata d'avena, per facilitare la digestione (si veda il capitolo 16, "Comprendere le reazioni di guarigione");
- 18 cucchiaini di soluzione di potassio (2 cucchiaini in 9 bicchieri);
- 1-1/2-3 pasticche da 65 mg di ormone tiroideo;
- 5 gocce (concentrazione 1/2, ovvero la concentrazione base diluita al 50%) di soluzione di *Lugol*;
- 5 pasticche da 50 mg di niacina (omettere se vi sono perdite di sangue in corso);
- 6 capsule di *acidol-pepsina*;
- 6 capsule di polvere di fegato;
- 12 pasticche di pancreatina;
- 3 cc di estratto di fegato con 50 μg di B_{12} (una iniezione intramuscolare al giorno);
- 3 clisteri di caffè;
- da 200 mg a 600 mg di coenzima Q10, cominciando per precauzione da 1 pasticca di 50 mg al giorno.

I pasti, immutati, comprendono 2 cucchiai di olio biologico di semi di lino per un mese, poi 1 cucchiaio al giorno per il resto della cura.

NOTE AL CAPITOLO 18:

244. Gerson, M., A Cancer Therapy, cit.
245. Moss, Ralph W., The Cancer Industry: Unraveling the Politics (edizione rivista dell'originale The Cancer Sindrome). Paragon House, New York, 1989.
246. Nota 244 (Gerson), supra.

Tabella 18.1 - Programma orario per pazienti debilitati o pretrattati con chemioterapia

	Clisteri	Pasto	Olio di semi di lino (cucchiai)	Acidol pepsin (capsule)	Succo	Soluzione di potassio (cucchiaini)	Soluzione di Lugol (a concentrazione 1/2, gocce)	Ormone tiroideo (65mg)	Niacina (50 mg)	Capsule di fegato	Pasticche di pancreatina	Iniezioni di fegato e B12
8:00		Colazione		2	Arancia	2	1	1	1	2	3	
9:00	Caffè				Verde	2						
10:00					Carota-mela	2	1		1			
11:00					Carota					2		1 al giorno
12:00					Verde	2						
13:00		Pranzo	1	2	Carota-mela	2	1	1	1		3	
14:00	Caffè				Verde	2						
17:00					Carota-mela	2	1		1		3	
18:00	Caffè				Verde	2						
19:00		Cena	1	2	Carota-mela	2	1	1	1	2	3	

• 1/2 concentrazione= la concentrazione base diluita al 50%

19. LA TERAPIA GERSON PER MALATTIE NON MALIGNE

Grazie alla sua lunga pratica clinica, il dottor Gerson arrivò alla conclusione che il paziente affetto da una malattia non maligna aveva un fegato malato e debilitato, mentre il paziente affetto da una malattia maligna presentava un fegato gravemente intossicato (avvelenato). Partendo da tale differenza, egli sviluppò una terapia non intensiva per le malattie non maligne. Allo stesso tempo, precisò che se i pazienti appartenenti a tale categoria seguivano un protocollo più severo e vicino alla terapia intensiva completa, sarebbero guariti più velocemente.

La terapia non intensiva è meno impegnativa, quindi i pazienti che la seguono possono continuare a lavorare. Questo è un notevole vantaggio, perché la maggior parte delle persone dipende dal proprio stipendio e non potrebbe astenersi dal lavoro per lunghi periodi di tempo. La tabella 19.1 rappresenta un programma orario tipo per pazienti che seguono la terapia meno intensiva.

Nota alla tabella 19.1

- Fate una tabella vuota da riempire man mano che le medicine cambiano e la frequenza dei clisteri si riduce.

A seconda delle condizioni del paziente, è possibile ridurre il numero di succhi da dieci a otto. Essi dovrebbero consistere in quattro succhi di carota-mela, tre succhi verdi e un succo di arancia. Però non riduceteli ulteriormente. Inoltre, i pazienti affetti da malattie del collagene (per esempio: lupus, artrite reumatoide o sclerodermia) non dovrebbero prendere il succo d'arancia. Sostituitelo con succo di mele, di carote o verde appena spremuto. Va da sé che continuano a essere valide tutte le precauzioni riguardo l'assunzione degli alimenti e i clisteri di caffè, e contro le tossine in ambiente domestico.

Per informazioni su come seguire la terapia quando si torna al lavoro, si veda il paragrafo "Assistenza domestica" nel capitolo 20, "Cose da ricordare".

Tabella 19.1 - Programma per pazienti affetti da malattie non maligne

Ora	Clistere	Pasto	Olio di semi di lino (cucchiai)	Capsule di Acidol pepsina	Succo (250 ml l'uno)	Soluzione di potassio (cucchiaini)	Soluzione di Lugol (conc.1/2 gocce*)	Tiroide secca (65 mg)	Niacina (50 mg)	Capsule di fegato	Pastiche di pancreatina	Iniezioni di fegato e B$_{12}$
8:00		Colazione		2	Arancia	2	1	1	1	2	3	
9:00	Caffè				Verde	2		1				
10:00					Carota-mela	2			1			
11:00					Carota	2				2		Ogni due giorni
12:00					Verde	2						
13:00		Pranzo	1	2	Carota-mela	2	1	1	1		3	
14:00	Caffè				Verde	2						
17:00					Carota-mela	2			1		3	
18:00	Caffè				Verde	2						
19:00		Cena	1	2	Carota-mela	2	1		1	2	3	

* 1/2 concentrazione= la concentrazione base diluita al 50%

172

20. COSE DA RICORDARE

In questo capitolo, vi illustreremo vari strumenti, di diversa natura, che possono aiutar-vi a proteggere e migliorare la vostra salute. Sapere è potere, e la diffusione in tutto il mondo del cosiddetto "paziente informato" è un segno sicuro che sempre più persone desiderano assumersi la responsabilità della propria salute e del proprio benessere. Senza dubbio, voi siete tra loro. Ci auguriamo che troverete utili le seguenti informazioni.

20.1. Cure ortodosse del cancro

A differenza della Terapia Gerson, che è non-invasiva, non-tossica e olistica, l'on-cologia ortodossa si basa sulla rimozione o distruzione del tumore attraverso tre metodi: chirurgia, radiazioni e chemioterapia. Nelle sezioni che seguono forniremo una breve descrizione di ciascuno di essi.

20.2. Chirurgia

In molti casi di cancro, i pazienti riescono a evitare l'intervento chirurgico comin-ciando la Terapia Gerson. Può succedere, tuttavia, che un terapista Gerson consigli la chirurgia per "alleviare" il carico tumorale del paziente. In effetti, rimuovere un tumo-re facilita al corpo il compito di curare la parte restante della malattia. Ciò avviene per-ché le patologie maligne hanno un metabolismo diverso da quello delle cellule nor-mali e rilasciano tossine nel tessuto circostante, oltre che nel flusso sanguigno. È ovvio che questo processo va arrestato, ma la chirurgia ha gravi effetti collaterali.

Prima dell'operazione, al paziente vanno somministrati tranquillanti per tenerlo calmo e prevenire un aumento della pressione sanguigna; a essi fanno seguito l'ane-stesia generale o locale per l'operazione, più una dose abbastanza massiccia di anti-biotici. Al risveglio, il paziente prova forti dolori e riceve dosi notevoli di analgesici. In breve, nell'organismo del paziente vengono introdotte molte tossine dannose.

In tempi recenti, è emerso un altro problema. A causa dell'uso eccessivo di anti-biotici e della scarsa igiene degli ospedali, sono nati i cosiddetti "superbatteri", che resistono a tutti gli antibiotici noti. Come risultato, molti pazienti contraggono negli ospedali il pervicace batterio *Staphylococcus aureus*, che è impossibile controllare. Una infezione del genere può essere mortale, soprattutto per un paziente malato di cancro, il cui sistema immunitario è già debilitato.

Tuttavia, in certe circostanze, l'intervento chirurgico è urgente e va praticato subi-to, per salvare una vita. Tale situazione può verificarsi quando un tessuto cicatriziale si espande al punto di bloccare un organo; quando una vena principale perde sangue, perché debilitata da un tumore invasivo, che va arrestato; oppure quando il paziente è ferito a seguito di un incidente e va operato urgentemente. Spesso, tuttavia, l'intervento chirurgico non è così urgente. Per esempio, quando un paziente che segue la Terapia Gerson completa va in ospedale per un intervento chirurgico non urgente, c'è tempo per prepararlo a quest'ultimo.

Bisogna ricordare che, una volta che una persona è disintossicata, il suo corpo reagirà molto più intensamente ai farmaci, inclusi gli anestetici, gli antidolorifici e persino gli antibiotici. Se un paziente Gerson più o meno disintossicato cerca di affrontare questi argomenti con un normale chirurgo o anestesista d'ospedale, essi semplicemente non capiranno. Per questo motivo, è meglio preparare il corpo ad accettare i farmaci inevitabili rendendolo temporaneamente meno sensibile, anche se sfortunatamente ciò vuol dire ridurre l'efficacia della terapia. A tal fine, si raddoppia la dose quotidiana di yogurt e si servono due o tre pasti di pesce bollito o alla piastra, subito prima di entrare in ospedale. In questo modo si arresta temporaneamente l'attività di autoguarigione del corpo.

Dopo qualsiasi operazione chirurgica inevitabile, è consigliabile lasciare l'ospedale il prima possibile. Una volta tornati a casa, si riprende la terapia completa, anche evitando lo yogurt per circa una settimana e aumentando temporaneamente il numero di clisteri a quattro o più, per eliminare le tossine introdotte. In seguito, il paziente ritorna al livello di cura che stava seguendo prima di cominciare a prepararsi per l'ospedale.

20.3. Chirurgia diagnostica

Quando una mammografia o una risonanza magnetica rinvengono un nodulo "sospetto" o un'"ombra" nell'area del seno, il dottore e il paziente hanno bisogno di conoscere esattamente la natura del nodulo. In genere, il dottore consiglierà urgentemente una biopsia e l'esame di un campione di tessuto, per accertare la realtà.

Il passo successivo è una "nodulectomia" (ovvero, l'asportazione del nodulo al seno). Se, a detta del chirurgo, il nodulo è probabilmente maligno, egli esaminerà anche il tessuto circostante; in particolare, controllerà i linfonodi ascellari, per vedere se la patologia si è diffusa. Il problema è che quando il chirurgo comincia a esaminare i linfonodi, probabilmente non ne asporterà solo un paio, ma anche otto o dieci. Nella medicina ortodossa, ciò viene effettuato al fine di fornire all'oncologo le informazioni di cui ha bisogno per decidere quelli che secondo lui sono i farmaci chemioterapici necessari. Ma se il paziente ha già deciso di fare a meno della chemioterapia, è inutile asportare tanti linfonodi. Tale asportazione, infatti, sarebbe nociva per la circolazione e porterebbe a un rigonfiamento del braccio dovuto all'accumulo di liquido, causa di gravi disagi e forse anche dell'impossibilità di usare il braccio.

Come è possibile evitare questo rischio? In genere, prima di qualsiasi intervento chirurgico, il dottore chiede al paziente di firmare una liberatoria che gli dà il permesso di praticare tutto ciò che secondo lui va fatto, in qualsivoglia circostanza. Se il paziente acconsente a una tale generica liberatoria, potrebbe ritrovarsi con troppi linfonodi asportati. Occorre invece che nella liberatoria egli affermi di non acconsentire all'asportazione di un numero di linfonodi maggiore a due.

20.4. Radiazioni

In medicina, le radiazioni possono essere usate a fini diagnostici o terapeutici. La prima esposizione del paziente alle radiazioni avviene con i raggi X, a scopi diagnostici. In confronto alle altre radiazioni, essi sono i meno nocivi.

Tra gli altri strumenti diagnostici vi sono la tomografia computerizzata (TAC), che usa una grande quantità di raggi X per produrre immagini dettagliate, da diversi punti di vista, del corpo del paziente, delle braccia o delle gambe. L'unico strumento diagnostico che non usa i raggi X è la risonanza magnetica (RMN), che utilizza onde radio e un intenso campo magnetico per produrre immagini chiare degli organi e dei tessuti interni.

Se le analisi iniziali portano a una diagnosi di cancro, in determinati casi al paziente viene consigliata la radioterapia, in genere trenta sedute. Benché negli ultimi anni la tecnica abbia fatto grandi progressi e cerchi di limitarsi unicamente all'area malata del corpo, gravi danni sono ancora possibili, sotto forma di ustioni. Secondo la concezione allopatica ufficiale, è praticamente impossibile guarire le ustioni da radiazioni: invece, con la tecnica Gerson, si può rimediare al danno in modo pressoché totale.

Il libro del dottor Gerson, *A Cancer Therapy: Results of Fifty Cases*[247], espone il caso di un paziente (caso n. 11) pretrattato con ottantotto sedute di raggi X che avevano provocato ustioni profonde. Ancora peggio, il tumore era riaffiorato. È interessante notare che, grazie alla Terapia Gerson, il tumore ai polmoni e ai linfonodi scomparve più velocemente delle ustioni da radiazioni. Comunque, egli guarì completamente e visse quasi cinquant'anni anni in buona salute.

Nei casi di tumore al cavo orale, le cure radioattive sono particolarmente nefaste, perché prosciugano le ghiandole salivari. La bocca secca impedisce al paziente di dormire e richiede di essere continuamente inumidita con acqua. Ma dopo meno di due settimane di terapia, abbiamo visto tornare alla normalità mucose di pazienti che erano state gravemente lesionate dalle radiazioni.

In generale, i dottori Gerson usano raramente le radiazioni. C'è un solo caso specifico in cui queste ultime possono rivelarsi utili, e cioè per alleviare i dolori più acuti dei tumori alle ossa o delle metastasi ossee, che sono difficili da tenere sotto controllo e guariscono più lentamente delle patologie maligne nei tessuti molli. Per aiutare il paziente, si usano pochissimi (alle volte solo tre, cinque) trattamenti alle radiazioni per arrestare lo sviluppo del tumore e alleviare il dolore. È preferibile alleviare il dolore con le radiazioni anziché con i farmaci, poiché questi ultimi sono tossici e interferiscono con il processo di guarigione. Dal momento che la radioterapia rende i farmaci inutili, l'osso può guarire e il dolore non fa ritorno.

20.5. Chemioterapia

È dal 1960 circa che la chemioterapia è uno dei principali strumenti usati dalla medicina ortodossa contro il cancro. Di essa esistono molte varianti, ma tutte hanno una cosa in comune: sono altamente tossiche. La chemioterapia viene usata per uccidere le cellule tumorali e quindi sradicare i tumori maligni, ma non esiste alcuna forma di chemioterapia che non uccida anche le cellule sane.

Queste sostanze chimiche tossiche agiscono interferendo con il metabolismo delle cellule maligne in modo da bloccare la loro rapida mitosi. Tale risultato viene effettivamente raggiunto, ma nel corpo umano esistono altre cellule e tessuti soggetti a mitosi veloce: in particolare, il midollo spinale (che, tra le altre cose, produce i globuli bianchi fondamentali per il sistema immunitario), le mucose della parete intestinale e i follicoli piliferi. Tutti vengono gravemente compromessi dalle tossine della chemioterapia, provocando un sistema immunitario indebolito, nausea, vomito, perdita di sangue negli intestini, ulcere orali e caduta dei capelli. Alla fine, i danni diventano ancora peggiori. I pazienti riferiscono perdita di memoria (nei bambini, difficoltà di apprendimento); danni al cuore, ai polmoni e al fegato; incidenza molto più elevata di infezioni.

I farmaci chemioterapici sono costantemente aggiornati, spesso per ragioni economiche. Uno degli ultimi, il *Gemzar®*, in un primo tempo era impiegato solo per i tumori al polmone e al seno, ma ora è stato autorizzato anche per i tumori ovarici in fase avanzata. Non ci sono prove che tale farmaco prolunghi la vita; d'altro canto, esso aggrava gli effetti collaterali dei farmaci chemioterapici precedentemente usati ed è molto costoso. Statistiche recenti rivelano che un ciclo di trattamenti *Gemzar*, consistente in sei dosi somministrate nell'arco di sei mesi, costa circa 12.600 dollari.

La chemioterapia può vantare pochi successi, ovvero guarigioni autentiche, limitati a casi particolari di tumore, come il coriocarcinoma, un tumore della donna che insorge nel corso della gravidanza. Si riscontrano percentuali di guarigione di circa il 50% anche per un tipo di tumore linfatico conosciuto come linfoma di Burkitt, diffuso per lo più in certe aree dell'Africa[248]. Successi si sono avuti anche in molti casi di leucemie infantili acute, con un 50% di bambini sopravvissuto per più di cinque anni[249]. Si ritiene che anche il tumore ai testicoli sia curabile, e di fatto è stato registrato un buon numero di guarigioni[250]. Sfortunatamente, tali successi riguardano solo tipi di cancro abbastanza rari. Con i tumori più comuni (al seno, alla prostata, ai polmoni e, più recentemente, al colon) le reazioni non sono positive, anche se la chemioterapia viene somministrata praticamente sempre.

Un'affermazione illuminante e allarmante sull'uso della chemioterapia negli ultimi casi venne scritta già nel 1972 dal dottor Victor Richards nel libro *Cancer – the Wayward Cell: Its Origins, Nature, and Treatment*. In tale libro, Richards sostiene che anche se gli effetti lenitivi (diminuzione del dolore e lieve regressione del tumore) si verificano solo «per un breve periodo di tempo, nel 5-10% dei casi, la chemioterapia svolge una funzione preziosa: mantiene i pazienti orientati verso la corretta terapia medica e impedisce loro di sentirsi abbandonati dal medico [...] Inoltre, questi farmaci potenzialmente utili impediscono il diffondersi delle ciarlatanerie sul cancro...»[251].

Deplorando l'uso della chemioterapia, nel libro *The Cancer Industry: Unravelling the Politics*, Ralph W. Moss osserva: «Secondo Richards, è accettabile rischiare di provocare ai pazienti nausea, vomito, vertigini, perdita di capelli, infiammazioni orali e persino morte prematura, se questo viene fatto per mantenerli "orientati verso la corretta terapia medica" e lontani dalle «ciarlatanerie sul cancro»[252]. In altre parole, è accettabile impedire ai pazienti di cercare aiuto al di fuori della medicina ortodossa. Le avvertenze che accompagnano la maggior parte dei farmaci chemioterapici sostengono che questi stessi farmaci possono provocare il cancro[253].

La gravità degli effetti tossici della chemioterapia si può cogliere appieno leggendo un manuale per le infermiere dei reparti oncologici. In esso si avvertono le infermiere che si limitano a preparare i farmaci che esistono "seri rischi" di danni alle pelle, anomalie riproduttive, problemi ematologici (del sistema sanguigno), lesioni al fegato e a livello cromosomico. Alle infermiere si raccomanda inoltre di «non mangiare, bere, fumare o truccarsi mai nell'area di preparazione dei farmaci»[254].

20.6. Protesi al seno

Alcune pazienti di cancro al seno scelgono di applicarsi delle protesi al seno, soprattutto per ragioni estetiche, ma tali protesi possono avere gravi ripercussioni sulla salute. È facilmente comprensibile che dopo una mastectomia le pazienti desiderino celare la perdita di uno o entrambi i seni. Tuttavia, la procedura presenta dei rischi, a seconda della materia usata.

La scelta peggiore è un'imbottitura di silicone, che come è noto scoppia e diffonde il silicone nei tessuti circostanti. Abbiamo visto un caso in cui ciò ha provocato grave tossiemia nell'intera area del seno, emicranie ed estrema debolezza, al punto di costringere la paziente a letto. La Terapia Gerson ha eliminato gran parte dei problemi. La paziente si è liberata delle emicranie, ha recuperato energie ed è tornata in condizioni normali.

Se l'imbottitura è in altri materiali, l'esplosione non è più un problema, ma la protesi resta un corpo estraneo che il corpo cerca di espellere. Poiché non può farlo, in quanto la protesi è saldamente fissata, ne consegue un'irritazione costante, particolarmente pericolosa per le pazienti che hanno subito una mastectomia per tumore al seno. Soppesando i pro e i contro delle protesi, sembra logico concludere che le ragioni estetiche sono meno importanti della necessità di evitare una ricaduta.

20.7. Assistenza domestica

L'unico serio svantaggio della Terapia Gerson è che è molto impegnativa, quasi come un lavoro a tempo pieno. Una grande quantità di tempo, energia e sforzi prolungati sono necessari per produrre tutti i giorni da dieci a tredici bicchieri da 250 ml di succo appena spremuto (ogni ora), tre pasti quotidiani, tre preparati di caffè per i clisteri, oltre che per rifornirsi costantemente dei prodotti biologici freschi indispensabili per la corretta esecuzione del programma. Tali prodotti vanno lavati e preparati per i succhi e i pasti; le insalate e le verdure vanno preparate il più possibile vicino all'ora dei pasti, per preservarne la freschezza; i piatti vanno costantemente lavati. Inoltre, questa routine quotidiana di otto ore si applica senza interruzioni per sette giorni a settimana.

Naturalmente, i pazienti gravemente malati, ma anche quelli la cui situazione è meno critica, non sono in grado di mettere in atto un programma tanto impegnativo. A prescindere dalla loro patologia, i pazienti, se vogliono guarire, devono riposarsi. È impossibile insistere troppo su questo punto, in quanto molte persone – soprattutto i familiari del paziente – non lo capiscono: la guarigione, lo sforzo eroico del corpo di guarire, richiede energia. Le energie di un malato, già scarse, vanno riservate a tale scopo.

In altre parole, è necessaria una persona sana che segua il programma. In molti casi, il coniuge o un altro familiare è disposto a fare il lavoro, ma una sola persona sarà ben presto spossata dall'intensità dei compiti senza interruzioni. In questo caso, va assunto e istruito un aiutante da cucina. In realtà, è meglio avere due aiutanti, ognuno dei quali impiegato per vari giorni a settimana.

La scelta dell'aiutante è importante. Non è prudente assumere un infermiere istruito sulla medicina allopatica, in quanto lui/lei potrebbe non approvare il regime nutrizionale e tentare di aggiungere qualcosa di sua iniziativa. Nemmeno un cuoco professionista è indicato, perché potrebbe trovarsi in difficoltà con il metodo Gerson di preparazione dei cibi. L'ideale sarebbe una persona educata e di mente aperta, che desideri imparare i requisiti di questo lavoro. Per alcuni pazienti è stato utile rivolgersi alla loro parrocchia, in cerca di volontari. La cosa migliore sarebbe trovare più di un volontario, per assicurare un'assistenza continua e ovviare a eventuali assenze improvvise.

Poiché la preparazione quotidiana dei succhi, insieme a tutti gli altri compiti, tiene l'aiutante impegnato, potrebbe essere necessario anche un addetto alle pulizie, due volte a settimana. Come abbiamo già avuto modo di dire (si veda il capitolo 9, "Gli strumenti della Terapia Gerson"), nella casa del paziente non va usato alcun detergente tossico.

Dopo otto-dodici mesi di terapia, il paziente è di solito in condizioni assai migliori e può svolgere molti compiti, tra cui la preparazione dei succhi. Se però questo sforzo extra porta a nuovi sintomi o a un affaticamento eccessivo, è necessario fare ricorso a un aiuto esterno. Alcune persone, soprattutto se sono coloro che guadagnano per la famiglia, possono cominciare a svolgere un lavoro part time e, più tardi, un lavoro regolare.

C'è una condizione importante: il paziente non deve mai pranzare in un ristorante. Egli deve fare a casa il consueto pranzo Gerson e sempre a casa deve bere i succhi verdi appena spremuti (che non possono essere portati al lavoro); inoltre, deve riposarsi un po' e fare il clistere di mezzogiorno. I succhi di carota-mela possono essere portati al lavoro al mattino, in un thermos di acciaio inossidabile o con interno in vetro; un altro thermos va riservato per il pomeriggio. Poi, tornando a casa, si può riequilibrare prendendo i succhi verdi e i clisteri mancanti, seguiti dal riposo. Tutto ciò è fattibile solo se a casa c'è una persona in grado di preparare quello che la terapia prescrive al paziente.

20.8. L'abbronzatura e le sue controindicazioni

Il sole può essere una fonte di buona salute, ma può anche essere un killer. La differenza la fa il grado di esposizione. Il corpo umano ha bisogno di vitamina D, la quale sostiene il funzionamento di molti organi vitali ed è essenziale alla formazione e al mantenimento di ossa sane. Sono pochi gli alimenti ricchi di vitamina D, quindi abbiamo bisogno che essa si formi nella pelle attraverso l'esposizione al sole.

Il problema è che i raggi ultravioletti (UV) contenuti nella luce solare possono causare seri danni alle cellule. Ciò spiega in parte perché negli ultimi decenni si sono diffusi sia la moda di un'intensa abbronzatura sia i casi di tumore alla pelle, che sono raddoppiati[255]. Anche coloro che non stanno sdraiati seminudi per ore in una spiaggia assolata, ma semplicemente lavorano all'aperto, possono sviluppare il cancro alla pelle, poiché il 30-50% dei raggi UV ci raggiunge anche in una giornata nuvolosa.

I pazienti Gerson devono riporre particolare cura nell'evitare bruciature solari, che provocano danni immediati sotto forma di vesciche, arrossamenti e disagi, e danni a lungo termine sotto forma di pelle secca e rugosa (nei casi migliori) o di melanoma (nei casi peggiori). La prima regola è evitare di esporsi al sole tra le 10 e le 15 nei mesi estivi (o tutto l'anno, nei climi caldi). Si può stare all'aperto in un luogo ombreggiato, ma non nelle vicinanze dell'acqua, perché essa riflette e intensifica i raggi solari. È importante essere ben coperti anche durante le altre ore del giorno, se si sta all'esterno. Magliette di cotone bianche e con le maniche lunghe, pantaloni lunghi e cappelli a tesa larga (oppure berretti bianchi con visiera) forniscono la necessaria protezione. D'estate, i bambini sani hanno bisogno di giocare all'aperto e di nuotare, ma sono ancora più sensibili degli adulti alle scottature solari. Sfortunatamente, il 90% delle protezioni solari presenti sul mercato contiene una sostanza chimica chiamata octil-metossi-cinnamato, che è tossica e raddoppia la sua tossicità quando è esposta alla luce solare[256]. Poiché la pelle assorbe il 60% di tutto ciò che viene applicato su di essa, è ovvio che tali preparati non possono essere usati sui bambini. Comunque, è possibile trovare con un po' di sforzi delle protezioni solari efficaci e non tossiche, contenenti sostanze naturali quali il tè verde.

20.9. Terapie complementari

Oggigiorno, esiste una grande quantità di terapie complementari, e si pone la questione se i pazienti Gerson possano farvi ricorso. L'ovvia risposta è che tutto ciò che promuove la guarigione e non contrasta con le indicazioni della terapia è lecito e potenzialmente utile. Tuttavia, non sono tollerati nemmeno errori piccoli, quindi esaminiamo attentamente quali tecniche sono sicure.

Riflessologia o terapia zonale

Risale all'antico Egitto, Cina e India. Si basa sul principio che i piedi e le mani sono un'immagine speculare del corpo e quindi, facendo pressione su certi punti (soprattutto dei piedi), si va ad agire su determinate parti del corpo. Lo scopo della cura è eliminare congestioni, blocchi, stress e ripristinare l'omeostasi, ovvero l'equilibrio interno del corpo. La riflessologia non pretende di curare o diagnosticare, ma ci sono molti casi documentati in cui essa ha migliorato il benessere generale. Sui pazienti affetti da di cancro va usata con cautela e delicatezza, evitando di trattare i punti corrispondenti alle parti malate del corpo.

Reiki

È una tecnica giapponese per la riduzione dello stress e il rilassamento, atta a promuovere la guarigione. Secondo i suoi praticanti, esiste un'invisibile energia vitale che fluisce attraverso di noi, tenendoci in vita. Se questa energia diminuisce, ci ammaliamo e diventiamo stressati. Per guarire, il maestro Reiki canalizza l'energia tramite le sue mani nel corpo del paziente. Non c'è bisogno di massaggiare: è sufficiente un tocco delicato. Benché il paziente non senta quasi nulla, il trattamento è davvero olistico, perché riguarda corpo, emozioni, mente e spirito. Grazie alla sua natura non specifica, il Reiki può essere d'aiuto in qualsiasi malattia e funziona anche combinato con altre tecniche mediche o terapeutiche. La parola in sé è composta di due parti: *Rei*, che vuol dire potere superiore, e *Ki*, ovvero energia vitale. Il senso è che il Reiki è una via spirituale per ripristinare l'energia vitale universale in coloro che ne hanno bisogno.

Agopuntura

È nata in Cina circa 2.000 anni fa ed è arrivata negli Stati Uniti nel 1971, data da cui ha avuto un'espansione costante. Essenzialmente, si tratta della stimolazione di certi punti anatomici del corpo, attraverso sottili aghi metallici che penetrano la pelle, e di una manipolazione manuale o elettrica. Si dice che ciò regoli il sistema nervoso, attivi gli antidolorifici biochimici naturali del corpo e rafforzi il sistema immunitario. L'agopuntura può vantare molti casi di alleviamento del dolore e di accelerazione del decorso post-operatorio. Può anche provocare un senso di benessere e incrementare un'energia debilitata. L'uso di aghi per agopuntura, che provocano pochissimo dolore, è stato approvato dalla *Food and Drug Administration*, da parte di praticanti abilitati, nel 1996[257]. Oggi, questa antica tecnica è usata negli USA da migliaia di medici, dentisti e altri terapisti, per la prevenzione o l'alleviamento del dolore. Alcuni membri dell'*American Academy of Medical Acupuncture* la usano sui pazienti di cancro in diversi ospedali e cliniche.

Yoga

Lo yoga apparve per la prima volta in India, circa 5.000 anni fa. Ne esistono molti tipi, tra cui l'*hatha yoga*, una disciplina corporea consistente soprattutto in esercizi di allungamento e respirazione. La sua popolarità in Occidente è in aumento a partire dalla seconda metà del secolo ventesimo. Essendo non-competitivo, delicato e accessibile alle persone di tutte le età e livelli di capacità, lo yoga è un esercizio ideale per i pazienti Gerson che desiderano migliorare la flessibilità, la capacità di resistenza e il tono muscolare. Le posture yoga, note come *asana*, aiutano a ottenere equilibrio e padronanza di sé. Gli esercizi di respiro hanno effetti calmanti e antistress, e aumentano la fornitura di ossigeno all'organismo (fatto ottimo, poiché le cellule cancerogene possono prosperare solo in un ambiente anaerobico, ovvero privo di ossigeno).

Attenzione: i malati di cancro polmonare o enfisema polmonare devono praticare gli esercizi di respirazione esclusivamente sotto la guida di un insegnante yoga abilitato, la cui assistenza è d'altra parte utile per tutti i principianti.

Massaggio

I pazienti Gerson devono limitare il massaggio alla sua forma più leggera, blanda e sottile: praticamente a una stimolazione minima. La manipolazione profonda è assolutamente controindicata, perché generalmente i muscoli del malato di cancro sono deboli, e una manipolazione vigorosa può fare danni. L'unico tipo di massaggio che il dottor Gerson consigliava ai malati di cancro consisteva in una frizione della pelle effettuata due volte al giorno, prima dei pasti, con un preparato consistente in due cucchiai di alcol etilico denaturato e due cucchiai di aceto di vino in mezzo bicchiere di acqua. Questo metodo stimola la circolazione, apre i capillari e dona un senso di benessere ed energia ai pazienti.

NOTE AL CAPITOLO 20:

247. Gerson, M., *A Cancer Therapy*, cit.
248. "Non-Hodgkin Lymphomas", *The Merck Manuals*, Online Medical Library.
(www.merck.com/mmpe/sec11/ch143/ch143c.html); si veda anche Moss, Ralph W., *The Cancer Industry: Unravelling the Politics* (edizione rivista dell'originale *The Cancer Syndrome*), Paragon House, New York, 1989.

249. Muchi, Hiromu, MD, Ijima, Hiroko, MD e Suda, Toshio, MD, "The Treatment of Childhood Acute Lymphocytic Leukemia with Prophylactic Intrathecal and systemic Intermediate-Dose (150 mg/m2) Methotrexate, *Japanese Journal of Clinical Oncology*, vol. 12, pp. 363-370, 1982, si veda anche la nota 248 (Moss), supra.

250. Einhorn, Lawrence H., "Curino metastatic testicular cancer", *Proceedings of the National Cademy of Sciences*, vol. 99, 2002, pp. 4592-4595; si veda anche la nota 248 (Moss), supra.

251. Richards, Victor, MD, *Cancer – the Wayward Cell: Its Origins, Nature, and Treatment*, University of California Press, Berkeley, 1972.

252. Si veda nota 248, (Moss), supra.

253. Moss, Ralph W., *Questioning Chemotherapy*, Equinox Press, Brooklyn, 2000, «La chemioterapia può provocare il cancro: la cosa più strana della chemioterapia è che molti di questi farmaci sono cancerogeni. Il lettore potrà restare sconcertato dal fatto che i farmaci contro il cancro provochino il cancro, ma è un fatto innegabile».

254. Ibid.

255. "Tanning Beds May Increase Skin Cancer Risk", American Cancer Society News Center «16 maggio 2005».

256. Edwards, Rob, "Sinistre side of sunscreens", *New Scientist*, 7 ottobre 2000.

257. "Get the Facts: Acupuncture", National Center for Complementary and Alternative Medicine (http://nccam.nih.gov/health/acupuncture).

21. ATTENZIONE ALLE TRAPPOLE

Errare è umano – e, in quanto esseri umani, possiamo sbagliare in qualsiasi ambito – ma quando una persona gravemente ammalata intraprende una cura che potrebbe salvargli la vita, come la Terapia Gerson, anche un piccolo errore o una svista minima possono avere conseguenze fatali.

Questa via alla guarigione richiede una trasformazione totale, non solo dello stile di vita, ma anche delle idee su malattia, guarigione e soddisfazione dei bisogni del corpo. Ciò è importante, in quanto la terapia vieta un gran numero di cose che fanno normalmente parte del nostro stile di vita e i pazienti devono comprendere la ragione dei divieti, per riuscire ad accettarli più facilmente.

Inoltre, bisogna considerare che il paziente deve osservare le regole della terapia senza nessuno che lo controlli o lo riprenda, come avverrebbe in un contesto medico tradizionale. Occorrono maturità e forza interiore per essere i supervisori di se stessi e mantenersi sulla via retta e stretta: la ricompensa però è enorme e vale senz'altro la pena.

21.1. Risparmiate la vostra energia!

Cominciamo a guardare da vicino i possibili errori, tentazioni e trappole che un paziente troverà con tutta probabilità sul proprio cammino, soprattutto agli inizi del protocollo Gerson. Paradossalmente, la prima trappola è il grande miglioramento di salute che interviene nelle prime settimane di terapia completa, soprattutto se il paziente si trova nella Clinica Gerson in Messico.

Quando questi pazienti tornano a casa – e ciò vale soprattutto per le donne – sembrano e si sentono molto meglio. Non provano più dolori e la famiglia pensa che possano tornare ai loro compiti normali.

Questo è particolarmente pesante per la moglie-madre, che probabilmente già si sente in colpa per aver "tradito" la famiglia ammalandosi e per avere dei bisogni personali: il senso di colpa potrebbe riportarla alla routine quotidiana. Per i pazienti maschi, in genere, il ritorno a casa è più rilassante, ma anche loro vogliono tornare a lavorare, fare esercizio fisico e compiere lavori domestici.

Nessuno dei due comportamenti è accettabile. Come già detto, i pazienti hanno bisogno di molto riposo. Il loro corpo sta lavorando intensamente per disintossicarsi e guarire, e questo è più importante di qualsiasi attività domestica. In realtà, nella maggior parte dei casi, sebbene i pazienti stiano molto meglio, si sentono stanchi e deboli per i primi due o tre mesi di terapia, né riescono a fare molta attività. Anziché ascoltare i messaggi del corpo, alcuni si costringono ad alzarsi e prepararsi il cibo e i succhi (un lavoro quotidiano da sei-otto ore!), esaurendosi. Questo è un grave errore che quasi sicuramente pregiudicherà gli effetti positivi del programma.

Un problema simile si presenta tre o quattro mesi dopo l'inizio della terapia, quando la stanchezza iniziale scompare e l'energia torna in misura tale che il paziente si sente quasi normale. A questo punto, egli vuole sentirsi di nuovo completamente operativo e recuperare il tempo "perduto". Le donne cominciano a pulire tutta casa, lavando tende, spazzando i pavimenti e stirando montagne di vestiti; gli uomini puliscono il garage e, a seconda della stagione, spalano la neve o tagliano il prato, oppure addirittura riparano il tetto, solo per dimostrare che sono un'altra volta perfettamente efficienti. Il bisogno è comprensibile, ma occorre resistere. Miglioramenti superficiali (per esempio, un'aumentata energia) non equivalgono alla guarigione. Riposo e ancora riposo sono sempre indispensabili per evitare un'improvvisa flessione.

Una delle regole importanti del dottor Gerson era che i pazienti non dovrebbero andare a letto più tardi delle 22. Una volta coricati, essi non dovrebbero né leggere né guardare la TV né ascoltare la radio: dovrebbero soltanto dormire, se possibile, o almeno restare a completo riposo. Le ore prima di mezzanotte sono particolarmente importanti per il processo di recupero e autoriparazione del corpo, e non andrebbero diminuite.

21.2. Mitigare le regole

Di certo, le regole dietetiche della Terapia Gerson sono molto rigide. La maggior parte dei pazienti si abitua rapidamente a esse, ma altri continuano a desiderare gli alimenti favoriti che non possono più mangiare (senza curarsi del fatto che probabilmente essi hanno contribuito alla loro cattiva condizione di salute!). Questi pazienti pensano che sicuramente un piccolo "sgarro" qui e là non possa fare molto danno, anzi migliorerebbe il loro umore.

Questo è sbagliato da tutti i punti di vista. Innanzitutto, quanto è "piccolo" questo sgarro, e cosa si intende esattamente con "qui e là"? Inoltre, una volta rotto il rigido protocollo, è facile cadere nelle tentazione di infrangerlo di nuovo... e poi ancora di nuovo. Si consideri infine che, poiché in questa cura il corpo riceve istruzioni e messaggi attraverso nutrienti precisamente calcolati, ognuno dei quali influenza tutti gli altri, disturbare il processo con aggiunte occasionali di alimenti grassi, salati e carichi di sostanze chimiche è un vero disastro.

Spesso, la responsabilità non è del paziente, ma di ospiti ben intenzionati – amici e parenti – i quali consigliano di infrangere la dieta e farsi «una bella bistecca per tirarsi su»! Costoro sono quelli secondo cui una persona adulta non può sopravvivere, tanto meno guarire, cibandosi solo di "alimenti da coniglio". Anche se il paziente riesce a ignorare i loro consigli, resta comunque un po' di irritazione. Per favore, ricordate che le persone che criticano il protocollo Gerson (inclusi i medici con le migliori intenzioni) lo fanno per ignoranza e incomprensione, e possono quindi essere tranquillamente ignorate. È meglio chiedere ai vostri amici od ospiti di rispettare per favore la cura che avete scelto e sostenervi e incoraggiarvi a seguirla, oppure lasciarvi in pace. Chiedete a coloro che suggeriscono cambiamenti nella terapia: "Quanti pazienti terminali hai salvato con questo consiglio?".

21.3. Essere irremovibili con gli amici

Naturalmente, è bello avere degli ospiti che spezzano la monotonia indispensabile dei succhi, dei pasti e dei clisteri, ma solo a certe condizioni. Una regola è di non permettere mai l'accesso a casa vostra a una persona con un raffreddore – anche lieve –, tosse o sintomi da influenza. Sono necessari da nove a dodici mesi affinché il sistema immunitario del paziente si rinforzi abbastanza da riuscire ad affrontare un raffreddore o, peggio ancora, un'influenza: un'infezione di questo tipo potrebbe portare a complicazioni capaci persino di mettere a rischio la vita del paziente.

Se un amico o un parente con un raffreddore (o qualsiasi altra patologia infettiva) commette l'imprudenza di venire a trovare il paziente, quest'ultimo si deve ritirare nella propria stanza ed evitare qualsiasi contatto con l'ospite. Questa fermezza è molto difficile quando gli ospiti sono dei bambini o, soprattutto, i nipotini. Il paziente vorrebbe abbracciarli e ricoprirli di affetto, anche se loro tossiscono e starnutiscono, ma questo non deve accadere. Inoltre, se il coniuge del paziente contrae un raffreddore, lui/lei deve dormire in una stanza separata.

21.4. Essere irremovibili con i medici amici

Un medico allopatico amico che aiuta un paziente Gerson è un grande vantaggio se lui/lei acconsente a prescrivere i necessari test delle urine e del sangue. Il problema si pone se questo medico legge i risultati delle analisi. Se qualcosa è al di fuori dei valori normali, il dottore consiglierà al paziente qualche farmaco o medicina per "tornare ai valori normali". Anche questo può essere un grave errore. Il valore anomalo sparirà grazie alla Terapia Gerson, laddove i farmaci allopatici potrebbero fare danno.

Per esempio, conosciamo un medico che si era accorto di un livello di ferro decisamente basso nel sangue di un paziente, e aveva di conseguenza prescritto una medicina a base di ferro. Il problema è che gli integratori al ferro sono tossici[258], fatto che li rende automaticamente *off-limits* per i pazienti Gerson. Col tempo – grazie ai succhi verdi, le medicine al fegato e la vitamina B_{12} – i livelli del sangue torneranno alla normalità senza farmaci (si veda il capitolo 26, "Spiegazione delle analisi cliniche della Terapia Gerson").

I farmaci possono salvare la vita in caso di patologia acuta o di emergenza ma, quando si tratta di malattie croniche come il cancro, essi si limitano a intervenire sui sintomi (nel migliore dei casi) oppure provocano molti danni (nel peggiore dei casi). Tenete tutto ciò a mente se e quando un medico vi dirà con le migliori intenzioni che la chemioterapia opera meglio e più velocemente del succo di carota. Conservate la vostra freddezza e andate avanti con il succo di carota.

21.5. Riacutizzazioni e sbalzi d'umore

Le reazioni di guarigione, o le cosiddette riacutizzazioni, sono un fenomeno normale nella Terapia Gerson (si veda il capitolo 16, "Comprendere le reazioni di guarigione"). Questi episodi possono essere così intensi da far paura; allo stesso tempo, il paziente potrebbe essere depresso e scoraggiato. Se la famiglia va nel panico, il paziente potrebbe ritrovarsi in una stanza d'ospedale dove i medici, gentili e premurosi, praticano al paziente un'iniezione oppure gli somministrano una pillola per arrestare i sintomi. Disgraziatamente, in tal modo interrompono anche il processo di guarigione, fatto che in certi casi ha provocato gravi problemi. Ciò avviene perché la maggior parte dei medici allopatici non ha probabilmente mai sentito parlare di una reazione di guarigione, non ne comprende i sintomi e la funzione, e quindi non sa gestirla correttamente. Il modo giusto di affrontare una riacutizzazione è descritto nel capitolo 16 e va seguito scrupolosamente.

I problemi psicologici e gli sbalzi d'umore sono affrontati dettagliatamente nel capitolo 24, "Supporto psicologico al paziente Gerson". Qui desideriamo soltanto ricordare quanto possano essere intensi i momenti negativi, durante i quali il paziente non soltanto si sente fisicamente male – con nausea, sudorazione, mal di testa, disgusto per i cibi e i succhi, forse anche febbre – ma è pure psicologicamente ed emotivamente a pezzi. Le colpevoli sono le tossine in circolazione nel sistema nervoso centrale e nel cervello, ma tutti i pazienti hanno la sensazione che la terapia vada urgentemente interrotta, infrangendo ogni divieto. Questa è una fase transitoria. La cosa saggia è informarsi in anticipo, in modo che quando la crisi di riacutizzazione arriva, il paziente è più preparato e ne esce fuori più velocemente.

21.6. Avvertenze sull'acqua

Non sottovalutate l'importanza di avere a disposizione acqua pura in casa vostra. Il nemico principale è il fluoro (si veda il capitolo 5, "Il crollo delle difese corporee"), quindi accertatevi che la vostra fornitura di acqua sia priva di questa pericolosa sostanza. Se non lo è, dovete prendere precauzioni particolari.

A differenza del cloro, il fluoro non si elimina bollendo l'acqua! L'unico modo di sbarazzarsene è attraverso la distillazione (si veda il capitolo 9, "Gli strumenti della Terapia Gerson").

Tuttavia, il fluoro è presente anche nell'acqua usata per la doccia quotidiana. Benché una doccia non richieda molti minuti, anche un breve contatto con l'acqua calda apre i pori, quindi qualsiasi componente indesiderato dell'acqua viene velocemente assorbito. Esistono due soluzioni a questo problema:
- lavarsi con una spugna, anziché fare una doccia, usate quattro litri circa di acqua calda depurata, versata dentro un catino o un lavello;
- installare una doccia da campo nel bagno e riempirla di acqua calda depurata.
Vari modelli, con le relative descrizioni e prezzi, sono disponibili in Internet.

21.7. Fate attenzione a ciò che leggete

Sapere è potere, e il paziente ben informato farà probabilmente le scelte giuste. Tuttavia il numero enorme e crescente dei cosiddetti libri sulla salute e delle bibbie dietetiche sono un pericolo, perché pieni di teorie e consigli contraddittori. I pazienti dalla mente aperta, desiderosi di imparare cose nuove, leggono più libri che possono, finendo con l'avere le idee confuse. Sebbene la maggior parte dei metodi nutrizionali si basi, almeno in parte, sulla Terapia Gerson, nessuno è completo né libero dai pregiudizi e dalle opinioni personali dell'autore.

Le statistiche dicono che leggendo dieci libri sulla salute, vi ritroverete probabilmente con dodici opinioni diverse. Purtroppo, le persone che hanno aggiunto al protocollo Gerson qualche sostanza "anticancro" di cui avevano letto, non hanno ottenuto affatto buoni risultati. Per favore, passateci una spugna sopra. Se avete deciso di usare la Terapia Gerson, informatevi su di essa nel modo più approfondito che potete e attenetevi a ciò che dice. Dopo tutto, essa detiene la migliore e più lunga casistica di successi.

21.8. Semplificare le cose

Nessuno può negare che la Terapia Gerson richieda un grande impegno; certe volte, essa può sembrare davvero troppo esigente. Quando ciò accade, i pazienti e/o i loro assistenti potrebbero essere tentati di facilitare un po' le cose cambiando la routine (per esempio, preparando in una volta sola tutti i succhi e conservandoli nel frigorifero, anziché spremerli a ogni ora, come prescritto). Ciò pregiudica il trattamento e garantisce il fallimento, perché i fondamentali enzimi dei succhi freschi hanno una durata di vita di circa venti minuti. Passato quel tempo, i minerali, gli elementi traccia e la maggior parte delle vitamine possono sopravvivere nei succhi, ma gli enzimi vivi e il loro potere di guarigione saranno perduti.

Un'altra tentazione si verifica quando diventa difficile procurarsi alcuni ingredienti del protocollo Gerson e il paziente decide che per il momento va bene sostituirli con altri. In una situazione del genere, è necessaria estrema cautela. Per esempio, se è impossibile procurarsi carote biologiche, in nessun caso bisogna usare per i succhi quelle non biologiche (né bisogna mangiarle). Le carote normalmente in commercio sono sature di sostanze agrochimiche; spazzolarle e pelarle non rimuove i veleni. Come misura di emergenza, è possibile usare succo di carota biologico in bottiglia, da solo o insieme a succo di mela biologico, ma deve essere chiaro che tale sostituzione è una soluzione temporanea e non deve diventare la prassi.

Uno dei peggiori casi di sostituzione ha riguardato una donna affetta da una malattia del collagene. Ella stava facendo progressi con il programma Gerson, fino a quando la sua scorta di carote biologiche si esaurì. Anziché mettersi alla loro ricerca, lei e il marito decisero di sostituirle con succo di arancia, e quindi la paziente cominciò a bere fino a otto bicchieri al giorno di succo fresco di arance. Ciò sarebbe stato nocivo per qualsiasi paziente Gerson; nel suo caso, fu disastroso, perché gli agrumi sono controindicati per tutte le patologie del collagene. Le sue condizioni si aggravarono drasticamente.

P.S.: Thomas Jefferson ha scritto: «Il prezzo della libertà è un'eterna vigilanza». Ebbene, il prezzo della guarigione è lo stesso: eterna vigilanza per evitare le trappole, resistere alle tentazioni e respingere i consigli non richiesti di estranei ben intenzionati che non capiscono ciò che state facendo. Voi sapete ciò che state facendo e perché, e questo è ciò che conta.

NOTE AL CAPITOLO 21:

258. Fisher, Anna E.O. e Naughton, Declan P., "Iron supplements: the quick fix with long-term consequences", *Nutrition Journal*, vol. 3 (2), 16 gennaio 2004.

22. DOMANDE FREQUENTI

La Terapia Gerson è così radicalmente diversa dalla tradizionale medicina ortodossa, orientata sui sintomi e basata sull'assunzione di pillole, che i profani potrebbero trovare sconcertanti alcuni suoi aspetti. È importante spiegare le ragioni di ogni regola; una volta comprese, si riveleranno semplicemente dettate dalla logica. Di seguito riportiamo una selezione delle domande più frequenti, con le risposte corrette.

D.: *Perché non cuocere velocemente al vapore le verdure e poi usare l'acqua in fondo alla pentola per la zuppa, anziché cuocere a lungo le verdure, privandole delle sostanze nutrienti?*
R.: Il dottor Gerson ha detto molto chiaramente di cuocere le verdure alla temperatura più bassa possibile. Il calore elevato – e il vapore è più caldo dell'acqua bollente – modifica la struttura colloidale dei nutrienti, soprattutto delle proteine, ma anche dei minerali, ostacolando il loro assorbimento e assimilazione. Il dottor Gerson ha anche suggerito di mettere uno spargifiamma tra la pentola e il fuoco, al fine di disperdere il calore e far sobbollire lentamente il cibo, fino a quando è pronto.
Questo metodo non priva le verdure "delle sostanze nutrienti". Gli unici nutrienti danneggiati sono gli enzimi, i quali muoiono a temperature superiori ai 60° C, ma i pazienti ricevono una grande quantità di enzimi dai succhi crudi freschi. Il calore moderato preserva le proteine, le strutture minerali e alcune vitamine.
Dire che l'acqua rimasta nella pentola andrebbe riusata equivale a dire che i nutrienti, soprattutto i minerali, hanno abbandonato le verdure cotte e sono passati nell'acqua! Ciò spiega perché le verdure al vapore siano insapori. Un altro motivo per cucinare il cibo lentamente e con il minimo del calore è la necessità di fornire al tratto intestinale del paziente una "massa soffice" (fibre) per ammortizzare tutti gli alimenti crudi e i succhi che il paziente deve consumare.

D.: *Si può usare un integratore di vitamine del complesso B, per tenere in equilibrio i livelli di vitamine B, dal momento che usiamo grandi quantità di B_3 e B_{12}?*
R.: Il dottor Gerson afferma nel suo libro[259] che quando somministrò ad alcuni pazienti vitamine B_1 e B_6, essi ne risentirono. Il protocollo Gerson, con il suo elevato numero di succhi e alimenti freschi, è molto ben equilibrato e non ha bisogno di integratori.

D.: *Quando è possibile introdurre nella dieta prodotti biologici a base di soia?*
R.: In una parola, mai. I prodotti a base di soia, di tutti i tipi (per esempio: tofu, in farina o in salsa) contengono una sostanza che blocca l'assorbimento dei nutrienti. Inoltre, hanno un contenuto di grassi molto elevato. Diverse ricerche hanno dimostrato la tossicità della soia, anche quando è prodotta biologicamente. L'affermazione

tanto pubblicizzata che la soia sarebbe utile a prevenire il tumore al seno si è rivelata priva di fondamento e, anzi, contraria alla realtà: la soia, probabilmente, provoca patologie maligne[260].

D.: *Una combinazione corretta degli alimenti, senza mischiare amido e frutta, è generalmente ritenuta sana. Perché non viene usata nella terapia?*
R.: La combinazione degli alimenti è probabilmente utile se applicata alla dieta media americana, la quale ha contenuti elevati di proteine animali e sodio (sale). Poiché tutti gli alimenti Gerson sono vegetariani e le verdure contengono una certa quantità di amido, non è necessario, né d'altra parte sarebbe possibile, separare queste due sostanze.

D.: *Perché non assumere integratori di vitamina C ed E, che rinforzano il sistema immunitario? Un succo di arancia al giorno non è troppo poco?*
R.: È un errore diffuso pensare che solo il succo di arancia contenga vitamina C. Non è così. I succhi usati nel programma Gerson hanno più vitamina C del succo di arancia, e i pazienti ne consumano grandi quantità ogni giorno. L'insalata cruda e la frutta aumentano ulteriormente tale quantità. Il dottor Gerson sottolineava che al paziente non andavano somministrate altre vitamine. Inoltre, abbiamo scoperto che le vitamine e i minerali sintetici venduti in farmacia sono poco assorbiti e possono addirittura essere pericolosi.

D.: *Patate e pomodori appartengono alla stessa famiglia della belladonna velenosa e sono banditi da molti regimi dietetici. Perché sono gli alimenti più usati nella terapia?*
R.: Non lo sono! Gli alimenti più usati sono le carote, le mele e l'insalata a foglie verdi per i succhi. Le patate sono estremamente nutrienti, poiché hanno un contenuto elevato sia di potassio che di proteine. Inoltre, sono facilmente digeribili (assai più del riso). Anche i pomodori sono preziosi, perché contengono vitamine e minerali, tra cui il licopene, un potente antiossidante su cui recentemente sono state fatte molte ricerche e che si stima migliori la competenza immunitaria[261]. Nella dieta sono usate altre verdure appartenenti alla famiglia della belladonna, come i peperoni verdi e le melanzane, e non si è mai riscontrato un effetto tossico.

D.: *Quante riacutizzazioni o reazioni di guarigione un paziente deve aspettarsi, normalmente?*
R.: Non esiste un numero "normale" per esse. Il corpo le produce finché ha bisogno di guarire. Di regola, la prima reazione di guarigione interviene sei-otto giorni dopo aver iniziato la terapia intensiva; la seconda arriva di solito dopo sei settimane; la terza, che spesso è la più seria, sopraggiunge in genere dopo tre mesi, tre mesi e mezzo. Nei pazienti pretrattati con chemioterapia, ci aspettiamo un'ulteriore reazione, la cosiddetta chemo-reazione, dopo circa sei mesi di terapia. Queste scadenze non sono fisse e servono solo a far capire che il paziente può aspettarsi reazioni di guarigione a certi intervalli, che possono variare grandemente da individuo a individuo.

D.: *I mal di testa sono un buon segno?*

R.: Certamente no. Potrebbero essere un sintomo di riacutizzazione, quando il corpo elimina il sovraccarico di tossine. In tal caso, andrebbe fatto un ulteriore clistere di caffè, al fine di accelerare il processo di disintossicazione. In alcuni rari casi, la tossicità è tanto elevata che un solo clistere non libera dal mal di testa, quindi sono necessari più clisteri aggiuntivi. In quasi tutti i pazienti, con il progredire della guarigione, il mal di testa scompare per sempre, anche se è stato un problema per molti anni. Se i mal di testa tornano dopo la fine della terapia, è possibile che il paziente sia tornato ad assumere tossine o alimenti sbagliati, che vanno quindi evitati in futuro.

D.: *Quando i pazienti cominciano a sentirsi meglio e hanno più energia?*

R.: Quasi tutti i pazienti, inclusi quelli molto malati, si sentono meglio dopo la prima settimana di terapia. Il dolore diminuisce, l'appetito ritorna e il sonno migliora; in certi casi, anche il tumore recede o diventa più morbido. Tutto ciò costituisce un grande stimolo psicologico, ma è proprio questo il momento in cui il paziente va messo in guardia contro una possibile reazione di guarigione, che lo farà stare male per vari giorni. Un vero aumento dell'energia potrebbe verificarsi dopo tre, sei mesi, a seconda dell'età e dello stato del paziente. A quel punto, è fondamentale che il paziente continui a riposare e non si lanci in attività multiple! La nuova energia va usata per la guarigione e nient'altro. Ci sarà abbondanza di tempo, più avanti, per rinforzare i muscoli e recuperare l'esercizio fisico perduto. Cercare di farlo troppo presto può provocare una grave ricaduta.

D.: *Quanta della nuova energia che i pazienti Gerson sentono dopo un certo tempo in terapia può essere usata per fare esercizio fisico? Sicuramente non dovranno risparmiarla tutta per la guarigione!*

R.: Dipende dalle condizioni del paziente. È comunque saggio usare molta prudenza in tutti i casi. Cominciando dal caso peggiore, ovvero dal malato terminale, nei primi mesi è essenziale un riposo totale e competo (ovvero, senza esercizio fisico). Questi pazienti, in genere, hanno la sensazione di avere meno energia dopo essere arrivati all'ospedale Gerson, e pensano che ciò sia dovuto alla mancanza di proteine (animali). Naturalmente, questa idea è sbagliata. Gli alimenti Gerson hanno un contenuto elevato di proteine facilmente assimilabili, che soddisfano ampiamente i bisogni nutrizionali del paziente.

La debolezza iniziale è causata dai vari processi di guarigione, in quanto una grande quantità di tossine viene immessa nel sangue prima di essere eliminata. Chiaramente, il corpo sta lavorando molto intensamente per cominciare a guarire se stesso e ha bisogno di tutte le forze che può raccogliere. Per questi pazienti affetti da patologia avanzata, l'esercizio fisico va completamente bandito per un periodo di almeno tre, cinque mesi. Dopo il sesto mese, i pazienti normalmente sentono che la loro energia aumenta. A questo punto, è più importante che mai limitare l'esercizio fisico, in quanto abusare della rinnovata energia comprometterebbe seriamente il proseguimento della guarigione.

Per cominciare, suggeriamo camminate di non più di cinque minuti, e solo con clima temperato (cioè non nella calura estiva né nel gelo invernale!). Dopo tre, quattro settimane, l'esercizio può essere aumentato con cautela fino a dieci minuti. È anche possibile cominciare a usare un mini-trampolino, ma solo per alzare e abbassare i talloni una dozzina di volte, senza muovere il corpo, e in seguito per fare una piccola camminata da fermi.

I pazienti in via di guarigione possono gradualmente intensificare il loro programma di esercizi, con l'avvertenza che, se si stancano molto e non riescono a recuperare riposando, la durata dell'esercizio va immediatamente riportata all'ultimo livello che non presentava problemi. Si possono provare anche esercizi moderati di Hatha Yoga. Per quanto il paziente possa sentirsi bene, non è mai saggio eccedere nell'esercizio fisico. Dopo la completa guarigione, è facile ripristinare la forza muscolare.

D.: *Perché è tanto importante che i pazienti oncologici evitino di contrarre un raffreddore?*

R.: Dobbiamo partire dall'assunto che coloro che hanno sviluppato un tumore hanno un sistema immunitario carente e indebolito. Se così non fosse, non ci sarebbe tumore! Grazie alla Terapia Gerson intensiva, il sistema immunitario tornerà operativo. Ciò potrebbe tuttavia richiedere un anno intero e, fino ad allora, influenze e raffreddori provocati da un'infezione virale restano pericolosi, perché il sistema immunitario non è in grado di affrontarli facilmente.

Inoltre, i virus invadono le cellule e modificano i loro geni allo stesso modo in cui il cancro tende a cambiare la struttura genetica delle cellule normali. Questi geni alterati si chiamano oncogeni. Se il paziente contrae un'infezione virale prima che il sistema immunitario sia sufficientemente guarito, siamo di fronte a una situazione pericolosa e potenzialmente mortale, che va affrontata con trattamenti all'ozono, rinforzi extra al sistema immunitario, selenio (forse) e altro ancora. Dunque, la prevenzione è ovviamente di gran lunga preferibile. Non permettete ad alcuna persona raffreddata o influenzata, soprattutto bambini, di avvicinarsi al paziente!

Attenzione: anche se il paziente guarisce completamente dal raffreddore o dalla febbre, è possibile che il tessuto tumorale riprenda a crescere.

D.: *So che lo scopo dei clisteri di caffè non è facilitare l'evacuazione, tuttavia essi sortiscono questo effetto, soprattutto quando se ne praticano cinque al giorno. Perché devo anche prendere quell'orribile olio di ricino?*

R.: I pazienti di cancro gravemente malati di solito hanno un pesante carico tossico di tessuto tumorale. Poiché questo carico viene attaccato dal sistema immunitario in via di guarigione per essere espulso, grandi quantità di tossine vengono rilasciate nel sangue, raccolte dal fegato e quindi portate all'intestino tenue per l'evacuazione finale. Molte persone non capiscono che il passaggio dal sistema del fegato-bile all'ano può durare molte ore, anche con i normali cinque clisteri quotidiani. Durante tale lasso di tempo, è inevitabile che il corpo riassorba alcune di quelle tossine. L'olio di ricino è necessario per porre rimedio a questa situazione. Esso pulisce rapidamente non solo il colon, ma l'intero tratto intestinale, e soprattutto l'intestino tenue, dove potrebbe avvenire il riassorbimento. Dello stesso effetto depurativo beneficerebbero anche persone non malate di cancro ma che, a causa dello stile di vita cosiddetto civilizzato, hanno in sé grandi quantità di sostanze tossiche diverse dal tessuto tumorale. Esse potrebbero guarire anche senza l'olio di ricino, ma l'uso di questo ulteriore disintossicante per via orale velocizza la guarigione.

D.: *Posso fare questa terapia e ricevere allo stesso tempo la chemioterapia?*
R.: Sembra contraddittorio avvelenare il corpo con farmaci chemioterapici da una parte, e disintossicarlo con clisteri di caffè, succhi, ecc., dall'altra. Tale è la differenza tra i due approcci, che i pazienti che arrivano alla Terapia Gerson dopo che la chemioterapia ha fallito, devono seguire una forma moderata del programma Gerson per almeno sei mesi, al fine di consentire una graduale disintossicazione del corpo. Tuttavia, è possibile sostenere l'organismo durante la chemioterapia passando alla dieta Gerson, ma senza superare tre succhi freschi e un clistere al giorno, e sempre tenendo bene a mente che non state seguendo la Terapia Gerson.

D.: *Se questa terapia è tanto efficace, perché non è riconosciuta dalle autorità mediche?*
R.: Come è noto, l'attuale sistema medico ortodosso è dominato dalle grandi e potenti aziende farmaceutiche. Esse giungono a controllare, attraverso sostanziose donazioni alle scuole di medicina, quello che viene insegnato agli studenti: farmaci, farmaci e ancora farmaci per sopprimere i sintomi. I farmaci non guariscono mai, e il risultato è che le patologie croniche degenerative vengono definite "incurabili".

La Terapia Gerson elimina totalmente il consumo di farmaci, e quindi la loro vendita, guarendo il corpo da quelli che sono i suoi veri problemi: i disturbi del metabolismo in generale, il sistema immunitario indebolito e gli organi essenziali debilitati. In tal modo è possibile guarire tutto il corpo, ripristinando la salute. Il problema è che le grandi aziende farmaceutiche non possono fare soldi con alimenti biologici e naturali come le carote, quindi si oppongono alla terapia nutrizionista con tutte le loro forze. Sanno che la gente comincia a capire quello che sta succedendo.

D.: *Ci sono molti tipi di cancro. Come è possibile che la stessa terapia sia valida per tutti? Che ne è della specializzazione?*
R.: È vero che, quando il corpo è gravemente debilitato per tossine, irritazione persistente, cause genetiche o altre ragioni, è normalmente la parte più debole quella che cede. Ciò permette la crescita incontrollata delle cellule, ovvero il cancro, e da qui proviene la grande varietà di patologie maligne. Comunque, la Terapia Gerson opera su tutto l'organismo. Essa ripristina le difese corporee, rendendole di nuovo capaci di attaccare e distruggere il tessuto maligno, che in realtà è estraneo all'organismo. La reazione immunitaria sana uccide e rimuove questo tessuto "estraneo", a prescindere dal suo nome, la sua origine e la sua ubicazione! Naturalmente, nel programma vengono effettuati piccoli e precisi adattamenti, secondo i bisogni individuali, ma a parte questi, la specializzazione è un errore. Il punto è sempre gua-

193

rire tutti i sistemi corporei, oltre al sistema immunitario: quindi, riparare gli squilibri minerali, il sistema ormonale, gli organi essenziali. In una parola: tutto. Solo questo assicura la vera guarigione.

D.: *È possibile usare la Terapia Gerson sui bambini piccoli? Come viene adattata a essi?*

R.: Sì, i bambini piccoli reagiscono benissimo, come nel caso #15 di *A Cancer Therapy: Results of Fifty Cases*[262], in cui il paziente era un neonato di otto mesi. Naturalmente, da allora abbiamo avuto molti successi in bambini di diverse fasce di età. L'intensità della cura dipende dal peso dei bambini, ma tutti sono in grado di prendere i succhi, anche da un biberon, e in genere non hanno bisogno di clisteri di caffè prima dei due-tre anni. Nei casi di neonati malati è la madre che deve seguire la terapia mentre allatta.

D.: *Qual è l'età minima in cui un bambino può prendere un succo di carote?*

R.: Ci sono bambini allergici a ogni tipo di latte: il latte materno quando la madre è malata, il latte di capra, di soia e gli omogeneizzati. A questi bambini è stato dato soltanto succo di carote biologiche, cominciando da quando avevano poche settimane di età. I succhi danno loro tutti i nutrienti di cui hanno bisogno, permettendo loro di crescere bene e in salute.

D.: *Alcune persone sono terrorizzate dalle iniezioni. Perché non possono prendere l'estratto di fegato con la vitamina B$_{12}$ per via orale?*

R.: È sorprendente come le persone che hanno paura delle iniezioni non abbiano alcun timore dei veleni con cui riempiono il proprio corpo: nicotina, alcool, analgesici di vario tipo e altri farmaci. Il problema è che il malato terminale ha un corpo così debilitato che una somministrazione orale non riesce a compensare le carenze e arrestare la crescita cancerogena.

Un altro problema è che già usiamo fegato in polvere, che non è sufficiente, mentre la B$_{12}$, necessaria per aumentare la sintesi di globuli rossi sani, è scarsamente assorbita dalla maggior parte delle persone. Per un'adeguata assunzione orale di B$_{12}$, il corpo ha bisogno del cosiddetto "fattore intrinseco", che pochissime persone hanno, quindi è necessario prendere la B$_{12}$ più velocemente ed efficacemente tramite iniezione intramuscolare.

Tra l'altro, se l'iniezione viene correttamente praticata nel *gluteus medius* (come insegnava il dottor Gerson) e non nel *gluteus maximus* (come fa erroneamente la maggior parte dei medici e delle infermiere), è completamente indolore.

D.: *La barbabietola è generalmente considerata una verdura molto sana. Perché non viene usata per i succhi?*

R.: La barbabietola è un'ottima verdura se usata in quanto tale. Il dottor Gerson non l'adoperava per i succhi, perché è molto dolce (le barbabietole sono usate per la produzione di zucchero). Inoltre, è un depurativo potente, e i pazienti che stanno già attraversando un processo di sistematica disintossicazione non dovrebbero assumere altre sostanze depurative. A ogni modo, consumata occasionalmente come verdura non fa alcun male.

D.: *Ormai anche i prodotti biologici hanno meno nutrienti che in passato. Ai pazienti non andrebbero somministrati vitamine e minerali extra?*

R.: I prodotti biologici non sono più ricchi come in passato, è vero, ma le vitamine e i minerali sintetici che l'industria farmaceutica usa nei propri integratori sono quasi sempre poco assorbiti, oppure non lo sono affatto. Alcuni sono anzi nocivi[263], come le vitamine A, E e molte vitamine B. Le vitamine A ed E si trovano nell'olio di pesce e di soia. Essi vanno evitati, perché le sostanze grasse stimolano la crescita tumorale. Le uniche vitamine B che è importante usare sono la B_3 (niacina) e la B_{12}. Le altre disturbano il metabolismo. Il dottor Gerson scoprì che causavano danni ai pazienti.

Anche se gli alimenti biologici hanno meno nutrienti, grazie ai tredici succhi freschi quotidiani il paziente è inondato di minerali e vitamine in forma attiva, assimilabili pure da un corpo debilitato. Non per niente, minerali e vitamine vengono somministrati in quantità tanto elevata per rifornire organi malati e indeboliti. Le vitamine e i minerali di origine farmaceutica, anche se vengono definiti "biologici" e di origine vegetale, di solito non sono ben assorbiti: alcuni entrano nel sistema, altri no, causando nuovi squilibri.

D.: *Perché un paziente guarito non può cominciare dopo un anno o due una dieta normale?*

R.: In teoria, un paziente "guarito" potrebbe cominciare una dieta "normale", ma cos'è normale? Forse il cibo inscatolato, imbottigliato, conservato chimicamente, congelato, aromatizzato e colorato artificialmente? La maggior parte dei pazienti non vuole più mangiare questo tipo di cibo e sa che non è né sano né "normale". Essi per primi non hanno alcuna intenzione di tornare agli alimenti che hanno causato la loro malattia! La domanda successiva è: cosa si intende esattamente con paziente "guarito"? Come sappiamo se gli organi si sono ripresi completamente o se il sistema immunitario può funzionare malgrado l'assunzione di cibo tossico e artificiale? Non accadrà che le difese si indeboliranno o andranno nuovamente perdute? E quanto potranno resistere?

Sono sempre di più le informazioni che ci spingono a pensare che la carne e tutti i prodotti di origine animale (per esempio: formaggi e tutti i latticini, pesce, pollame e uova) siano alterati dal calore, producendo proteine dannose al corpo umano anziché sostanze nutrienti[264].

D.: *In che modo un paziente guarito deve cambiare stile di vita?*

R.: Il paziente deve ricordare che i prodotti domestici chimici (per esempio: detergenti, sbiancanti, solventi, lucidi e vernici) sono tossici[265] e vanno evitati. Inoltre, molti cosmetici – di fatto, la maggior parte di essi – che vengono applicati sulla pelle sono tossici[266] e vanno esclusi. Specialmente tossici sono i gel, le creme e gli stick per le ascelle, che bloccano la sudorazione[267]. La sudorazione sana è inodore. Il corpo cerca di disintossicarsi attraverso la sudorazione: impedire quest'ultima vuol dire rimandare le tossine nel sistema linfatico (si veda il capitolo 5, "Il crollo delle difese corporee").

195

D.: *Per quanto tempo dovrò seguire la terapia? Quanto ci vorrà prima che il tumore sparisca? Prima che il dolore se ne vada? Prima che possa fare esercizio fisico? Prima che possa tornare a mangiare qualsiasi cosa?*

R.: Alle domande che cominciano con "Quanto ci vorrà" o "Per quanto tempo" non è possibile dare risposte certe. Dipende tutto dalle circostanze e dalla condizione del paziente. Quanto è grande il tumore? Quanto si è diffuso? Qual è l'età del paziente? Quanti danni ha subito da farmaci o interventi chirurgici, o ha inflitto a se stesso tramite il cibo spazzatura, il fumo o altre abitudini autodistruttive? Quanto fedelmente il paziente e la famiglia seguiranno la terapia, tutti i giorni, per il tempo necessario?

Non sono possibili risposte precise in termini di mesi o settimane, ma esiste una risposta generale che mio figlio ha imparato nella Marina americana. Di fronte alla possibilità che il ponte del sottomarino sopra il quale si trovava finisse temporaneamente sotto un'onda, egli chiese: «Quanto a lungo dovrò trattenere il fiato?». L'incredulo ufficiale, dopo aver squadrato per un attimo la recluta, rispose: «Fino a che sarà necessario!».

D.: *Il succo di carote è ricco di zuccheri. Da più fonti sentiamo dire che il succo di carote alimenta i tumori. È vero?*

R.: Tutti i frutti e molte verdure contengono carboidrati complessi, che in realtà non sono zuccheri, ma formano la base della nutrizione umana. Contrariamente alle false affermazioni di certi medici, il succo di carote non alimenta i tumori. Se lo facesse, la Terapia Gerson ucciderebbe ogni paziente! La verità è che il succo di carote ha un ruolo molto importante nella guarigione. Anziché nuocere ai pazienti, li rifornisce di dosi abbondanti di betacarotene, che viene trasformato in vitamina A e in molte altre vitamine. Inoltre, poiché è una delle fonti più complete di minerali, contiene la maggior parte dei minerali essenziali in una forma facilmente assimilabile. Il succo di carote ha un contenuto elevato anche di proteine vegetali e, quindi, rappresenta un alimento sano e completo.

D.: *Dato il numero di clisteri che praticherò nel corso dei due anni di terapia, non c'è il rischio che diventerò dipendente da essi per sempre?*

R.: No di certo! Per favore, ricordate che lo scopo dei clisteri non è eliminare le feci dagli intestini; di fatto, essi raggiungono solo una parte del colon e non interferiscono con l'evacuazione. Questo spiega perché alcuni pazienti Gerson riescono ad andare in bagno tra un clistere e l'altro. Se la costipazione era un problema prima di cominciare la terapia, una volta ripristinate le funzioni di fegato e intestini, il paziente torna a un'attività intestinale "normale".

La routine dei clisteri non è una minaccia alla riacquisita "normalità". Nella maggior parte dei casi, quando la terapia finisce, le evacuazioni normali subentrano senza alcuna difficoltà. In casi eccezionali, se questo non avviene, il paziente dovrà fare un clistere con metà concentrazione, ogni mattina. Per citare la rigorosa regola del dott. Gerson: «Non lasciare mai che il sole tramonti su un giorno in cui non siete andati di corpo!».

D.: *Poiché la terapia bandisce i prodotti animali, da dove prendo le mie proteine?*
R.: È un errore credere che tutte le proteine siano di origine animale. Al contrario, la maggior parte delle verdure contiene una quantità adeguata di proteine che vengono facilmente assorbite, digerite e assimilate. Grazie a ciò, queste proteine portano alla guarigione e non a un'accresciuta massa tumorale, a patologie artritiche, a danni ai reni e a tutti gli altri problemi di salute associati al consumo eccessivo di proteine animali. Il succo di carote, un perno del programma Gerson, ha un contenuto elevato di proteine; altrettanto dicasi per le patate, i fiocchi d'avena e la maggior parte delle verdure.

Non è un caso che gli animali da terraferma più grandi (ovvero gli elefanti, i tori, gli oranghi e i bisonti) siano vegetariani e ricavino le loro proteine dall'erba, le piante, le foglie e la frutta.

NOTE AL CAPITOLO 22:

259. Gerson, M., *A Cancer Therapy*, cit., Appendix II, p. 418.
260. Matrone, G., et al., "Effect of Genistin on Growth and Development of the Male Mouse", *Journal of Nutrition*, 1956, pp. 235-240.
261. "Tomatoes, Tomato-Based Products, Lycopene, and Cancer: Review of the Epidemiologic Literature", *Journal of the National Cancer Institute*, vol. 91 (4), feb. 17, 1999, pp. 317-331.
262. Nota 259 (Gerson), supra, p. 306.
263. Ibid., Appendix II.
264. Campbell, T. Colin e Campbell, Thomas M., II, *The China Study: Startling Implications for Diet, Weight Loss and Long-term Health*, BenBella Books, Dallas, 2005.
265. "Toxic Household Products", University of California, Santa Barbara Tenants Association (http://orgs.sa.ucsb.edu/tenants/hot_topics_files/safe%o20chemicals.pdf).
266. Ginty, Molly M. "FDA Failing to Remove Toxic Chemicals from Cosmetics" (postato il 1 giugno 2004), Health & Environment, Organic Consumers Association (www.organicconsumers.org/bodycare/fda060104.cfm).
267. McGrath, K., "An earlier age of breast cancer diagnosis related to more frequent use of antiperspirants/deodorants and underarm shaving", *European Journal of Cancer Prevention*, vol. 12 (6), dicembre 2003, pp. 479-485.

23. LA VITA DOPO LA TERAPIA GERSON

A questo punto, dovrebbe esservi chiaro che la Terapia Gerson è un cammino difficile – un processo lungo e duro che richiede coraggio, pazienza e perseveranza – ma certamente meritevole di tutti i nostri sforzi. Questa via di guarigione, oltre a uccidere il potenziale killer, è anche un ottimo investimento per un lungo e sano futuro. Sono molti i casi in cui i nostri pazienti, una volta guariti, hanno goduto di ottima salute ben oltre l'età generalmente ritenuta al riparo da malattie e da declino psico-fisico. Pochi terapisti possono vantare di aver salvato e tenuto in ottima salute tanti pazienti!

L'uscita dalla terapia al momento giusto è un processo che va gestito con cautela. Determinare il momento giusto è un compito delicato. Interrompere la terapia troppo presto, prima che tutti gli organi essenziali siano guariti, è un grave errore che probabilmente porterà a una ricaduta. Ai tempi del dottor Gerson, il ripristino delle difese corporee in seguito a un cancro generalmente impiegava circa diciotto mesi; oggi, tale lasso di tempo non è più sufficiente.

Il mondo è infinitamente più tossico e le persone sono più debilitate di mezzo secolo fa. Il risultato è che i pazienti di cancro hanno bisogno di due anni completi di terapia per rimettersi completamente. Tale durata potrebbe non essere sufficiente per chi ha subito chemioterapia prima del protocollo Gerson: in tal caso, è difficile fissare un limite di tempo (si veda il capitolo 18, "Adattare la Terapia a pazienti pretrattati con chemioterapia o gravemente debilitati").

I pazienti affetti da patologia non maligna che reagiscono bene alla Terapia Gerson (si veda il capitolo 19, "La Terapia Gerson per malattie non maligne") possono guarire completamente in un anno o in diciotto mesi, seguendo un protocollo meno rigido di quello prescritto per i malati di cancro.

Viceversa, se uscire precocemente dalla cura è pericoloso, seguirla troppo a lungo non sembra provocare alcun danno. L'interruzione della terapia deve essere un processo graduale. Se tutto sta andando bene, i succhi, i clisteri e le medicine vanno ridotti lentamente e gradualmente (così come si può vedere nelle tavole 17.1, "Programma orario generale per un malato di cancro"; 17.2, "Programma annuale generale per un malato di cancro"; 18.1, "Programma orario per pazienti debilitati o pretrattati con chemioterapia"; 19.1, "Programma per pazienti affetti da malattie non maligne"). Dopo due anni, i pazienti possono limitarsi a otto succhi e un clistere al giorno o, se l'intestino funziona correttamente, uno o due clisteri a settimana. Se questo programma ridotto non ha effetti nocivi come mal di testa, costipazione o nuovi sintomi, si possono ridurre i succhi a cinque o sei al giorno, eliminando completamente i clisteri. Come "garanzia di salute", è buona norma continuare a bere succhi biologici freschi ogni giorno, per un periodo di tempo indefinito.

23.1. Mangiare bene

Anche il passaggio da un regime dietetico rigido a uno più permissivo richiede cautela. Durante il trattamento, il corpo si è abituato alla migliore nutrizione possibile: cibo vegetariano fresco, puro, saporito e biologico che viene digerito facilmente fornendo tutti i nutrienti necessari alla salute e al benessere. Sarebbe un grave errore passare da un regime sano a uno cosiddetto normale – a base di carne, pollame, formaggi e cibi commerciali ricchi di sostanze chimiche –, rischiando un grave scombussolamento.

La nostra esperienza è che i pazienti guariti, avendo un sistema "pulito", non sono più attratti da questi cibi, anche se durante la lunga cura hanno fantasticato su qualche "frutto proibito". Seguendo il regime Gerson privo di sale, le papille gustative guariscono dall'atrofia causata dagli alimenti fortemente salati del passato; ora tutto ciò che è salato sembra sgradevole o addirittura repellente (allo stesso modo, gli ex fumatori non riescono più a stare in una stanza piena di fumo o a fumare ancora).

Naturalmente, una volta che un paziente guarito è davvero in buone condizioni e il suo sistema funziona regolarmente, non c'è niente di male nel partecipare a un banchetto, un matrimonio o un compleanno "abbuffandosi" un poco. In seguito, bisognerebbe assumere per qualche giorno degli enzimi digestivi, accompagnandoli con clisteri quotidiani, per eliminare il disordine e sentirsi nuovamente in salute. Per favore, non buttate l'enteroclisma. Il caffè "al rovescio", per usare il gergo Gerson, aiuta in caso di mal di testa, mal di denti, principio di raffreddore o anche malessere generico. Inoltre, continuate a usare il vostro *Norwalk* o un altro spremifrutta, senza passare ai succhi imbottigliati: questi ultimi non migliorerebbero la vostra salute.

I pazienti che sono stati gravemente malati devono prendere precauzioni particolari per tutelare la salute. Il nostro consiglio è che, a prescindere da quanto si siano astenuti dalla terapia, ritornino al programma intensivo completo per due settimane, due volte all'anno (la primavera e l'autunno, le stagioni del cambiamento climatico, sono le più indicate a tal fine). Durante queste due settimane, bisognerebbe bere da dieci a tredici succhi al giorno, mangiare solo cibi biologici preparati al momento, evitare proteine animali e fare tre o più clisteri al giorno. Se tale ritorno al protocollo Gerson completo producesse una reazione di guarigione, che questi pazienti riconoscerebbero immediatamente, il corpo starebbe chiaramente depurandosi da qualche guasto recente e il regime intensivo andrebbe prolungato per altre due settimane. Se invece non si manifestasse alcun nuovo sintomo e il paziente fosse in buona salute, sarebbe possibile interrompere il "corso di recupero" dopo due settimane.

23.2. L'arte di mantenersi sani

Una volta, il dottor Gerson suggeriva ai pazienti di conservare la salute assumendo un 75% di cibo "protettivo" – cioè frutti biologici ricchi di nutrienti, vitamine, minerali ed enzimi – che mantenesse il sistema immunitario in condizioni eccellenti. Il restante 25% del cibo poteva essere "a scelta". Sfortunatamente, questa divisione non è più fattibile, in quanto gli alimenti scelti liberamente sarebbero troppo dannosi. Dobbiamo quindi sollecitare gli ex pazienti a continuare ad assumere un 90% di alimenti "protettivi" e solo un 10% di alimenti scelti liberamente.

Anche in questo caso, non bisognerebbe mai tornare nei fast food o al cibo spazzatura contenente pesticidi, additivi e altre sostanze tossiche, e quasi certamente non si dovrebbero più mangiare *hot dog*, salsicce, carni speziate, affettati e salse piene di conservanti o formaggio, ovvero gli alimenti stessi che hanno contribuito alla malattia. Dovesse verificarsi qualche imprudenza dietetica grave, è buona norma tornare alla terapia completa per qualche settimana, anziché rischiare danni a lungo termine. Naturalmente, particolare cautela va usata riguardo all'alcool: in rari casi è possibile bere un po' di vino, ma soltanto se quest'ultimo è biologico. I vini prodotti commercialmente, ottenuti da uva frequentemente trattate, sono da evitarsi.

Se sapete cosa evitare e cosa ricercare, mantenersi sani diventa rapidamente una facile e piacevole routine. La risposta alla domanda: «C'è vita dopo la Terapia Gerson?» è certamente: «Sì!».

PARTE TERZA
Appendici fondamentali

Per rendere più completa l'esperienza della Terapia Gerson e ottenere i migliori risulta-ti, i seguenti capitoli contengono suggerimenti, informazioni e incoraggiamenti specifi-ci. Fino a ora, ci siamo concentrati soprattutto sulla cura e la guarigione del corpo. Tuttavia, corpo, mente, emozioni e spirito non possono essere separati: sono parte di un tutto più vasto e vanno trattati come tali.

Di conseguenza, abbiamo incluso molte informazioni sui bisogni psicologici dei pazien-ti Gerson e su semplici tecniche per superare lo stress e la tensione. Un capitolo impor-tante spiega nei dettagli come monitorare i propri progressi, valutando i risultati dei test del sangue e delle urine dal punto di vista della terapia, che non è lo stesso di quello della medicina allopatica.

Infine, troverete i racconti di molti ex pazienti Gerson guariti da vari tumori terminali, che hanno ripreso una vita sana e attiva. Per incoraggiarvi a fare lo stesso e ad assapo-rare un variegato menu di saporiti piatti Gerson, vi proponiamo anche numerose ricette testate e verificate, selezionate con amore ed entusiasmo.

24. SUPPORTO PSICOLOGICO
AL PAZIENTE GERSON

di BEATA BISHOP

Beata Bishop è psicoterapeuta e counselor professionista. In seguito alla sua guarigione tramite la Terapia Gerson, dal 1983 lavora con i malati di cancro e altre gravi malattie degenerative.

I pazienti Gerson e più in generale tutti coloro che sono interessati alla terapia si chiedono spesso come mai nel fondamentale libro del dottor Gerson[268] manchi qualsiasi riferimento agli aspetti psicologici della guarigione, a parte uno o due accenni. I motivi di questa apparente omissione sono semplici. Da un lato, il dottor Gerson ha scritto il suo libro esclusivamente dal punto di vista del medico-scienziato, escludendo tutte le altre considerazioni; dall'altro, la psico-oncologia, un ramo della psicologia specializzato nella cura dei malati di cancro, è nata solo all'inizio degli anni Sessanta del Novecento, dopo la morte del dottor Gerson. Oggi, tuttavia, è diventata una disciplina importante che deve rientrare in qualsiasi metodo di cura che voglia definirsi olistico.

La medicina olistica si basa sull'assunto che corpo e mente sono due lati della stessa medaglia. Essi si ammalano insieme e insieme vanno curati; ciò che ha effetto sull'una ha effetto sull'altro. Questo è particolarmente vero per la Terapia Gerson, il cui potente effetto va oltre il corpo del paziente, raggiungendo il suo io non-fisico.

I succhi, gli alimenti e i clisteri di caffè esercitano un effetto combinato che disintossica il corpo e raggiunge il cervello e il sistema nervoso centrale, provocando intense reazioni emotive, sbalzi di umore e alterazioni del comportamento nell'ignaro paziente. Per questa sola ragione – che però non è l'unica – il lato psicologico del processo di guarigione andrebbe adeguatamente studiato e gestito. Trascurarlo vorrebbe dire esporsi al rischio che qualche problema psicologico represso possa sabotare il processo terapeutico.

Poiché il corpo e la mente interagiscono e si influenzano reciprocamente a ogni istante, è logico cercare di assicurare che entrambi godano di buona salute. La terapia opera sul corpo, ma cosa possiamo fare per la psiche, per il mondo interiore fatto di impulsi ed emozioni? È davvero importante che anche esso goda di buona salute? La risposta è sì, ed ecco perché.

Esistono oggi solide prove scientifiche che dimostrano come l'umore, le emozioni e la mentalità in generale esercitino un impatto diretto e misurabile sul nostro sistema immunitario. La prova viene dalla psiconeuroimmunologia (PNI), una nuova branca della medicina che si è sviluppata rapidamente a partire dalla fine degli anni Settanta, grazie a una migliore comprensione della chimica del cervello e delle sottili connessioni esistenti a livello cellulare dell'organismo. In sintesi, il sistema limbico del cervello e il sistema nervoso centrale rilasciano determinati ormoni che, entrando in contatto con siti recettori ubicati in tutto il corpo, provocano il rilascio di altri ormoni. La qualità di questi ormoni determina l'indebolimento o il rafforzamento del sistema immunitario, accendendolo o spegnendolo; questa qualità, a sua volta, dipende dalle emozioni, l'umore prevalente, le convinzioni e l'immagine di sé.

Un atteggiamento positivo, determinato e speranzoso rafforza la competenza immunitaria, mentre la disperazione, la negatività e la paura l'indeboliscono. Un evento traumatico o una depressione duratura possono sopraffare le nostre cellule, disturbando il loro normale funzionamento. Da questo punto di vista, qualsiasi pensiero o sentimento può essere considerato un evento biochimico. Secondo il neuroscienziato Candace Pert[269], co-scopritore delle endorfine, «Le cellule sono esseri consci che comunicano tra loro, influenzando le nostre emozioni e le nostre scelte». Viceversa, è vero anche che le emozioni e le convinzioni influenzano l'attività delle nostre cellule.

24.1. La paura è il nemico

Poiché sono una paziente Gerson guarita e una psicoterapeuta professionista, conosco il devastante impatto emotivo di una diagnosi di cancro. Si tratta di un trauma notevole, che evoca emozioni potenti: panico, shock, rabbia o rassegnazione disperate, intontimento. A peggiorare le cose, c'è una sensazione di isolamento, come se avere il cancro escludesse una persona dal resto dall'umanità e le rendesse impossibile una vita normale. Il sentimento prevalente e schiacciante è la paura. Conosco questa profonda paura grazie all'esperienza mia e a quella di numerosi pazienti con cui ho lavorato negli ultimi ventitré anni. Benché esistano molte altre malattie potenzialmente mortali, nessuna sembra scatenare la paura cieca del cancro. Ciò non è senza ragioni. Una è la diffusione crescente della malattia. La maggior parte delle persone conosce qualcuno che è morto di cancro dopo molte sofferenze e cure drastiche dagli orribili effetti collaterali (ma senza speranza di successo). Ritrovarsi improvvisamente a condividere lo stesso destino è spaventoso per tutti coloro che vedono una diagnosi di cancro come una condanna a morte. Esiste anche una paura irrazionale che interpreta il cancro come un intruso, un alieno maligno che ha fatto breccia nelle nostre difese, crescendo fuori controllo fino a ucciderci. I pazienti in preda al panico non sono in grado di capire che i tumori non vengono dall'esterno, ma dal malfunzionamento dei loro organi, nei quali a livello cellulare "la legge e l'ordine" sono venuti meno.

Lo shock della diagnosi è peggiorato dal modo in cui viene comunicata dal medico. I medici non sanno nulla dell'arte della comunicazione. Odiano dare cattive notizie e si proteggono diventando distaccati, lontani e freddi, proprio nel momento in cui il malato avrebbe più bisogno di calore e sostegno umani. Se poi il paziente trascorre un po' di tempo in un normale ospedale, il senso di dipendenza e di perdita di autonomia e della privacy renderanno le prospettive ancora più fosche. Il paziente diventa una persona che soffre passivamente, senza alcuna possibilità di influire su ciò che gli viene fatto. Per usare l'efficace espressione di un grande pensatore e scrittore, lo scomparso Ivan Illich, «La medicina moderna trasforma il paziente in un voyeur debole e disorientato nelle mani dei bio-ingnegneri»[270].

Queste osservazioni valgono per i pazienti di cancro diagnosticati e curati in un contesto medico tradizionale. Poiché quasi tutti i pazienti arrivano alla Terapia Gerson dopo che quel sistema ha fallito, è importante riconoscere la loro depressione o paura e fare subito qualcosa al riguardo. Tramite la normale empatia umana e delle cure premurose, tentiamo di eliminare la loro paura e disperazione. Alla luce delle scoperte della PNI, ci sono anche ottime ragioni mediche per liberare velocemente i pazienti dalle loro emozioni opprimenti e farli passare dal pessimismo all'ottimismo. «Non bisognerebbe mai provare a curare il corpo senza l'anima», scrisse il filosofo greco Platone circa 2.400 anni fa confermandoci, in un passato remotissimo, l'esistenza di un legame corpo-mente.

Se qualcosa nel profondo del mondo interiore di un paziente non vuole vivere, nemmeno il programma Gerson, testato e verificato, potrà dare il massimo. Quel "qualcosa" potrebbe non avere nulla a che fare con la diagnosi di cancro. Potrebbe essere un'antica ferita emozionale quasi dimenticata, la morte di una persona cara, un risentimento profondo o un conto in sospeso con una persona amata od odiata. Potremmo anche trovarci di fronte a qualcuno che risponde alla descrizione della cosiddetta "personalità incline al cancro", così come è stata definita da Lawrence LeShan[271], un pioniere della ricerca sul legame corpo-mente nella malattia maligna. LeShan, conosciuto anche come "il padre della psico-oncologia", ha osservato nel corso dei decenni che certi tratti della personalità sembrano predisporre alcune persone al cancro. Tra questi tratti troviamo scarsa autostima, difficoltà a esprimere rabbia o aggressività, istinto a compiacere gli altri ignorando i propri bisogni, inibizione delle emozioni. Il sé autentico di tali persone è sepolto sotto un sé fittizio, che probabilmente si è sviluppato a un'età precoce per ottenere l'approvazione dei genitori, ma che si è conservato in età adulta, quando non sarebbe più necessario.

Naturalmente, questo profilo della personalità non si applica a tutti i pazienti di cancro, anche se, nel mio lavoro, mi sono spesso imbattuta in simili tratti caratteriali. Insieme o isolati, essi contribuiscono a formare una visione pessimista della vita, che una diagnosi di cancro può trasformare in cupa disperazione. Grazie alla PNI, sappiamo che ciò vuol dire una ridotta competenza immunologica.

È stato osservato che spesso il cancro appare diciotto mesi o più dopo un evento negativo come un divorzio, un lutto, una crisi finanziaria, la perdita del lavoro o di una relazione importante. L'esperienza mi ha insegnato che tali eventi rappresentano per i pazienti solo l'ultima goccia che fa traboccare il vaso, perché già da molto tempo essi vivevano in situazioni impossibili che apparentemente non potevano né tollerare né modificare. LeShan e il dottor Carl Simonton[272] chiamano tale situazione "trappola della vita", descrivendola dettagliatamente.

La casistica in mio possesso conferma l'esistenza di tale "trappola" e il fatto che chi si ritiene incapace di liberarsi da essa alla fine arriva a uno stadio in cui non gli importa più vivere. Molte persone hanno detto: «Qualcosa è scattato in me». Sospetto fosse l'ultimo residuo di una tenue volontà di vivere.

207

24.2. Il ruolo dello stress

Spesso mi viene chiesto se lo stress può provocare il cancro. Io non penso (certamente non può farlo da solo), ma credo che possa essere la goccia che fa traboccare il vaso. In questi casi, il sistema immunitario è già debilitato e scarsamente attivo, né riesce più a disfarsi delle cellule irregolari indipendenti che ogni organismo sano produce copiosamente tutti i giorni. Senza la costante vigilanza di un sistema immunitario ben funzionante, niente può impedire a poche di tali cellule anomale di avviare un processo maligno. Stiamo parlando delle interazioni misteriose tra biochimica ed emozioni, che abbiamo appena cominciato a esplorare e comprendere. Esistono già molte prove cliniche – quindi non aneddotiche – che l'atteggiamento interiore può fare la differenza, nel campo della sopravvivenza. Per esempio, il ricercatore britannico Stephen Greer[273] ha intervistato un gruppo di donne tre mesi dopo che avevano subito una mastectomia, per vedere come stavano affrontando la loro situazione. Egli ha scoperto al riguardo quattro modalità distinte: spirito combattivo, negazione, stoica accettazione e disperazione. Dopo cinque e dieci anni, erano sopravvissuti l'80% delle lottatrici e solo il 20% delle disperate. Queste percentuali erano del tutto indipendenti dalle prognosi mediche.

Negli Stati Uniti, il dottor David Spiegel[274] ha invitato 36 donne con tumore metastatizzato al seno a frequentare per un anno incontri settimanali in cui condividere dolori e preoccupazioni, incoraggiarsi a vicenda e costruire un atteggiamento mentale positivo. Un gruppo di controllo di 50 donne non ha frequentato alcun gruppo del genere. Spiegel voleva solo appurare se gli incontri di gruppo miglioravano la qualità della vita delle partecipanti, cosa che certamente avveniva. Quello che lo ha sorpreso è stato il fatto che la durata della vita delle partecipanti era due volte quella delle donne del gruppo di controllo.

Un'altra intuizione interessante viene dall'oncologo statunitense Bernie Siegel[275], autore di numerosi libri bestseller che hanno contribuito a diffondere la consapevolezza del legame corpo/mente nella salute e nella patologia. Egli sostiene che il 15-20% dei malati di cancro consciamente o inconsciamente desidera morire, senz'altro per fuggire da una difficile "trappola della vita"; il 60-70% vuole guarire, ma è passivo e si aspetta che faccia tutto il medico; un altro 15-20%, invece, fa eccezione, in quanto si rifiuta di essere vittima, fa ricerche sulla propria malattia e non obbedisce automaticamente al medico, ma fa domande, controlla ed esige scelte informate. Come dice il dott. Siegel, «I pazienti difficili o non cooperativi sono quelli che più probabilmente guariranno». Sembrerebbe che essi dispongano di un sistema immunitario più bellicoso di quello dei pazienti docili.

24.3. Pronto soccorso per la mente

Esistono semplici metodi per eliminare il senso di disperazione e isolamento nel paziente che ha appena ricevuto la diagnosi. Il primo passo è ridimensionare la malattia e discuterne apertamente, con un tono di voce naturale e senza evitare la temuta parola "cancro". Uno dei primi vantaggi di cui gode l'aspirante paziente Gerson è il tono calmo e rassicurante con cui il suo problema è affrontato, oltre al messaggio che sì, è possibile ottenere la guarigione e non soltanto la remissione (che è il massimo che la medicina ortodossa può offrire).

Quello di cui ha bisogno il paziente è un luogo sicuro in cui lasciare andare emozioni tempestose e venire ascoltato con attenzione totale, priva di giudizio e non frettolosa: qualcosa che medici e infermiere, sempre a corto di tempo, non possono fornire. È un errore cercare di consolare o confortare troppo presto, od offrire facili assicurazioni. Ciò non farebbe che trattenere il paziente dall'esprimere i suoi sentimenti autentici, che devono invece fluire senza ostacoli.

Una volta che ciò è avvenuto, pongo una domanda fondamentale: «Lei vuole vivere?». Se la risposta è «Sì», chiedo: «Vuole vivere senza condizioni?». Un altro «sì» risoluto pone termine alla conversazione, mentre un esitante «sì, ma...» è segno di un individuo irresoluto, forse bloccato in qualche trappola della vita. Se chiedo di completare la frase, spesso mi viene detto qualcosa del tipo: «Se tutto tornasse come prima, non sono certo di voler continuare a vivere».

Quel "ma" va analizzato a fondo, per essere certi che non saboterà l'opera di guarigione. I diciotto-ventiquattro mesi precedenti della vita del paziente prima della diagnosi possono fornire indizi preziosi. Forse c'è stato qualche trauma o stress che ha portato il paziente all'alcool, le droghe o altre abitudini distruttive che hanno provocato ingenti danni al fegato? Poche domande discrete spesso ci aiutano a individuare qualche trappola della vita. Il compito successivo è dimostrare che esistono vie di uscita diverse dalla morte.

È utile formare una partnership terapeutica con il paziente, in cui lui/lei abbia un ruolo importante. Ciò è facile nel caso della Terapia Gerson, la quale non può avere successo senza la cooperazione attiva del paziente. Se un paziente ci dice che l'85% delle persone con la sua malattia muore entro tre anni, lo invitiamo a unirsi al 15% che sopravvive più a lungo (ricordo con ammirazione una piccola, fragile donna colpita da un cancro, che, quando le fu detto che le restavano sei mesi di vita, rispose pronta: «Oh Dio, mi restano sei mesi per guarire!»... Cosa che in effetti avvenne, grazie alla Terapia Gerson). Mi piace il modo in cui LeShan affronta la sfida di cambiare l'umore del paziente da negativo a positivo. Le sue domande fondamentali sono: «Cosa c'è di buono in lei? Quali sono i suoi modi peculiari di essere, relazionarsi, creare? Cosa sta bloccando la loro espressione? Di cosa ha bisogno per realizzarsi? Soprattutto, cosa vuole fare della sua vita?»[276].

Una volta chiariti questi punti base, è tempo di spostare l'attenzione sulle enormi prospettive che si aprono per il paziente se lui/lei comincia ad agire e non solo a reagire, prendendo decisioni per conto proprio. Molte cose possono essere ottenute in poco tempo. Lo strumento principale del terapista è la sua personalità, oltre alla sua presenza calma e affidabile. Spesso, per il paziente questo è l'unico supporto in un mondo confuso e caotico. Altri strumenti, come tecniche di rilassamento, semplici meditazioni e visualizzazioni creative focalizzate sull'autoguarigione, andrebbero usati solo da counselor o terapisti professionisti (si veda il capitolo 25, "Superare lo stress e la tensione").

24.4. Superare il primo ostacolo

Per molti pazienti, la Terapia Gerson è l'ultima spiaggia dopo che le tradizionali cure mediche hanno fallito, lasciandoli profondamente frustrati, sfiduciati e con uno strascico di gravi effetti collaterali. Cominciare il programma Gerson è per loro un ultimo azzardo, una decisione disperata. Altre persone optano per il metodo Gerson a uno stadio precedente e meno grave della malattia, caratterizzato da meno mutazioni fisiche irreversibili, pur restando infausta la prognosi.

In entrambi i casi, si comincia una terapia insolita che in molti punti sembra alquanto bizzarra. Inoltre, si è ben consapevoli di essere usciti dai confini della medicina ortodossa, lasciandosi alle spalle la rete di medici, consulenti e ospedali, ovvero un intero sistema che non è riuscito a guarirli, ma che sembra ancora autorevole. Alcuni forse sono stati bruscamente dimessi dai loro medici solo perché hanno osato prendere in considerazione una terapia alternativa "non dimostrata". Altri sono sotto l'influenza di pressioni e dubbi da parte di familiari e amici per i quali è impossibile che una bizzarra terapia possa avere successo laddove la moderna medicina hi-tech ha fallito.

Questo tipo di pressione può essere devastante per il paziente, il quale probabilmente nutre a sua volta dei dubbi. Il passo successivo è quindi spiegare immediatamente come è perché la Terapia Gerson funziona. La maggior parte delle persone conosce il funzionamento della medicina allopatica, dove c'è una pillola per ogni malattia, si guarisce oppure si muore e tutto accade velocemente. Qui, invece, il paziente ha davanti a sé due anni di sforzi senza sosta, disciplina rigorosa e totale mutamento dello stile di vita cosiddetto normale: tutto ciò fa paura, soprattutto perché dall'altra parte non c'è garanzia di successo. È qui che l'approccio cognitivo funziona al meglio. Non occorre una preparazione medica per capire che ricostruire il sistema immunitario è meglio che stordirlo con radiazioni e un cocktail di veleni. Una volta compresa la semplice, ma potente logica del programma Gerson, il paziente si sente rassicurato e non vede l'ora di cominciare, come compagno e alleato allo stesso livello del medico o del counselor.

24.5. L'aiuto viene dal corpo

Uno degli effetti più notevoli del programma Gerson è il miglioramento immediato delle condizioni generali del paziente. Il dolore diminuisce, l'appetito comincia a tornare e il sonno migliora già dai primi giorni del programma. Questo basta a migliorare notevolmente l'umore del paziente che, nei mesi e negli anni precedenti, aveva visto le proprie condizioni peggiorare progressivamente, con il conseguente declino della speranza. Ora è cominciato l'opposto, quindi il mutamento di atmosfera è immediato (i visitatori di una clinica Gerson sono stupiti dall'atmosfera rilassata e dal buon umore dei pazienti: l'ora dei pasti risuona spesso di risate, mentre l'atmosfera media di una normale clinica per tumori è sempre triste e pesante). Naturalmente, anche questo cambiamento di umore, con il conseguente senso di sollievo, comincia ad avere un utile effetto sul sistema immunitario.

Comunque, il viaggio di guarigione è appena cominciato, mentre il bisogno di sostegno psicologico è tutt'altro che finito. Il paziente ha dinanzi a sé un cambiamento drastico dello stile di vita, della dieta e della routine quotidiana per almeno due anni (meno nel caso di patologie non maligne). È inevitabile che occorrano grandi dosi di determinazione e autodisciplina per attenersi al programma. È anche inevitabile che dopo un certo tempo affiorino noia e sensazioni di monotonia. Il paziente si sente limitato e privato della maggior parte dei piaceri sociali; a volte, è così stufo che desidera abbandonare la terapia. Quando ciò accade, è meglio non contraddire le lamentele del paziente ma, al contrario, dargli ragione sul fatto che il processo è impegnativo, restrittivo e monotono. Vanno sottolineati i risultati finora ottenuti e poste domande brusche, come: «Preferirebbe forse la chemioterapia?», oppure «OK, lasci il programma. Poi cosa accadrà?», aspettando la risposta. Soprattutto, va ricordato: tutto passa.

La noia si può vincere con letture, cassette o DVD pertinenti. Una volta che una persona ha avuto un assaggio della medicina naturale, vuole saperne di più. È utile anche entrare in contatto con altri pazienti Gerson o scegliere un hobby o un argomento di studio nuovi, che possano essere coltivati tra i succhi, i clisteri e i pasti.

Stabilire degli scopi temporanei è un altro modo per spezzare la monotonia: cosa vorrebbe raggiungere il paziente dopo una settimana, un mese o tre mesi? Gli obiettivi devono essere realistici, modesti e celebrati quando vengono raggiunti. Quelli che non vengono raggiunti possono essere riformulati o rinviati, ma non vanno etichettati come fallimenti.

24.6. Problemi lungo il cammino

In certi casi, il cibo può essere un argomento delicato. Ad alcune persone, gli alimenti Gerson piacciono immediatamente; ad altre, no. Quando qualcuno esprime con molta decisione la sua avversione verso determinati cibi essenziali, o addirittura rifiuta di mangiarli, è guidato dal suo attaccamento ad altri tipi di alimenti, anche se insalubri. Di norma, questi sono gli alimenti forniti dalla madre durante l'infanzia, quando cibo voleva dire amore, anche se era di qualità scadente. Oggi, in un momento difficile, queste persone, anche se capiscono la giustezza della dieta Gerson, a un livello profondo e non-razionale la rifiutano. La risposta sta nel ricordare al paziente che in questo caso il cibo rappresenta letteralmente una medicina, che la dieta non durerà per sempre e che accettarla ora è un investimento essenziale nel futuro. Io ho trovato utile fare un contratto con il paziente, secondo il quale egli avrebbe seguito scrupolosamente la dieta per due settimane, esplorandone i vari sapori. Di regola, si verificavano velocemente progressi che portavano a un'estensione del contratto.

Occorre fermezza quando il paziente desidera infrangere le regole con piccole eccezioni o facendosi qualche "regalo". L'unica risposta è «No»; infatti, cosa si intende con "piccola", e ogni quanto tempo si verifica una "eccezione"? Una volta infrante le regole, i confini della terapia sono compromessi e le conseguenze possono essere gravi. Le regole vanno ripristinate con tatto e delicatezza, altrimenti noi terapisti o assistenti finiremmo con il sembrare genitori oppressivi, capaci solo di dire: "Non devi".

C'è poi il problema delle riacutizzazioni o reazioni di guarigione, che devono ricevere il benvenuto, benché possano essere estremamente spiacevoli, dal momento che indicano che il corpo sta reagendo alla cura. Le misure pratiche per affrontare le riacutizzazioni sono descritte in dettaglio nel capitolo 16, "Comprendere le reazioni di guarigione". Un valido aiuto psicologico consiste nello spiegare in anticipo le reazioni di guarigione, affinché il paziente non vada nel panico al loro manifestarsi. Anche in questo caso, la nostra presenza calma e rassicurante è il massimo che possiamo offrire, soprattutto quando i sintomi fisici sono accompagnati da mutamenti di umore. Il corpo non può disintossicarsi senza attraversare anche una disintossicazione psicologica. Le tossine che attraversano il sistema nervoso centrale provocano strane reazioni e un comportamento anomalo (per esempio: rabbia, irritabilità, violente oscillazioni di umore, aggressività e accuse ingiuste). Il comportamento solitamente civile del paziente viene cancellato da impulsi ed emozioni che erano stati repressi, probabilmente sin dall'infanzia.

Il sé adulto viene temporaneamente messo da parte a opera di un bambino interiore furioso, fino a quando non torna padrone della situazione profondendosi in scuse (una mia cliente chiamava tali incidenti "la rabbia Gerson" e ogni volta che sentiva imminente una riacutizzazione, avvertiva i familiari che qualsiasi cosa avrebbe detto o fatto nelle ore o nei giorni successivi, avrebbe continuato ad amarli). Anche a questo bisogna prepararsi, senza prendere nulla sul piano personale. Fa parte del processo. Qualunque sia il nostro ruolo accanto al paziente, occorre restare calmi, premurosi e imperturbabili, in attesa che l'agitazione interiore cessi.

Quando il paziente è guarito fisicamente e psicologicamente, e la Terapia Gerson si avvicina alla fine, bisogna continuare ad assicurarsi che il processo scorra senza intoppi. Alcuni pazienti, che prima chiedevano: «C'è vita dopo la terapia Gerson?», ora sono riluttanti ad abbandonare la routine. Hanno bisogno di essere "svezzati" lentamente e pazientemente. Inoltre, c'è da tenere presente la routine di mantenimento (si veda il capitolo 23, "La vita dopo la Terapia Gerson"), che va seguita per il resto della vita, al fine di mantenere la salute riacquistata (al momento di scrivere questo articolo, io lo sto facendo felicemente da ventiquattro anni e non ho alcuna intenzione di smettere).

Altre persone vanno invece scoraggiate dal riprendere le disastrose abitudini alimentari che tanto hanno contribuito alla loro malattia. Di regola, qualsiasi tentazione del genere ha vita breve. L'organismo disintossicato, ripulito e nutrito in modo ottimale rifugge dal cosiddetto cibo normale sognato durante la terapia (ovvero, cibo ricco di grassi, sale e aromatizzanti artificiali). Forse il cervello non ha obiezioni contro il cibo spazzatura, ma le papille sì.

La mia esperienza è che dopo la guarigione è impossibile tornare allo stato precedente la malattia. Vivere con l'olistica Terapia Gerson vi trasforma, non solo nello stile di vita e nelle abitudini alimentari, ma anche nella scala di valori e di priorità, oltre che nella mentalità in generale. Siete rinati senza prima essere morti, e forse ora desidererete aiutare gli altri sullo stesso cammino, per ripagare un debito con la vita.

NOTE AL CAPITOLO 24:

268. Gerson, M., *A Cancer Therapy*, cit.
269. Pert, Candace, *Molecules of Emotion: The Science Behind Mind-Body Medicine*, Simon & Schuster, New York, Inc., 1997.
270. Illich, Ivan, *Medical Nemesis: The Expropriation of Health*, Pantheon Books, New York, 1976.
271. LeShan, Lawrence, *Cancer as a Turning Point*, Plume, New York, 1994.
272. Simonton, Carl, MD, S., Matthews-Simonton, Creighton e James L., *Getting Well Again*, Bantam Books, New York, 1992.
273. Greer, Stephen, "Mind-body research in psycho-oncology", *Advances*, vol. 15 (4), 1999.
274. Spiegel, David, MD, "Effect of psychosocial treatment on survival of patients with metastasized breast cancer", *The Lancet*, 14 ottobre 1989, pp. 888-891.
275. Siegel, Bernie, MD, *Love, Medicine & Miracles*, Harper Perennial, New York, 1998.
276. Nota 271 (LeShan), supra.

25. SUPERARE LO STRESS E LA TENSIONE

Nel capitolo precedente abbiamo detto che la mente e il corpo interagiscono a ogni istante. In altre parole, gli stati d'animo, le emozioni e la mentalità in genere esercitano un impatto diretto e misurabile sui nostri processi fisici e, soprattutto, sul sistema immunitario, lo strumento più importante nel nostro percorso di guarigione.

Uno stato mentale fiducioso, determinato e pieno di speranza rafforza la competenza immunitaria; la paura, la disperazione, la rabbia e la negatività, viceversa, l'indeboliscono. Vanno considerati anche gli effetti nocivi dello stress, che tiene l'organismo intero in uno stato di elevata tensione. Tuttavia, il corpo – quel meraviglioso organismo dotato di intelligenza propria – funziona bene solo quando è rilassato, libero da tensioni e in grado di seguire le sue regole e ritmi interiori. Ovviamente, anche il programma Gerson funzionerà al meglio nel paziente rilassato e libero da stress. Dopo tutto, mangiare ottimo cibo e bere succhi sani non è sufficiente; essi vanno anche adeguatamente digeriti e assimilati. Non è un segreto che l'ansia e le preoccupazioni possono scombussolare la digestione.

Mantenere equilibrate la mente e le emozioni, bandendo lo stress e la paura, deve fare parte della routine quotidiana del paziente. Per fortuna, al riguardo ci sono alcuni semplici e divertenti metodi. In questo capitolo ne presentiamo una vasta gamma. Per favore, provateli e vedete quali si adattano meglio a voi.

25.1. Prendersi cura del corpo

La postura può avere un notevole impatto sulle nostre percezioni, così come il modo in cui percepiamo è spesso tradito dalla nostra postura. Quando siamo felici, camminiamo a due centimetri da terra; quando siamo tristi, la testa scende, le spalle si alzano e la schiena si incurva: tutto ciò comprime lo stomaco, peggiorando l'umore. Così non si può andare avanti.

Imparate a tenere la schiena dritta, ma non rigida, sia in piedi che da seduti (per favore, fermatevi un istante e controllate cosa sta facendo in questo momento la vostra schiena). State seduti con entrambi i piedi sul pavimento e non accavallate le gambe; accavallare le gambe impedisce la circolazione e torce la spina dorsale. Camminate dalle anche ed evitate di piegarvi in avanti come se steste spingendo un carrello del supermercato. Non potete essere più avanti di voi stessi! Visualizzate la vostra testa come il gancio di un appendiabiti, da cui il corpo pende in modo sciolto e rilassato. Le spalle sono una parte del corpo molto vulnerabile alla tensione. Esse tendono a muoversi in su e in giù ogni volta che ci sentiamo stressati, come per proteggere il petto. Un effetto collaterale di questo movimento inconscio è che le persone ansiose sembrano avere un collo corto. Per usare le memorabili parole di un insegnante di yoga, aprire il petto significa dire sì alla vita.

Accertatevi che le vostre spalle siano dove devono essere. Alzatevi, sollevate al massimo le spalle, fino ai lobi delle orecchie, quindi lasciatele cadere come se fossero diventate inutili. La posizione in cui "atterrano" è quella loro naturale. Per favore, tenetela a mente per il futuro.

È utile anche tenere il collo slogato e rilassato (e renderlo più lungo) attraverso l'esercizio regolare. Girate la testa lentamente da sinistra a destra e viceversa. Lasciate cadere delicatamente la testa in avanti e all'indietro, tenendo rilassata la mascella inferiore. Ruotate la testa prima in senso orario, poi antiorario, ripetendo ogni movimento cinque volte. Se ogni tanto avete la sensazione che la tensione stia aumentando e nessuno vi vede, immaginate di essere una bambola di pezza esposta al vento e muovetevi di conseguenza.

Anche le mani sono sensibili alla tensione. Tendono a serrarsi in pugno al minimo accenno di rabbia o tensione. Nei vecchi film western, quando vedete le nocche dell'eroe diventare bianche, vuol dire che la situazione sta diventando rischiosa. Di fatto, le nocche di chiunque possono diventare bianche per la paura, e questo è ciò che va evitato.

Esercitatevi a tenere le dita divaricate quando le mani sono a riposo. Ciò impedisce alle braccia di irrigidirsi, cosa che provocherebbe ulteriori tensioni nel resto del corpo. Se all'inizio non riuscite a evitare di contrarre le mani in pugni, immaginate di averle lavate e di non avere un asciugamano, per cui dovete scuoterle vigorosamente dai polsi. Mentre lo fate, avvertite la tensione che esce dalla punta delle dita.

Il respiro merita un'attenzione totale. Esso è il requisito base della vita. Possiamo vivere per parecchio tempo senza cibo, per molto meno senza acqua e per soli pochi istanti senza aria. La maggior parte di noi trascura questa funzione vitale, fino a quando non impariamo a passare da una respirazione superficiale a una addominale, più profonda. Questa respirazione – comunemente usata da cantanti, oratori, praticanti di yoga e atleti – aumenta l'assunzione di ossigeno da parte del corpo e ha un effetto calmante.

Il metodo è semplicissimo. A ogni ispirazione, spingete in fuori la pancia, in modo che il respiro possa riempire completamente i polmoni; a ogni espirazione, tirate in dentro lo stomaco, al fine di espellere ogni residuo d'aria. Trovate il vostro ritmo e praticate questo metodo più volte al giorno, fino a quando diventerà il vostro modo naturale di respirare. Se all'inizio è un po' difficile, immaginate che, nel vostro addome, ci sia un bellissimo pallone il cui volume aumenta a ogni ispirazione e diminuisce a ogni espirazione. Sarete sorpresi dalla misura in cui una migliore respirazione può migliorare il vostro benessere.

25.2. Questioni di testa

L'atteggiamento mentale può essere il vostro migliore alleato o il vostro peggiore nemico. La stessa cosa vale per l'immaginazione: dipende da come la usate. Usati

216

positivamente, i pensieri e le idee possono aiutarvi a riprogrammare la mentalità, gli stati d'animo e i sentimenti, per far sì che promuovano la salute e la guarigione, e non vi trascinino verso il basso. L'energia segue il pensiero!

Ci sono molti modi per raggiungere il miglior stato mentale possibile. Tutti dipendono dalla vostra capacità di rilassarvi, in modo che nessuna tensione interferisca con ciò che state cercando di fare. Il modo più semplice è stare sdraiati sulla schiena, su una superficie comoda ma non troppo morbida, con le mani rilassate e aperte ai vostri fianchi. Chiudete gli occhi. Cominciate a respirare lentamente e profondamente dall'addome. A ogni ispirazione, immaginate di inalare una luce brillante che vi colma di pace, forza ed energia; a ogni espirazione, immaginate di rilasciare tutta la stanchezza, la tensione, il dolore e l'ansia sotto forma di una nube densa e scura. Lasciate che la testa e il corpo diventino molto pesanti, in modo che sia il pavimento a portare il vostro peso. Ispezionate tutto il corpo, dalla punta dei piedi sino alla cima della testa, alla ricerca di tensioni e rigidità, e allentatele. Accertatevi che la mascella sia rilassata e la lingua tocchi il palato superiore. Restate con questa sensazione di pace, serenità e rilassamento per un po' di tempo.

Questo lasciarsi andare è la chiave di tutti i tipi di lavoro interiore, incluse la meditazione, la preghiera, la visualizzazione e le affermazioni. Praticato almeno due volte al giorno – senza disturbi, rumori o interruzioni – cambierà profondamente il vostro stato mentale, trasformando di conseguenza anche il corpo.

La meditazione è un semplice modo per fermare il cervello, altrimenti sempre impegnato, e accedere a un luogo di pace e serenità profonde nel quale, per un po' di tempo, riusciamo a fuggire dalla realtà di tutti i giorni. È necessaria pratica; disciplinare il cervello è difficile, perché esso continuerà a produrre pensieri, frammenti di idee e ogni sorta di spazzatura mentale. All'inizio, raggiungere anche solo trenta secondi di serenità potrebbe sembrarvi un grande risultato. Non desistete! Ci sono modi per fare ulteriori progressi.

Uno è afferrare i pensieri al loro principio, identificarli, immaginare di legare ognuno di loro a un grande palloncino e lasciarli volare via. Un altro è migliorare la concentrazione contando da uno a quattro, visualizzando i numeri luminosi contro uno sfondo scuro, e ripetere il conteggio dieci volte. Potete anche mettere un orologio all'altezza degli occhi e portare l'attenzione sulla lancetta dei secondi, trascurando tutto il resto. Gradualmente – ma con perseveranza – raggiungerete momenti di consapevolezza priva di pensieri, che genereranno un grandissimo senso di pace e tranquillità.

Spegnere il cervello per un po' vi renderà anche capaci di udire la nostra cosiddetta voce interiore, quella dell'intuizione e della saggezza. A prescindere dal credo religioso (e dal fatto che crediamo o meno in una religione) abbiamo tutti una vita interiore e un insieme di valori in base al quale viviamo. Spesso, è proprio durante una crisi causata da gravi problemi di salute che guardiamo dentro di noi e cambiamo atteggiamento di fronte alla vita. Naturalmente, in questo campo i pazienti Gerson sono totalmente liberi; siamo tutti diversi e dobbiamo rispettare le nostre differenze. Tuttavia, l'esperienza di medici, counselor e altri professionisti della salute è che i credenti in una realtà superiore, capaci di pregare e mettere la loro fede in

Dio, sono avvantaggiati rispetto ai non credenti. La preghiera, venendo dal cuore e avendo fiducia nella giustezza del tutto, può essere un grande aiuto nel cammino impervio verso la guarigione.

La visualizzazione usa l'immaginazione per riprogrammare non solo la mente ma anche, fino a un certo punto, il corpo. Essa aggira il cervello raziocinante operando attraverso immagini che vengono dalla stessa, profonda area della psiche in cui nascono quelle che incontriamo nei sogni. Lo scopo della visualizzazione è prescrivere, per così dire, ciò che vogliamo raggiungere: sconfiggere la malattia, ripristinare la salute, guarire e godersi una vita piena. L'uso della visualizzazione nel contesto del cancro fu introdotto negli anni Settanta del Novecento dall'oncologo e radiologo americano Carl Simonton. *Getting Well Again*[277], il libro da lui scritto insieme a quella che all'epoca era sua moglie (la psicologa Stephanie Matthews-Simonton) è stato ristampato più volte e tradotto in numerose lingue.

La tecnica Simonton consiste essenzialmente nel trovare un'immagine per la malattia e un'altra per la cura, e vedere in che modo l'ultima attacca e gradualmente demolisce la prima. Per esempio, nello stato di profondo rilassamento sopra descritto, il paziente Gerson potrebbe visualizzare il proprio tumore come una grande massa di fango scuro, e i succhi come getti potenti di un liquido dorato che attacca e gradualmente elimina il fango. A parole tutto ciò potrebbe sembrare strano, ma praticato nel modo giusto, potrebbe rivelarsi un'esperienza potente.

Ecco un semplice esercizio di visualizzazione per uso quotidiano: immaginatevi in un luogo bellissimo, vero o immaginario, in cui vi sentite al sicuro, protetti e felici. Con l'immaginazione mettetevi comodi come più vi piace: oscillando su un'amaca, camminando in un giardino perfetto o seduti felicemente con la persona che amate. Scegliete il vostro posto al di fuori dello spazio e del tempo e lasciatevi rinvigorire dalla sua pace e bellezza.

Ora vedetevi come volete essere: sani, in forma, forti e attivi, mentre fate le cose che vi piacciono, vi sentite a casa nel mondo e siete capaci di dare e ricevere amore. Arrendetevi a questa immagine, diventate una sola cosa con essa e fissatela nella mente e nel cuore; quindi, fate lentamente ritorno alla realtà di tutti i giorni, ma portando con voi il ricordo dell'esperienza. Questo farà la differenza. Di fatto, una tecnica simile è usata da atleti di successo che, prima di un evento importante, si visualizzano mentre ottengono ottimi risultati.

L'immaginazione è potente. Usata appropriatamente, stimola e sintonizza il corpo. È gratuita, non-tossica e priva di effetti collaterali nocivi, il che la rende un complemento ideale alla Terapia Gerson.

NOTE AL CAPITOLO 25:

277. Simonton, Carl, MD, Creighton, James L., e Matthews-Simonton, Stephanie, *Getting Well Again*, Bantam Books, New York, nuova edizione, aprile 1992.

26. INTERPRETAZIONE DEGLI ESAMI DI LABORATORIO IN CORSO DI TERAPIA GERSON

I pazienti sottoposti alla Terapia Gerson possono valutare l'andamento della loro condizione fisica controllando ad intervalli regolari il sangue e le urine. I pazienti in terapia intensiva, e quelli precedentemente sottoposti a chemioterapia che utilizzano la terapia modificata, dovrebbero fare le analisi ogni sei-otto settimane. Quelli che invece seguono la terapia modificata per malattie non maligne, possono fare le analisi ogni tre mesi. In condizioni ideali, le analisi di laboratorio dovrebbero essere condotte da personale già pratico della Terapia Gerson. Se la cosa è impossibile, nondimeno si può contattare il proprio medico. Una volta che le analisi sono state eseguite e i risultati sono disponibili, dovreste essere in grado di leggere ed interpretarli per capire a che punto sono i vostri progressi. In questo capitolo vengono riportate spiegazioni dettagliate di ogni cosa riportata su una cartella clinica di analisi. Se leggete queste cartelle cliniche da profani, probabilmente vi imbatterete in dati e terminologie incomprensibili. Per fortuna non ci dovrete perdere troppo tempo, in quanto i laboratori di solito segnalano il range di normalità dei valori, ed evidenziano solo i valori anormali. Cercateli in questo capitolo, e poi chiedete ulteriori spiegazioni al vostro medico. Come regola generale, l'insieme delle informazioni ottenute dal medico più quelle che troverete in questo capitolo vi darà informazioni a capire quello che accade nel vostro organismo. Comunque lasciateci ripetere gli avvertimenti dati in precedenza (si veda il capitolo 21, "Attenzione alle trappole"): un medico benintenzionato, ma non pratico della terapia Gerson, potrà suggerirvi alcuni farmaci o cambiamenti nella dieta. Ascoltate quello che ha da dirvi, ma tenete in mente che, seguendo i suoi consigli, rischiate di scontrarvi con i capisaldi della terapia Gerson e di rallentare, se non bloccare, i vostri progressi.

26.1. Analisi di laboratorio per il calcio nel siero

Questi test di laboratorio misurano i livelli di calcio nel sangue. Conoscere questi valori aiuta il medico a capire la condizione fisiologica del paziente riguardo l'attività neuromuscolare, l'attività degli enzimi, la crescita dello scheletro e la coagulazione del sangue. Il calcio (Ca^+) è uno ione prevalentemente extracellulare (un catione) derivato dal calcio proveniente dal cibo e assorbito nel tratto gastrointestinale, a patto che con la dieta venga fornita sufficiente vitamina D. Quantità eccessive di calcio nel sangue vengono escrete attraverso l'urina e le feci, mentre un'insufficiente quantità di calcio provoca riassorbimento delle ossa e dei denti, per ripristinare i corretti livelli sanguigni. Per avere un bilancio ottimale di calcio, ne è necessaria l'assunzione di un grammo al giorno. Per i pazienti in cura con la Terapia Gerson, il calcio non dovrebbe essere assunto attraverso integratori, bensì con succhi e cibi contenenti adeguate quantità di calcio. La valutazione del calcio nel siero è di aiuto nel diagnosticare aritmie cardiache, problemi nella coagulazione del sangue, equilibri acido-base scorretti e disordini nei sistemi scheletrici, neuromuscolari ed endocrini. Il livello sanguigno di calcio negli uomini adulti normali spazia da 8,9 a 10,1 mg/dL (la misura con l'assorbimento atomico varia da 2,25 a 2,75 mmol/L). I livelli nei bambini sono maggiori che negli adulti.

Quando i livelli di calcio sono troppo elevati, ne risulta una condizione di ipercalcemia, che può indicare una o più delle seguenti patologie: iperparatiroidismo, malattia delle ossa di Paget, mieloma multiplo, carcinoma metastatico, fratture multiple e immobilità prolungata. Elevate quantità di calcio nel sangue possono anche essere dovute a inadeguata escrezione e possono portare a malattie renali e insufficienza delle ghiandole surrenali.

Al contrario, i bassi livelli di calcio nel sangue (ipocalcemia) possono derivare da ipoparatiroidismo, paratiroidectomia totale o malassorbimento. Bassi livelli nel siero possono derivare anche da perdita di calcio dovuta a sindrome di Cushing, insufficienza renale, pancreatite e peritonite. L'ipercalcemia può portare a forti dolori alle ossa, dolori al fianco a causa dei calcoli renali e ipotonicità muscolare. I sintomi iniziali sono nausea, vomito e disidratazione, fino allo stato stuporoso e coma, e possono terminare con arresto cardiaco. L'ipocalcemia può produrre intorpidimento periferico, prurito, contrazioni muscolari, spasmo facciale (segno di Chvostek), spasmo carpopedale (segno di Tousseau), convulsioni e aritmie.

26.2. Analisi di laboratorio per il fosfato sierico

Il test di laboratorio per il fosfato sierico è una misura dei livelli di fosfato nel sangue e dà un'idea della condizione energetica del corpo, del metabolismo dei grassi e dell'equilibrio acido-base. Lo ione fosfato (P^+) è il principale anione cellulare, che è essenziale per la formazione delle ossa. La misura del livello di fosfato nel sangue aiuta nelle diagnosi degli squilibri acido-base e nei disordini renali, endocrini e scheletrici. In un adulto normale, i livelli di fosfato nel sangue spaziano da 2,5 a 4,5 mg/dL (0,80-1,40 mmol/L) o da 1,8 a 2,6 mEq/L. I bambini mostrano un livello più elevato che può arrivare fino a 7 mg/dL (2,25 mmol/L) durante le fasi di maggior crescita ossea. I fosfati sono assorbiti attraverso l'intestino dalle fonti alimentari, in presenza di vitamina D. I quantitativi in eccesso sono escreti attraverso i reni, che agiscono da meccanismo regolatorio. Grazie al fatto che il calcio e il fosfato interagiscono in una sorta di correlazione reciproca, l'escrezione urinaria di fosfati aumenta o diminuisce in proporzione inversa alla concentrazione di calcio nel sangue. Alte concentrazioni di fosfati nel sangue (iperfosfatemia), che possono risultare da eccessivo consumo di bevande gassate, instaurano un processo patologico di perdita ossea, demineralizzazione dei denti, difficile guarigione delle fratture, ipoparatiroidismo, acromegalia, acidosi diabetica, ostruzione della parte alta dell'intestino e insufficienza renale.

Bassi livelli di fosforo nel sangue (ipofosforemia) possono essere causati da malnutrizione, sindromi da malassorbimento, iperparatiroidismo, acidosi del tubulo renale o trattamento per l'acidosi diabetica. Nei bambini, una ipofosforemia può arrestare la crescita.

26.3. Valutazione del sodio nel siero

Questo test serve a misurare il livello di sodio nel sangue, per determinare la distribuzione di acqua nell'organismo, la pressione osmotica del fluido extracellulare, la funzione neuromuscolare e l'equilibrio acido-base. Lo ione sodio (Na^+) è il principale catione extracellulare e influenza i livelli sanguigni di cloro e potassio. Il sodio è assorbito dall'intestino ed escreto soprattutto dai reni. Una piccola quantità è escreta dalla pelle con il sudore. Il sodio aiuta i reni a regolare l'acqua del corpo: quando il livello di sodio è scarso, i reni aumentano l'escrezione di acqua; quando è troppo, i reni favoriscono invece la ritenzione dei liquidi (edema). L'analisi del sodio aiuta a valutare gli elettroliti nei fluidi, l'equilibrio acido-base e alcuni disturbi dei reni, dei surreni e del sistema neuromuscolare. Il livello di sodio ematico serve anche per determinare le conseguenze delle cure farmacologiche, ad esempio quello dei diuretici sul corpo. Per un adulto, i livelli di sodio sierici vanno normalmente da 135 a 145 mEq/L (mmol/L). Per i pazienti in cura con la terapia Gerson, un livello di 127 è ancora accettabile.

Lo sbilanciamento del sodio è causato sia dal cambiamento della quantità di acqua assorbita, sia dalla quantità di sodio assorbita con gli alimenti. Elevate quantità di sodio nel siero (ipernatriemia) possono essere causate da scarso apporto di acqua, diabete insipido, problemi alla funzionalità dei reni, prolungata iperventilazione, vomito o diarrea prolungati. La ritenzione di sodio può anche essere causata da eccessivo consumo di sale. Segni e sintomi di ipernatriemia sono la sensazione di sete, irrequietezza, secchezza delle fauci, mucose appiccicose, pelle arrossata, oliguria, riflessi appannati, ipertensione, dispnea ed edema.

L'iponatriemia (poco sodio), è un evento raro e non accade nemmeno con la dieta Gerson a basso contenuto di sodio. C'è sempre una fonte di sodio, in qualsiasi alimento. Nondimeno, può esservi iponatriemia, e i sintomi sono apprensione, apatia, mal di testa, diminuzione del turgore della pelle, crampi addominali, tremori o convulsioni. Può essere causata da eccessiva sudorazione, aspirazione gastrointestinale, terapia diuretica, diarrea, vomito, insufficienza surrenale, ustioni, insufficienza renale cronica con acidosi. Se fate il test per il sodio nel siero, ricordatevi di fare contemporaneamente anche quello per il sodio nelle urine.

26.4. Valutazione del potassio nel siero

Il test di laboratorio per il potassio nel siero è un'analisi quantitativa che misura il potassio nel sangue per la regolazione dell'omeostasi, l'equilibrio osmotico, l'attività muscolare, l'attività enzimatica, l'equilibrio acido-base e la funzione renale. Il potassio (K⁺) è il maggior ione intracellulare (catione); piccole quantità si rinvengono anche al di fuori delle cellule.

Dal momento che i reni secernono praticamente tutto il potassio ingerito, un apporto quotidiano di almeno 40 mEq al giorno (mmol/giorno) è essenziale. Una dieta normale di solito apporta da 60 a 100 mEq/giorno di questo elemento. Nel sangue, il livello normale di potassio varia da 3,8 a 5,5 mEq/litro (mmol/l).

Essenziale per mantenere la conduzione elettrica nel cuore e nei muscoli scheletrici, il potassio varia in seguito alla secrezione degli ormoni steroidei e alle fluttuazioni del pH, dei livelli di glucosio e di sodio nel siero. Una relazione reciproca sussiste tra potassio e sodio: la grossa assunzione di uno provoca la diminuzione dell'altro. Sebbene il corpo di solito riesca a mantenere il sodio, si può instaurare velocemente una riduzione di potassio, e questo è un fatto assai comune dal momento che non esistono modi per conservare il potassio nel corpo. Il test di laboratorio per il potassio nel siero è usato per determinare i segni clinici di eccesso di potassio (iperkaliemia) o la sua riduzione (ipokaliemia). Serve anche per monitorare la funzione renale, il bilanciamento acido-base e il metabolismo del glucosio, nonché per determinare aritmie, disordini neuromuscolari ed endocrini. L'iperkaliemia è frequente nei pazienti che hanno una eccessiva quantità di potassio cellulare che fuoriesce nel sangue, come nel caso di ustioni, fratture, chetoacidosi diabetica e infarto miocardico. Si avrà iperkaliemia anche laddove vi è ridotta escrezione di sodio dovuta a insufficienza renale, che provoca un anormale scambio sodio-potassio, e nella malattia di Addison, dovuta all'assenza di aldosterone, con conseguente accumulo di potassio e perdita di sodio.

Nota: sebbene elevate quantità di potassio nel sangue durante la terapia Gerson siano poco frequenti, nondimeno, in questa situazione, bisognerà ridurre l'integrazione di potassio. In questi casi, il medico pratico della Terapia Gerson dovrà esserne immediatamente consultato.

I segni e i sintomi della iperkaliemia sono debolezza, malessere, nausea, diarrea, dolori da coliche, irritabilità muscolare che evolve in paralisi flaccida, oliguria e bradicardia. Un elettrocardiogramma rivela in questo caso un prolungato intervallo PR e un largo intervallo QRS. L'onda T è alta e a forma di tenda, mentre la ST si abbassa. Indicazioni di ipokaliemia sono: riflessi appannati; pulsazioni cardiache rapide, deboli, irregolari; confusione mentale; ipotensione; anoressia; debolezza muscolare; parestesia. L'elettrocardiogramma mostra un'onda T appiattita, mentre l'onda ST cala e quella U si eleva. Nelle gravi situazioni di ipokaliemia, può subentrare fibrillazione ventricolare, paralisi respiratoria e arresto cardiaco.

26.5. Valutazione del cloro nel siero

Il test di laboratorio per il cloro nel siero, un'altra analisi quantitativa, è una misura dello ione cloro nel sangue (Cl⁻), il maggior anione extracellulare. Interagendo con il sodio (Na⁺), il cloro aiuta a mantenere la pressione osmotica, il volume del sangue, la pressione arteriosa e l'equilibrio acido-base. Il cloro è assorbito dall'intestino ed escreto essenzialmente dai reni. Misurando lo status dei fluidi corporei, il test di laboratorio per il cloro nel siero riconosce due tipi di squilibrio: quello "acido-base" (e quindi acidosi o alcalosi), e quello "anione-catione", nell'ambiente extracellulare.

Normalmente, i livelli di cloro nel siero spaziano da 100 a 108 mEq/litro (mmol/l). Mantenere un normale livello di cloro nel sangue riflette l'equilibrio acido-base attraverso la sua relazione inversa con il bicarbonato. Un'eccessiva perdita di succhi gastrici o altre secrezioni contenenti cloruri può provocare alcalosi metabolica ipocloremica, oppure una eccessiva ritenzione di cloruri. L'ingestione di cloruri può portare invece ad acidosi metabolica ipercloremica. Elevati livelli di cloruri nel sangue (ipercloremia) possono essere conseguenza di grave disidratazione, completo blocco renale, ferite alla testa (che provocano iperventilazione neurogenica) e aldosteronismo primario. Le manifestazioni consistono in stato stuporoso, respiro veloce e affannoso, e debolezza che porta a coma.

Bassi livelli di cloruri nel sangue (ipocloremia) sono associati a basse quantità di sodio e potassio nel sangue derivanti da vomito prolungato, lavanda gastrica, fistole intestinali, insufficienza renale cronica o malattia di Addison.

Possono provocare ipocloremia da diluizione anche insufficienza cardiaca congestizia e l'edema prodotto da eccesso di fluido extracellulare. I sintomi sono l'ipertonicità muscolare, tetania e abbassamento della respirazione.

26.6. Valutazione della latticodeidrogenasi nel siero

Il test di laboratorio per misurare la latticodeidrogenasi (LDH) consiste nella misurazione di cinque specifici isoenzimi che catalizzano la conversione reversibile dell'acido piruvico in acido lattico, presente in tutti i muscoli. Molte malattie comuni (come ad esempio infarto del miocardio, infarto polmonare, anemia, malattie del fegato e dei reni, lesioni agli eritrociti) provocano un aumento dell'LDH totale; i test di laboratorio sono utili per riconoscere le varie forme enzimatiche. I cinque isoenzimi della LDH sono LDH^1 e LDH^2 che sono presenti in cuore, eritrociti e reni; LDH^3, nei polmoni; LDH^4 e LDH^5, nei muscoli scheletrici. Il test per questi isoenzimi è particolarmente appropriato per la misurazione ritardata della creatinfosfochinasi, associata all'infarto del miocardio, e per monitorare la risposta dei pazienti ad alcune forme di chemioterapia. I livelli normali di LDH spaziano normalmente da 48 a 115 U/L. La distribuzione normale dei cinque isoenzimi varia come segue (percentuali sul totale):

LDH^1	17,5%-28,3%
LDH^2	30,4%-36,4%
LDH^3	19,2%-24,8%
LDH^4	9,6%-15,6%
LDH^5	5,5%-12,7%

Dal momento che in un gran numero di malattie sembrano essere coinvolti i valori delle forme di LDH, questo test di laboratorio è largamente impiegato per le diagnosi.

26.7. Valutazione dell'Aspartato transaminasi (AST)/Glutamico-ossalacetico Transaminasi nel sangue (SGOT)

L'esame di laboratorio per gli enzimi serici AST-SGOT è una misurazione dei residui amminoacidici "persi per strada" nelle reazioni metaboliche della parte azotata degli amminoacidi. L'aspartato amminotransferasi (AST) si ritrova nel citoplasma e nei mitocodri di molte cellule, primariamente in fegato, cuore, muscoli scheletrici, reni, pancreas ed eritrociti.

L'AST è rilasciato nel siero in proporzione al danno cellulare e il suo rinvenimento (insieme a creatinfosfochinasi e lattato deidrogenasi) indica la presenza di infarto miocardico. Il test aiuta anche nella diagnosi di malattia renale acuta. Inoltre, dà un'indicazione dei progressi nella guarigione. L'AST nel siero dei pazienti normali adulti varia tra 8 e 20 U/L. Nei bambini i valori normali sono quattro volte maggiori. I massimi valori di AST sono associati a epatite virale, gravi eventi traumatici a danno della muscolatura scheletrica, interventi chirurgici di una certa entità, danni al fegato dovuti a droghe e congestione passiva del fegato. I livelli di AST che variano da dieci a venti volte più del normale possono indicare la presenza di infarto grave, oppure mononucleosi infettiva e cirrosi epatica da alcool. Livelli da moderati ad alti, ovvero da cinque a dieci volte il normale, possono indicare distrofia muscolare di Duchenne, dermatomiosite ed epatite cronica, insieme ai prodromi e alle fasi conclusive delle malattie. Livelli di AST bassi (da due a cinque volte quelli normali) possono indicare anemia emolitica, tumori metastatici al fegato, pancreatite acuta, embolia polmonare, sindrome di astinenza da alcool, fegato grasso e le prime avvisaglie dell'ostruzione del dotto biliare.

26.8. Valutazione della bilirubina serica

Il test di laboratorio per la bilirubina serica, il principale prodotto del catabolismo dell'emoglobina, è una misurazione del pigmento biliare che indica lo stato di salute del fegato e della cistifellea. Dopo essersi formata nelle cellule del reticolo endoteliale, la bilirubina si lega all'albumina ed è quindi trasportata al fegato, dove si coniuga con l'acido glucuronico per formare glucuronato e di-glucuronato di bilirubina. Questi composti sono successivamente escreti nella bile. La misurazione della bilirubina pre-epatica o "indiretta" (non coniugata) aiuta a capire meglio la funzionalità eritropoietica ed epatobiliare.

Il test che mostra elevati livelli di bilirubina serica spesso indica lesioni del fegato a livello delle cellule parenchimatiche che non possono più coniugare la bilirubina con il glucuronato. La bilirubina indiretta allora rientra nel torrente sanguigno. In più, valori elevati possono mettere in allarme il medico sulla possibilità di una grave anemia emolitica. Questo test aiuta nella diagnosi di itterizia, ostruzioni biliari e livelli pericolosi di bilirubina non coniugata.

Normalmente nell'adulto la bilirubina indiretta nel siero ammonta a 1,1 mg/dL o anche meno, mentre quella diretta è inferiore a 0,5 mg/dL. I neonati hanno un valore di bilirubina totale che va da 1 a 12 mg/dL: se è molto alta, fino a 20 mg/dL (per loro, questo valore indica immaturità epatica neonatale oppure carenze enzimatiche congenite). In questi casi potrebbe essere raccomandata una trasfusione di sangue.

Se i valori della bilirubina sono elevati negli adulti, il test mette in guardia sulla possibilità di reazioni autoimmuni o trasfusionali, anemia emolitica o perniciosa, emorragie e disfunzioni epatocellulari, forse dovute a epatite. Ovviamente i livelli elevati di bilirubina coniugata rivelano di solito ostruzioni biliari con sfoghi nel torrente sanguigno. L'ostruzione biliare intraepatica può dipendere da epatite biliare, cirrosi o reazione alla clorpromazina. L'ostruzione extraepatica può essere invece dovuta a calcoli, tumore della cistifellea o del pancreas, oppure problemi al dotto biliare.

26.9. Valutazione della Gamma glutamil-transpeptidasi nel siero

Il test di laboratorio per la Gamma-glutamil-transpeptidasi (Gamma-GT) nel siero è una misura dell'ittero ostruttivo nelle malattie tumorali del fegato, ma è anche utile per determinare un consumo eccessivo di alcool. L'enzima Gamma-GT è infatti un indicatore dell'uso di droghe e alcool: pertanto è utilizzato come "marcatore" nelle cure per l'alcolismo. Si dimostra utile anche nelle diagnosi di ittero ostruttivo e tumore al fegato.

I normali valori di Gamma-GT variano con l'età nei maschi, ma non nelle femmine. Per gli uomini di età 18-50, il valore varia da 19 a 39 U/L. Per i più anziani si va da 6 a 29 U/L. L'aumento dei valori indica un processo di colestasi del fegato in atto.

Nota: l'effetto immunostimolante della Terapia Gerson spesso provoca un aumento dei livelli di Gamma-GT.

26.10. Valutazione della fosfatasi acida

Il test di laboratorio della fosfatasi acida è una misura effettuata sugli enzimi della prostata e degli eritrociti per evidenziare la presenza tumorale. I due enzimi fosfatasi sono attivi a pH 5 e compaiono in fegato, milza, eritrociti, midollo osseo, piastrine e prostata.

Un trattamento per il cancro alla prostata ha come effetto quello di far scendere i valori della fosfatasi acida. I valori normali vanno da 0 a 1,1 unità Bodansky per ml., oppure da 1 a 4 unità King Armstrong per mL. Oppure da 0,13 a 0,63 unità Bessey/Lowry/Brock per mL, e infine da 0 a 6 U/L nelle unità SI. Il normale livello nel radioimmunodosaggio va da 0 a 4 ng/mL. Un livello elevato di fosfatasi acida prostatica indica malattia di Paget, malattia di Gaucher, mieloma multiplo oppure un tumore che si è diffuso oltre la capsula prostatica. Se il tumore metastatizza fino alle ossa, il livello elevato di fosfatasi acida insieme al livello elevato della fosfatasi alcalina fanno sì che si abbia una elevata attività osteoblastica.

26.11. Valutazione della fosfatasi alcalina

Enzima attivo perlopiù a pH 9,0, la fosfatasi alcalina ha un ruolo nella calcifica-
zione delle ossa e nel trasporto dei lipidi e altri metaboliti. Il test di laboratorio per
la fosfatasi alcalina misura l'attività combinata degli isoenzimi rinvenuti nel fegato,
nelle ossa, nei reni, nella parete intestinale e placenta. La fosfatasi alcalina presente
nelle ossa o nel fegato si ritrova sempre nel siero delle persone adulte, con preva-
lenza della seconda, tranne che nel terzo trimestre di gravidanza, quando la fosfatasi alcalina della placenta arriva ad ammontare alla metà del totale.

Il test di laboratorio della fosfatasi alcalina è particolarmente sensibile nei confronti delle ostruzioni biliari e indica lesioni al fegato. L'applicazione clinica più specifica è però quella relativa alla diagnosi delle malattie metaboliche delle ossa e al
riconoscimento delle malattie scheletriche caratterizzate da attività osteoblastica e
lesioni epatiche che causano ostruzioni biliari, come ad esempio tumori o ascessi.
Il test fornisce anche informazioni supplementari riguardo gli studi delle funzioni
del fegato e degli enzimi gastrointestinali, e dà indicazioni sull'andamento delle cure
a base di vitamina D per il rachitismo.

I valori normali di fosfatasi alcalina nel siero variano a seconda del metodo di rilevazione utilizzato, ma di solito il totale spazia da 30 a 120 U/L negli adulti e da 40 a 200
U/L nei bambini. Dal momento che le concentrazioni di fosfatasi alcalina aumentano
durante la formazione delle ossa e la crescita, neonati, bambini e adolescenti mostrano un
valore enzimatico normalmente superiore di tre volte rispetto agli adulti. Altri valori normali per la fosfatasi alcalina: 1,5-4 unità Bodansky per dL; 4-13,5 unità King-Armstrong
per dL; 0,8-2,5 unità Bessey-Lowry-Brock per dL; infine 30-110 U/L con SMA 1.260.

Alti livelli di fosfatasi alcalina nel sangue significano malattie scheletriche, ostruzioni biliari intraepatiche che causano colestasi, infiltrazioni maligne o infettive,
fibrosi, morbo di Paget, metastasi alle ossa, iperparatiroidismo, tumori metastatici
alle ossa derivanti da cancro al pancreas e malattie al fegato che vengono riconosciute ancor prima che vi sia un cambiamento di bilirubina nel sangue.

Leggeri aumenti di fosfatasi alcalina possono indicare ostruzione biliare acuta,
dovuta ad infiammazione del fegato durante le cirrosi epatiche, mononucleosi,
osteomalacia, epatite virale e rachitismo indotto da carenze.

26.12. Valutazione dell'Alanina Transaminasi (AT) e la Glutamico-Piruvico Transaminasi nel siero (SGPT)

L'Alanina amminotransferasi, uno dei due enzimi che catalizzano un trasferimento reversibile di un gruppo amminico nel ciclo di Krebs dell'acido citrico (o ciclo
degli acidi tricarbossilici), è necessaria per la produzione di energia nei tessuti.
L'altro dei due enzimi è l'Aspartato amminotransferasi.

Elevate concentrazioni di AT nel sangue indicano danno epatocellulare acuto
prima ancora che appaia l'ittero. I test per AT-SGPT fanno uso di metodi spettrofo-

tometrici o colorimetrici che riconoscono e valutano gli andamenti delle cure per cirrosi epatica senza ittero, tossicità epatica e malattie acute del fegato. I test distinguono anche fra i danni al miocardio e quelli al fegato.

I valori di AT vanno da 10 a 32 U/L negli uomini e da 9 a 24 U/L nelle donne. Nei bambini questi valori arrivano al doppio. Quando i valori sono altissimi, anche cinquanta volte il normale, si deve sospettare un'epatite virale oppure causata da droghe, ma potrebbero esserci altri danni al fegato con necrosi estesa.

Livelli di AT da alti a moderatamente alti possono indicare mononucleosi infettiva, epatite cronica, colestasi intraepatica, epatite virale acuta agli stadi iniziali o remissivi, oppure grave congestione epatica dovuta a insufficienza cardiaca.

Livelli di AT da leggermente a moderatamente elevati possono verificarsi con ogni patologia che produca danno cellulare acuto al fegato, come ad esempio una cirrosi o un'epatite indotta da droghe o alcool. Livelli appena superiori al normale di AT potrebbero indicare infarto acuto, oppure congestione epatica secondaria.

Un elemento di disturbo nel test di laboratorio per l'AT/SGPT è l'assunzione di droghe derivate dall'oppio, come morfina, codeina e meperidina.

26.13. Valutazione del colesterolo sierico totale

Questa rilevazione quantitativa misura i livelli circolanti di colesterolo libero ed esterificato, e riflette la tipologia di colesterolo presente nell'organismo. Il colesterolo, sia quello assorbito con la dieta che quello sintetizzato nel fegato e in altri tessuti, è un composto strutturale delle membrane cellulari e delle lipoproteine plasmatiche. Il colesterolo contribuisce alla formazione di steroidi adrenocorticoidi, sali biliari, androgeni ed estrogeni. Una dieta ricca di grassi saturi aumenta il livello di colesterolo stimolando l'assorbimento di lipidi dall'intestino, incluso il colesterolo. Una dieta povera di grassi saturi invece lo abbassa. Un livello totale di colesterolo elevato nel sangue è associato a un maggior rischio di malattie aterosclerotiche cardiovascolari.

Il test del colesterolo totale nel sangue evidenzia il rischio di malattia coronarica, dà indicazioni sul metabolismo dei lipidi e aiuta nella diagnosi di malattie ai reni, pancreatiti, malattie del fegato, ipotiroidismo e ipertiroidismo. La concentrazione di colesterolo totale può variare con età e sesso, ma il valore medio è da 150 a 200 mg/dL.

Un livello desiderabile di colesterolo sierico è al di sotto di 175 mg/dL, mentre livelli da 180 a 230 mg/mL sono considerati al limite o ad alto rischio. Un livello di 250 mg/dL e oltre indica elevato rischio di malattia cardiovascolare, probabile epatite, disordini nel metabolismo lipidico, blocco del dotto biliare, sindrome nefritica, ittero ostruttivo, pancreatite e ipotiroidismo. In tutti questi casi occorrono cure appropriate.

L'ipercolesterolemia può instaurarsi in seguito all'assunzione di ormone adrenocorticotropo, corticosteroidi, androgeni, sali biliari, epinefrina, clorpromazina, trifluoroperazina, contraccettivi orali, salicilati, tiouracili e trimetadione.

Un basso livello di colesterolo nel sangue (ipocolesterolemia) è associato a malnutrizione, necrosi cellulare del fegato e ipertiroidismo. Il colesterolo talvolta scende a livelli molto bassi durante la Terapia Gerson, perché i pazienti si alimentano con una dieta a bassissimo contenuto di grassi.

26.14. Valutazione delle lipoproteine e il frazionamento del colesterolo

Per valutare il rischio di malattia coronarica, viene solitamente effettuato il test per le lipoproteine e il frazionamento del colesterolo. Mediante centrifugazione o elettroforesi, si isola e si misura il colesterolo nel sangue, che appare sotto forma di lipoproteine a bassa densità (LDL) e ad alta densità (HDL). È risaputo che un basso livello di colesterolo HDL porta a una maggior incidenza di malattie coronariche. Al contrario, alti livelli di HDL causano minor incidenza di malattie coronariche.

Nota: dal momento che la Terapia Gerson utilizza minimi quantitativi di grasso, spesso abbassa il rischio di malattia coronarica, ma allo stesso tempo fornisce un certo quantitativo di acidi grassi polinsaturi essenziali e vitamine liposolubili che non possono venire sintetizzate per una funzionalità corporea ottimale.

Il colesterolo HDL normale varia tra 29 e 77 ml/100mL di sangue, e il colesterolo LDL normale va da 62 a 185 mg/mL. Livelli di LDL elevatissimi aumentano il rischio di malattia coronarica, mentre elevati HDL denotano in genere un buono stato di salute. Potrebbe anche essere indice di epatite cronica, cirrosi biliare primaria allo stadio iniziale o eccessivo consumo di alcool.

26.15. Valutazione dei trigliceridi nel sangue

I trigliceridi sono i principali grassi di deposito dell'organismo umano (costituiscono il 95% del tessuto adiposo) e il test di laboratorio dei trigliceridi del sangue ne fornisce un'analisi quantitativa. Il test identifica l'iperlipemia nella malattia coronarica e nelle disfunzioni renali. I valori di trigliceridi mutano a seconda dell'età (si veda la tabella 26-1).

L'anormalità del test consiglia l'utilizzo di altre misurazioni. Valori da leggermente a moderatamente elevati denotano ostruzione biliare, diabete, malattie renali, malatite dell'apparato endocrino ed eccesso di consumo di alcool. Al contrario, valori tropo bassi, peraltro rari, denotano malnutrizione o una betalipoproteinemia.

Nota: nella Terapia Gerson riacutizzazioni e reazioni di guarigione sono collegati a valori elevati di trigliceridi.

26.16. Valutazione dell'elettroforesi di proteine del siero

Le principali proteine sanguigne del corpo, l'albumina e le quattro globuline, sono misurate in un campo elettrico che le separa in funzione del peso, forma e carica elettrica, a pH 8,6. Comprendendo più del 50% delle proteine totali del siero, l'albumina evita le perdite di plasma attraverso i capillari che avverrebbe per pressione oncotica (ovvero la pressione esercitata dalle proteine plasmatiche sulle pareti dei capillari) e trasporta molte sostanze insolubili in acqua, come acidi grassi, bilirubina, ormoni e farmaci. Delle quattro globuline – alfa[1], alfa[2], beta e gamma – le prime tre agiscono come proteine trasportatrici di lipidi, ormoni e metalli attraverso il sangue. La quarta (la globulina gamma) è coinvolta nel sistema immunitario.

Tabella 26.1 – Valori di trigliceridi

Età	Mg/dL	nmol/L
0-29	10-140	0,1-1,55
30-39	10-150	0,1-1,65
40-49	10-160	0,1-1,75
50-59	10-190	0,1-2,10

Tabella 26.2 – Siero umano normale

Totale proteine seriche	6,6 – 7,9 g/dl
Albumina	3,3 – 4,5 g/dl
Alfa[1] globulina	0,1 – 0,4 g/dl
Alfa[2] globulina	0,5 – 1,0 g/dl
Beta globulina	0,7 – 1,2 g/dl
Gamma globulina	0,5 – 1,6 g/dl

Come dice il nome stesso, il test di laboratorio basato sull'elettroforesi utilizza la corrente elettrica per misurare le frazioni suddivise di proteine totali del siero e le albumine/globuline, per convertirle in valori assoluti. Questi valori aiutano a individuare presenza di malattie del fegato, anormalità del sangue, malattie gastrointestinali, tumori benigni e maligni, e/o carenze proteiche. La tabella 26.2 mostra i valori normali nel sangue per queste proteine.

L'equilibrio tra l'albumina totale e le globuline totali (conosciuto in medicina come "rapporto albumina/globulina") è misurato in relazione alla quantità totale di proteine. Un rapporto albumina/globulina inverso (ovvero più globuline che albumine presenti nel sangue) con una bassa quantità di proteine evidenzia malattia cronica del fegato; il rapporto albumina-globulina inverso con una quantità normale di proteine significa malattia mieloproliferativa (come ad esempio leucemia o malattia di Hodgkin) o certe malattie infettive croniche, come tubercolosi ed epatite cronica.

26.17. Valutazione dell'urea nel sangue

Il test per l'urea nel sangue misura la frazione azotata dell'urea, che sarebbe il prodotto metabolico per eccellenza derivato dal metabolismo delle proteine. Formatasi nel fegato a partire dall'ammoniaca, ed escreta dai reni, l'urea costituisce dal 40% al 50% dell'azoto presente nell'organismo in forma non proteica. Il test del livello di urea nel sangue rispecchia l'apporto di proteine nell'organismo e la capacità di escrezione dei reni, ma non è un test affidabile per l'uremia (urine nel sangue) quanto il test della creatinina nel sangue (vedi oltre). Con i valori normali che spaziano da 8 a 20 mg/dL, il test dell'urea aiuta a valutare le condizioni dei reni, è di ausilio nella diagnosi delle malattie renali e stabilisce l'idratazione del corpo umano. Un valore elevato del test indica un flusso ridotto dai reni dovuto a disidratazione, malattie renali, ostruzioni del tratto urinario e accresciuto catabolismo proteico, come nelle ustioni. Livelli bassi del test indicano gravi danni al fegato, malnutrizione e idratazione eccessiva.

Nota: a causa dei bassi apporti proteici durante la Terapia Gerson, il paziente mostrerà un valore del test dell'urea leggermente ridotto.

26.18. Valutazione della creatinina nel siero

Il test della creatinina fornisce un'analisi quantitativa del prodotto terminale non proteico del metabolismo, ovvero la creatinina, e costituisce una stima più accurata del danno renale rispetto al test dell'urea descritto in precedenza. Lo sbilanciamento renale è virtualmente l'unico caso per il quale il livello di creatinina nel sangue aumenta; pertanto, i livelli di creatinina nel sangue sono direttamente correlati al tasso di filtrazione glomerulare. Essi stabiliscono la funzionalità dei glomeruli e danno informazioni sul danno renale.

La concentrazione di creatinina nei maschi di solito varia tra 0,8 e 1,2 mg/mL; nelle femmine, da 0,6 a 0,9 mg/dL. L'aumento della creatinina nel siero significa che è presente un grave danno renale, con il 50% dei nefroni danneggiati, come nel caso di gigantismo e acromegalia. Fattori che interferiscono sono l'eccessivo assorbimento di acido ascorbico, barbiturici, diuretici e sulfobromoftaleina. Inoltre, gli atleti hanno generalmente un livello più elevato di creatinina, anche se la loro funzionalità renale è normale.

26.19. Valutazione dell'acido urico

Usato di solito per diagnosticare la gotta, questo test di laboratorio misura il livello di acido urico, un metabolita della purina, nel sangue. La filtrazione glomerulare e la secrezione tubulare eliminano l'acido urico, ma questo è meno solubile quando si trova a pH 7,4 e a valori ancor inferiori, la qual cosa si verifica in patologie come la gotta e l'eccessiva proliferazione e distruzione cellulare, come nella leucemia e nelle disfunzioni renali.

Nell'uomo la concentrazioni di acido urico varia da 4,3 a 8 mg/dL; nella donna, da 2,3 a 6 mg/dL. Sebbene elevati livelli di acido urico nel siero non siano strettamente correlati alla gravità di una malattia, nondimeno si riscontrano durante scompensi cardiaci congestizi, malattie di accumulo del glicogeno, infezioni acute (come la mononucleosi infettiva), anemia emolitica, anemia drepanocitica, emoglobinopatie, policitemie, leucemie, linfomi, metastasi e psoriasi. Bassi livelli di acido urico indicano atrofia epatica acuta oppure mancanza di assorbimento tubulare, come nella malattia di Wilson e nella sindrome di Fanconi.

Le sostanze che interferiscono con il test includono diuretici dell'ansa, etambutolo, vincristina, pirazinammide, tiazidi, e basse quantità di salicilati, che aumentano i livelli sanguigni. Anche l'inedia e una dieta ad alto contenuto di purine, stress e alcool, contribuiscono ad aumentare l'acido urico. Quando l'acido urico è misurato con il metodo colorimetrico, falsi risultati sono provocati da acetaminofene, acido ascorbico, levodopa e fenacetina. Bassi livelli di acido urico sono provocati da alte dosi di aspirina, *Coumadin*©, clofibrato, cincofene, ormone adrenocorticotropo e fenotiazine.

26.20. Valutazione del glucosio nel sangue (indice glicemico a digiuno)

Dopo un digiuno di dodici-quattordici ore, il test della glicemia misura il metabolismo del glucosio nel sangue, ed è un test richiesto per le diagnosi di diabete mellito. A digiuno, il livello di zucchero nel sangue si abbassa, stimolando il rilascio dell'ormone glucagone. Il glucagone aumenta il livello del glucosio nel plasma accelerando la glicogenolisi, stimolando le neoglucogenesi e inibendo la sintesi di glicogeno.

Normalmente, la secrezione di insulina tiene sotto controllo l'aumento di glucosio nel sangue. Nel diabete, la mancanza o la scarsità di insulina fa sì che si abbiano livelli elevati di glucosio nel sangue.

I valori normali di glucosio nel sangue dopo un digiuno di otto-dodici ore, rilevati con il test della glicemia, sono: nel siero a digiuno, 70-100 mg/dL; nel sangue intero, sempre a digiuno, 60-100 mg/dL; nel sangue intero, non a digiuno, 85-125 mg/dL nelle persone oltre i 50 anni, 70-115 mg/dL in quelle al di sotto dei 50.

Questi esami di laboratorio aiutano a diagnosticare il diabete mellito e altri disturbi del metabolismo del glucosio. Tengono sotto controllo anche gli effetti dei farmaci e delle terapie per diabetici, i bisogni insulinici nei casi di diabete non sotto controllo e le ipoglicemie conosciute o sospette.

Livelli di glucosio nel sangue a digiuno di 140 o 150 mg/dL, o anche più, riscontrati per due o più volte, sono un segnale di diabete mellito. Anche il sangue che contiene oltre 200 mg/dL non a digiuno è indice di diabete. L'elevata quantità di zucchero può essere causata da pancreatiti, ipertiroidismo, feocromocitoma, epatite cronica, traumi cerebrali, malattie croniche, malnutrizione cronica, eclampsia, anossia e patologie convulsive.

Bassi livelli di glucosio nel sangue derivano da iperinsulinismo, insulinoma, malattia di Von Gierke, ipoglicemia funzionale o reattiva, ipotiroidismo, insufficienza surrenale, iperplasia surrenale congenita, ipopituarismo, carcinoma delle cellule di Langerhans del pancreas, necrosi epatica e malattie dell'immagazzinamento del glicogeno.

26.21. Valutazione del ferro nel siero e la capacità ferro-legante totale

Sono due analisi separate ed effettuate con appositi reagenti che misurano:
- la quantità di ferro legata alla glicoproteina transferrina;
- la capacità totale ferro-legante del plasma, quando tutta la transferrina è saturata dal ferro.

La percentuale di saturazione è ottenuta dividendo la quantità di ferro nel siero con il valore della capacità ferro-legante, che rivela il valore della transferrina satura. Normalmente la transferrina è saturata al 30%. Pertanto questo test:
- dà una stima delle riserve di ferro;
- dà una diagnosi dell'emocromatosi;
- distingue tra anemia da deficienza di ferro e anemia cronica;
- dà una valutazione dello status nutrizionale di un individuo.

I valori normali del ferro sierico e della capacità ferro-legante sono mostrati in tabella 26.3. Nelle carenze di ferro, il ferro nel siero decresce e la capacità ferro-legante aumenta, diminuendo così la saturazione. Nei casi di infiammazioni croniche, come l'artrite reumatoide, il ferro nel siero è basso (in presenza di sufficienti quantità di ferro nell'organismo), ma la capacità ferro-legante rimane identica, oppure si abbassa, per mantenere la normale saturazione. I sovraccarichi di ferro non alterano i livelli nel siero se non dopo (relativamente) molto tempo dalla comparsa della patologia, ma il ferro nel siero aumenta e la capacità ferro-legante rimane uguale, per aumentare la saturazione.

Tabella 26.3 – Valori normali di ferro nel siero e di capacità ferro-legante totale

	Ferro	Capacità ferro-legante ($\mu g/dL$)	Saturazione %
Uomini	70-150	300-400	20-50
Donne	80-150	350-450	20-50

26.22. Il conteggio degli eritrociti (globuli rossi)

Tradizionalmente contati a mano con un emocitometro, i globuli rossi sono oggi contati con mezzi elettronici, che forniscono risultati più rapidi e accurati. La conta degli eritrociti non dà una analisi qualitativa sul contenuto di emoglobina dei globuli rossi, ma ci informa sul volume medio dell'eritrocita (valore MCV) e sul contenuto medio di emoglobina (valore MCH). Pertanto questa misurazione ci dà informazioni sulla dimensione dell'eritrocita e sul contenuto in emoglobina, ed è di aiuto in altre analisi atte a diagnosticare anemia e policitemia.

A seconda di età, sesso, locazione geografica e tipo di campione utilizzato, i valori normali di eritrociti negli uomini adulti variano da 4,5 a 6,2 milioni/microlitro (µL) (da 4,5 a 6,2 x 10^{12}/L) nel sangue venoso; nelle donne adulte, da 4,2 a 5,4 milioni/µL di sangue venoso; nei bambini da 4,6 a 4,8 milioni/µL di sangue venoso; infine nei neonati (non prematuri) da 4,4 a 5,8 milioni/µL.

Una quantità elevata di eritrociti indica policitemia o disidratazione; un valore basso, anemia, eccesso di liquidi o emorragia recente. Rimanendo in immobilità assoluta, gli eritrociti calano considerevolmente a causa della diminuita necessità di ossigeno.

26.23. Test di laboratorio per l'emoglobina totale

Tramite questo test di laboratorio si misura la concentrazione di emoglobina totale in un decilitro (100 ml) di sangue intero. Il rapporto tra emoglobina ed eritrociti (denominato valore MCH), e l'emoglobina fuoriuscita, presente nel plasma, va a influenzare il valore del test della conta degli eritrociti. Questo test dell'emoglobina, che viene svolto di routine durante le analisi del sangue, misura la gravità dell'anemia o policitemia, valuta l'andamento delle cure e dà i mezzi per calcolare il valore MCH (rapporto emoglobina/eritrociti), oltre alla concentrazione media di emoglobina negli eritrociti.

I valori normali per i differenti pazienti, basati sul sangue venoso, sono raffigurati nella tabella 26.4.

Tabella 26.4 – Valori di emoglobina normali

Età	Livelli di emoglobina (g/dL)
Meno di una settimana di vita	17-22
1 settimana di vita	15-20
1 mese di vita	11-15
Bambini	11-13
Maschi adulti	14-18
Maschi anziani	12,4-14,9
Femmine adulte	12-16
Femmine anziane	11,7-13,8

26.24. Test di laboratorio per l'ematocrito

Il volume degli eritrociti presenti nel sangue intero è misurato con il test dell'ematocrito. Numero e dimensione degli eritrociti determinano la concentrazione dell'ematocrito, e questo valore aiuta nella diagnosi di stati anormali di idratazione, policitemia, anemia, squilibrio di fluidi, perdita di sangue, oltre che nelle valutazioni sulle trasfusioni e sugli "indici degli eritrociti". A seconda del sesso del paziente, dell'età, della competenza del laboratorio e del tipo di campione di sangue, il test monitora il sangue all'interno di un esame emocitometrico completo.

I valori di riferimento vanno da 40% a 54% (0,4-0,54) negli uomini e 37%-47% (0,37-0,47) nelle donne. Bassi valori di ematocrito indicano anemia o emodiluizione. Alti valori, invece, policitemia o emoconcentrazione causata da perdita sanguigna.

Se si verifica un ematoma nella zona del prelievo, si può alleviare il fastidio applicando ghiaccio e lavando poi con applicazioni tiepide.

26.25. Test di laboratorio degli indici degli eritrociti

Con questo test abbiamo i risultati di tre diversi test riguardanti emoglobina ed eritrociti.

Il primo (detto valore MCV) dà la misura della dimensione media degli eritrociti, specificando se sono troppo piccoli (microcitici), normali (normocitici) o troppo grossi (macrocitici); il secondo (detto valore MCH) riguarda il rapporto emoglobina/eritrociti e ci dice il peso di emoglobina presente nell'eritrocita medio; infine, il terzo test (MCHC) ci dice la concentrazione di emoglobina in 100 mL di eritrociti.

I valori normali di questi indici sono:
– MCV: da 84 a 99 microlitri cubici per eritrocita (femtolitri/eritrocita);
– MCH: da 26 a 32 picogrammi/eritrocita;
– MCHC: da 30% a 36% (300-360 g/l).

Questi indici aiutano a classificare l'anemia: bassi valori MCV e MCHC evidenziano anemie ipocromiche microcitiche, causate da anemia da carenza di ferro, anemia legata alla piridossina o talassemia.

Un elevato valore di MCV indica anemia macrocitica causata da anemie megaloblastiche derivate da carenze di acido folico o vitamina B_{12}, oppure disturbi ereditari del DNA, o ancora reticolocitosi.

26.26. Tasso di sedimentazione degli eritrociti ("velocità di eritrosedimentazione")

La misurazione del tempo impiegato dagli eritrociti in un campione di sangue intero per adagiarsi sul fondo di una provetta è un test sensibile ma non specifico, che indica la presenza di malattie quando tutti gli altri valori chimici e fisici appaiono invece normali. Il valore aumenta negli stati infiammatori causati da infezioni, malattie autoimmuni o tumori maligni. Pertanto la velocità di eritrosedimentazione misura malattie maligne o stati infiammatori, oppure malattie latenti come tubercolosi, disturbi del tessuto connettivo o necrosi tessutale. Il valore normale varia da 0 a 20 mm l'ora. Aumenta nei casi di gravidanza, infiammazioni acute o croniche, tubercolosi, paraproteinemie, febbre reumatica, artrite reumatoide oltre che in alcuni tumori e durante l'anemia.

Al contrario il valore scende in caso di policitemia, anemia falciforme, iperviscosità e basso livello di proteine nel plasma.

Nota: la velocità di eritrosedimentazione aumenta durante e dopo le reazioni e le febbri indotte dalla Terapia Gerson.

26.27. Il conteggio della piastrine

Le piastrine, o trombociti, sono minuscoli elementi del sangue che servono a creare il tappo emostatico in caso di ferita. Le piastrine promuovono la coagulazione fornendo fosfolipidi alla tromboplastina intrinseca, nel processo che porta alla coagulazione. Il conteggio delle piastrine è essenziale per monitorare l'andamento di chemioterapia, radioterapia, trombocitosi e trombocitopenia. Se la conta delle piastrine scende al di sotto di 50.000, si ha sanguinamento spontaneo; al di sotto di 5.000, è possibile che si abbia perdita di sangue nel sistema nervoso centrale, oppure una massiccia emorragia gastrointestinale.

Il conteggio delle piastrine misura la produzione di piastrine, valuta l'effetto delle terapie citotossiche ed è di aiuto nella diagnosi di trombocitopenia e trombocitosi. Inoltre, conferma le valutazioni su numero e morfologia delle piastrine ottenute visivamente da una striscia di sangue colorato. Il conteggio normale delle piastrine va da 130.000 a 370.000 per microlitro (da 1,3 a 3,7 x 10^{11}/L).

Un conteggio inferiore è causato da midollo osseo aplastico o ipoplastico; da malattie del midollo osseo infiltrative, come carcinoma, leucemia o infezioni sparse; da ipoplasia megacariocitica, da scarsa trombopoiesi causata da carenza di acido folico o vitamina B_1; blocco delle piastrine nella milza ingrossata; aumentata distruzione delle piastrine a causa di abuso di droghe o disordini immunitari; coagulazioni sparse intravascolari; sindrome di Bernard-Soulier; lesioni meccaniche alle piastrine.

Alcuni farmaci fanno calare il conteggio piastrinico, come ad esempio: acetazolamide, acetoexamide, antimonio, antineoplastici, bromfeniramina maleato, carbamazepina, cloramfenicolo, acido etacrinico, furosemide, sali d'oro, idrossiclorochina, indometacina, isoniazide, mefenitoina, acido mefenamico, metazolamide, metimazolo, metildopa, diazosside per via orale, ossifenbutazone, penicillamina, penicillina, fenilbutazone, fenitoina, pirimetamina, chinidina solfato, chinino, salicilati, streptomicina, sulfonamide, tiazide, diuretici simili alla tiazide e antidepressivi triciclici. L'eparina causa trombocitopenia reversibile.

Al contrario, si ha aumento del conteggio delle piastrine in caso di patologie come emorragie, infezioni, tumori maligni, anemia da deficienza di ferro, mielofibrosi, trombocitosi primaria, policitemia primaria, leucemia mielogena, interventi chirurgici recenti, gravidanza, asportazione della milza e disturbi infiammatori, quali ad esempio malattie vascolari del collagene.

26.28. Conteggio dei leucociti (globuli bianchi)

Si ottiene riportando il numero di globuli bianchi per millilitro di sangue intero, così come conteggiato con emocitometro o contatore Coulter. Il valore varia a seconda di stress, digestione, esercizio fisico. Questo conteggio viene utilizzato per valutare infiammazioni o infezioni; la necessità eventuale di ulteriori test, come il conteggio differenziale dei globuli bianchi o biopsia del midollo osseo; la risposta alla chemioterapia o alla terapia con radiazioni. Il conteggio dei globuli bianchi va da 4,1 a 10,9 x 10^{11} Un valore elevato segnala infezioni in corso come ascessi, meningiti, appendiciti, tonsilliti, e può indicare leucemia, necrosi dei tessuti dovuta a bruciature, infarto o cancrena. Un valore basso invece indica depressione del midollo osseo dovuta a infezioni virali o reazioni tossiche, come quelle derivate dall'uso dei farmaci antineoplastici, mercurio o altri metalli pesanti tossici; esposizione a benzene o arsenico; influenza; morbillo; febbre tifoide; epatite infettiva; mononucleosi; rosolia.

26.29. Test differenziale per i globuli bianchi

Serve a determinare la quantità relativa di ciascun tipo di globuli bianchi, moltiplicando la percentuale di ciascun tipo per ottenere il valore assoluto di ognuno degli oltre cento tipi di globuli bianchi (ad esempio: granulociti, agranulociti, neutrofili giovanili, segmentati, basofili, eosinofili, linfociti grandi e piccoli, fagociti, istiociti). Il test differenziale dei globuli bianchi valuta la capacità del corpo di resistere e sconfiggere infezioni, vari tipi di leucemia e reazioni allergiche, oltre allo stato e alla gravità di queste ultime e di infezioni parassitiche. C'è una lunga lista di valori di riferimento per il test differenziale dei globuli bianchi, divisa per adulti e bambini (si veda tabella 26.5). Per ottenere diagnosi accurate, l'analista deve considerare sia i valori assoluti che quelli relativi dei conteggi differenziali[278].

Tabella 26.5 – Test differenziale dei globuli bianchi

Adulti	Valore relativo (%)	Valore assoluto (mcL)
Neutrofili	47,6-76,8	1950-8.400
Linfociti	16,2-43	660-4.600
Monociti	0,6-9,6	24-960
Eosinofili	0,3-7	12-760
Basofili	0,3-2	12-200

26.30. Analisi ordinaria delle urine

L'analisi ordinaria delle urine include la misurazione delle caratteristiche fisiche, gravità specifica e pH, proteine, glucosio e corpi chetonici, più l'esame dei sedimenti

236

urinari, del materiale particolato e cristalli. L'analisi delle urine è un test di straordinaria importanza perché ci dice molto sull'ambiente interno di un essere umano. I risultati di questo test possono avere notevoli implicazioni riguardo i processi fisiologici del corpo e la risposta dell'organismo alla dieta, le condizioni non patologiche, il tempo di raccolta dei campioni e altri fattori.

Per il grande numero di variabili e malattie monitorate dai comuni test delle urine, si veda l'appendice I del libro *Gerson Therapy Handbook: Companion Workbook to A Cancer Therapy: Results of Fifty Cases*[279].

NOTE AL CAPITOLO 26:

278. Per il grande numero di variabili e malattie che sono osservate, vedi l'appendice I del libro *Gerson Therapy Handbook: Companion Workbook to M. Gerson A Cancer Therapy: Results of Fifty Cases and The Cure of Advanced Cancer by Diet Therapy: A Summary of Thirty Years of Clinical Experimentation*, 6 ed., San Diego, Gerson Institute, CA, 1999.
279. Ibid.

27. ANAMNESI DI PAZIENTI GUARITI

I seguenti casi documentati di pazienti Gerson guariti sono solo un piccolo campione dei nostri ben più forniti archivi. Tutti questi casi si riferiscono a pazienti diagnosticati con biopsia effettuata per lo più in ospedali statunitensi, e quasi tutti erano al cosiddetto stato terminale, con tumori diffusi mai curati tramite mezzi ortodossi.

Scegliendo questi casi abbiamo cercato di includere il maggior numero possibile di patologie maligne, perché sappiamo, da lunga esperienza, che i pazienti che si stanno chiedendo se seguire la Terapia Gerson vogliono sapere, prima di tutto, se la terapia ha già avuto successo con il "loro" cancro. Questa selezione vuole rispondere a tale domanda.

Il protocollo Gerson è spesso contestato perché non è mai stato sottoposto a verifica cosiddetta appropriata (ovvero, una prova clinica randomizzata, in doppio cieco e controllata con placebo). Questo genere di verifica, però, è in voga solo da tempi recenti: prima, le cure mediche venivano giudicate sulla sola base dei risultati clinici. In altre parole, come ha spesso ripetuto il dott. Gerson: «È il risultato al capezzale ciò che conta»; questo assunto è così evidente da rendere impossibile qualsiasi obiezione.

L'attuale test randomizzato, in doppio cieco e controllato con placebo, comunque, non ha alcun rapporto con il singolo paziente. Esso richiede un gran numero di individui ed è detto "in doppio cieco" perché né il medico né i pazienti sanno chi sta ricevendo il nuovo farmaco in sperimentazione: ciò al fine di evitare che fattori psicologici o comunque esterni possano interferire con l'operato del farmaco. È ovvio che tale metodo può funzionare con un singolo farmaco, ma non con una terapia che richiede una trasformazione totale dello stile di vita, come la Terapia Gerson. È impossibile somministrare i clisteri di caffè o servire tredici succhi freschi al giorno senza che il paziente si renda conto che sta avvenendo qualcosa di radicale. Inoltre, i metodi principali dell'oncologia tradizionale, ovvero le radiazioni e la chemioterapia, non sono mai stati sottoposti a prove cliniche randomizzate e in doppio cieco. Sono stati effettuati test di confronto tra un tipo di chemioterapia e un altro, ma mai tra un trattamento chemioterapico e uno non chemioterapico. Eppure, da sempre, medici e scienziati pubblicano libri sul fallimento della chemioterapia. Uno degli ultimi è *The War on Cancer: an Anatomy of Failure*, di Guy B. Faguet[280].

Considerando tutto ciò, i critici della Terapia Gerson dovrebbero forse chiedere l'applicazione di verifiche cliniche randomizzate e in doppio cieco alla chemioterapia, prima di scagliarsi contro un metodo del quale conoscono ben poco.

27.1. Linfomi altamente aggressivi

S.M. aveva 47 anni nel 1990, quando diversi linfonodi le si gonfiarono e, in seguito a biopsia, le fu diagnosticato un linfoma non-Hodgkin. Due anni dopo, nell'estate del 1992, arrivò all'ospedale Gerson con notevoli edemi (accumulo di liquido) nelle gambe, nei fianchi e nelle natiche, e un tumore grande quanto un melone nell'addome. Cominciò la Terapia Gerson in quanto era l'unica per la sua patologia senza che venisse "punzecchiata" per eliminare l'acqua dal corpo. Dopo soli cinque giorni di programma Gerson completo, caratterizzati da molti viaggi verso il gabinetto, S.M. aveva perso dodici chili.

Nel febbraio 1993, quando la paziente fu nuovamente visitata dal suo medico a Wenatchee, Washington, il referto diceva: «La linfoadenopatia [malattia dei linfonodi] si è risolta [termine medico per «sparita»]. Non riesco più a percepire la massa addominale. Si riscontra una notevole carotenemia [un'innocua colorazione arancione della pelle, presente spesso nei pazienti Gerson]. La milza non è palpabile [non può essere percepita]… A ogni modo, la paziente continua con grande determinazione a rifiutare qualsiasi cura medica convenzionale. Dott. Bulger, *Hematology/Oncology, Wenatchee Valley Clinic*, Wenatchee, Washington»[281]. Quest'ultimo fatto è comprensibile, visto che la paziente non aveva più linfonodi gonfi! S.M. continuò a godere di buona salute, raccontò la sua guarigione a una convention di Seattle nel 1998 e partecipava attivamente agli affari del marito nel 2002, data dell'ultimo rapporto.

A 32 anni, W.S. era un giovane artista con moglie e tre figli piccoli. Quando si accorse di avere una massa anomala nell'addome, fu sottoposto a intervento chirurgico a Cincinnati, nell'Ohio, nel maggio 1951. Il dottore scrisse di «un grappolo di linfoghiandole, la maggiore delle quali misurava 5 cm (2 pollici)»[282]. Egli ne rimosse più che poté; dopo di che, W.S. fu sottoposto a radioterapia. Appena quattro mesi dopo, in settembre, apparve una nuova massa e il paziente ricevette un'ulteriore radioterapia, che ridusse le ghiandole gonfie. Tuttavia, pochi mesi dopo, il problema tornò e W.S. provò altre cure, perché i dottori gli avevano detto che gli restavano solo due mesi di vita.

Quando W.S. scoprì la Terapia Gerson, andò a New York per incontrare il dott. Gerson (che descrisse questo caso nel suo libro, *A Cancer Therapy: Results of Fifty Cases*, come il caso n. 18)[283]. Dopo circa otto mesi di programma Gerson, le condizioni di W.S. migliorarono in modo spettacolare: egli aveva recuperato le energie e aveva ripreso a lavorare come artista nelle chiese. Da allora, ha compiuto lavori strutturali, di decorazione e vetrate artistiche; inoltre, ha tenuto una mostra a San Diego. Nel 1983, W.S. ha scritto: «In questi trentatré anni ho avuto otto figli, dodici nipoti e una vita meravigliosamente produttiva». Nel 2006, all'età di 88 anni, è apparso in *Se solo avessimo saputo…*, il documentario di Stephen Kroschel su Gerson (Allegato a questo libro. *N.d.R.*), nel quale egli appare ancora in salute e al lavoro nel suo studio di artista, circondato da molti dei suoi figli.

27.2. Endometriosi evolutasi in cancro cervicale

L'endometrio è la membrana mucosa che riveste l'utero. Durante gli anni fertili della donna, esso viene espulso ogni mese, se l'uovo secreto non è stato fertilizzato e impiantato nel tessuto. Quando l'organismo o il sistema ormonale non funzionano a dovere, l'endometrio può depositarsi in diverse aree dell'area pelvica, tra cui la parete addominale. Se la patologia si aggrava e il ciclo mestruale non si regolarizza, il tessuto endometriale può diffondersi in tutto il corpo, diventando una patologia «che ricorda un carcinoma pelvico metastatico»[284].

Il caso di S.T. illustra chiaramente tale progressione. Questa paziente aveva problemi ginecologici sin dai primissimi cicli mestruali. Trentacinque anni dopo, le venne diagnostica un'endometriosi e subì molte dilatazioni e raschiamenti per rimuovere la relativa placca. Alla fine, le fu praticata un'isterectomia parziale, ma i problemi continuarono. Si arrivò al 1979, quando una citodiagnosi evidenziò cancro alla cervice con cellule anomale nel sangue. La paziente notò anche dei rigonfiamenti al seno, che però non furono esaminati. Le venne prescritta un'isterectomia, ma rifiutò l'operazione. S.T. si mise alla ricerca di cure alternative, cambiò dieta e digiunò. Poi le tornò in mente una conferenza a cui aveva assistito molti anni prima, di Charlotte Gerson, e decise di cominciare la Terapia Gerson. Fu sorpresa dalle gravi reazioni di guarigione, caratterizzate da nausea e vomito, ma poi si ricordò che le era stato detto che aveva molto tessuto cicatriziale nell'area addominale, probabilmente causato dalle ulcere precedenti. S.T. rimase in terapia due anni e oggi (novembre 2006) afferma: «Nella mia bocca non è mai entrato un solo boccone di cibo che non avrei dovuto mangiare». Gode di buona salute e si sta prendendo cura di genitori e suoceri, che hanno novant'anni, e di tanto in tanto anche dei nipoti.

27.3. Cancro al seno

Nel 1988 K.B., che all'epoca aveva 70 anni, si accorse che l'area dei suoi capezzoli era arrossata e gonfia. Il suo dottore di Modesto, in California, effettuò una biopsia che evidenziò la presenza di un tumore maligno, e la sollecitò a effettuare una mastectomia. Lei rifiutò. Un altro medico di Stanford confermò la diagnosi iniziale e di nuovo il consiglio fu quello di un intervento chirurgico seguito da chemioterapia e/o radiazioni. K.B. rifiutò nuovamente. Dopo aver respinto tutte le terapie convenzionali, K.B. cominciò da casa propria la Terapia Gerson. All'inizio si limitò a mangiare cibi crudi e fare sei clisteri al giorno, per otto mesi; poi aggiunse cibo biologico, cotto e vegetariano. Dopo un anno e mezzo, il tumore era sparito, ma persisteva del tessuto cicatriziale che ella decise di rimuovere. Una biopsia mostrò che il tessuto non presentava alcun carattere maligno. Gli oncologi scrissero nel loro rapporto che la paziente «era guarita grazie alla dieta»[285]. K.B., che oggi ha quasi novant'anni, è ospite tutti gli anni della *Los Angeles Health Convention*. Beve sempre i succhi, ma mangia anche «un po' di carne». Questo caso è ancora più notevole, in quanto la paziente ha praticato la Terapia Gerson per conto proprio, senza soggiornare nella clinica Gerson né consultare un terapista Gerson.

27.4. Cancro al seno con metastasi al fegato

Nel gennaio 2002, la quarantatreenne E.B. si sentì dire dal suo dottore che aveva un nodulo al seno e che la biopsia aveva accertato la presenza di un tumore. Ella non fece nulla al riguardo. Nel gennaio 2004, il centro medico della *Loma Linda University* le diagnosticò un tumore al seno al quarto stadio, con metastasi al fegato. Secondo il referto medico, il fegato era «coperto di tumori e stava cessando di funzionare; la pelle e la sclera dei suoi occhi erano gialli»[286].

A E.B. fu consigliata la chemioterapia; poiché non conosceva altro, acconsentì a una seduta. L'oncologo affermò che, poiché la patologia era a uno stato avanzato, non era sicuro che ella potesse sopravvivere due mesi, ma sperava che la chemioterapia le avrebbe donato un anno di vita. A quel punto, la paziente cominciò a cercare un'alternativa e scoprì la Terapia Gerson. Grazie alle sue ricerche, sapeva che i casi di cancro al seno con metastasi al fegato avevano un tasso di sopravvivenza sui due anni inferiore all'1%, quindi la sua unica speranza era trovare una cura alternativa.

Dopo due anni di Terapia Gerson, E.B. stava tanto bene che poté andare a sciare a Tulluride, nel Colorado, una delle montagne più ripide degli Stati Uniti. Oggi, dopo tre anni, a giudicare dalla sua PET/CE (tomografia a emissione di positroni/tomografia computerizzata) dell'agosto 2006, il suo fegato funziona perfettamente e in nessuna parte del corpo vi sono tessuti maligni o metastasi. E.B. va tutti gli inverni a sciare, mentre d'estate pratica sci d'acqua, si diverte a scalare pareti rocciose, gioca a golf e ama viaggiare con la sua moto. Spesso si reca anche all'estero.

27.5. Ricomparsa del cancro al seno dopo le radiazioni o la chemioterapia

A.F. scoprì un nodulo al seno nel settembre 1985. Effettuò biopsia e lampectomia, seguite da radiazioni e chemioterapia nel *Virginia Mason Hospital* di Seattle, Washington. Nel 1989, il cancro si era esteso alla gola. Ella subì un altro intervento chirurgico, seguito da ulteriori radiazioni. Cinque mesi dopo, la recidiva era "dappertutto" e le vennero consigliate altre radiazioni. A causa delle sofferenze estreme causate dalle radiazioni precedenti, ella rifiutò questa cura e si recò invece alla Clinica Gerson in Messico. Dopo non molto tempo le sue condizioni erano migliorate e, in capo a un anno circa, le fu detto che non aveva più tumori.

Sette anni dopo, l'estrema secchezza alla gola (effetto collaterale delle radiazioni) finalmente sparì e la salute di A.F. divenne eccellente. Quando tornò dal suo primo dottore e gli disse che stava seguendo la Terapia Gerson, questi semplicemente uscì dall'ufficio. A.F. continua a godere di buona salute.

27.6. Melanoma

All'età di quarant'anni, fu diagnosticato a M.H. un melanoma nella parete vaginale. La diagnosi fu confermata dalla biopsia e il conseguente intervento chirurgico, seguito da venticinque sessioni di radiazioni e quattro mesi di interferone. Durante questo trattamento, il tumore raggiunse il fegato. Gli oncologi che l'avevano in cura pensavano che, con la chemioterapia, la paziente sarebbe potuta vivere altri nove mesi. Benché M.H. fosse estremamente debole e sofferente, rifiutò questa cura e, nel novembre 1996, cominciò la Terapia Gerson, contro il parere del suo oncologo. Nel settembre 1997 una scansione rivelò che M.H. non aveva più melanoma. Dopo dieci anni, ella gode ancora di buona salute.

W.E., nata nel 1943, è un'infermiera professionista. Nel 1996 scoprì sul proprio braccio un grande neo, le cui dimensioni andavano estendendosi. Il chirurgo che lo rimosse le disse che era dovuto andare molto in profondità per ottenere dei margini netti. La diagnosi fu di melanoma allo stadio 4. Le condizioni della paziente si aggravarono e pochi mesi dopo, nel 1997, alla *University of California* di Los Angeles, vennero riscontrate macchie sul suo fianco e un grosso tumore nel fegato; di entrambi fu effettuata la biopsia, che confermò la diagnosi di melanoma. Il dottore le consigliò di fare testamento, in quanto non le restava molto da vivere. W.E. cominciò la Terapia Gerson nel luglio 1997, guarì completamente e a tutt'oggi è perfettamente sana (ultime notizie nel 2006).

27.7. Melanoma recidivo

N.P. aveva un neo di 5 mm sulla schiena, che cominciò a sanguinare nell'ottobre 1990. Egli fu visitato da uno specialista di tumori della pelle, il dott. Richard Ferderspiel, il quale si disse certo che la lesione non era un melanoma. Invece la biopsia dimostrò che aveva torto e il 30 ottobre, nell'ospedale Berrien General in Michigan, una vasta porzione di pelle venne rimossa dalla schiena del paziente.

Sei mesi dopo, nell'aprile 1991, nell'ascella destra di N.P. si riscontrò l'ingrossamento di un linfonodo. La biopsia rivelò che si trattava di melanoma metastatico. L'oncologo del *Borgess Medical Center* di Kalamazoo, Michigan, disse a N.P.: «Ho avuto in cura molti casi come il suo e tutti sono andati male»[287]. A quel punto, egli propose una cura sperimentale che forse avrebbe allungato la vita del paziente dai sei mesi della prognosi a nove. N.P. la rifiutò.

In quei giorni egli ricevette una lettera dalla vedova di un conoscente, un uomo della sua stessa età che aveva ricevuto tutte le possibili cure convenzionali contro il melanoma metastatico ed era morto dopo cinque mesi.

Questo convinse N.P. a recarsi alla Clinica Gerson in Messico, dove arrivò con la moglie nel maggio 1991. All'epoca apparve un altro tumore, ma svanì dopo sei settimane. Alla fine della terapia N.P., che ora aveva 67 anni, godeva di perfetta salute e partecipò regolarmente ai giochi olimpici "senior" in Michigan e Florida, vincendo due argenti e un oro nella marcia.

Col tempo, egli abbandonò gli alimenti di tipo Gerson e lasciò perdere completamente la dieta durante un viaggio in Sud America. Nel 1994, si dovette rimuovere un altro linfonodo dalla sua posizione originaria: le analisi dimostrarono che era un melanoma. N.P. riprese immediatamente la Terapia Gerson completa e di nuovo guarì del tutto.

Oggi egli è ancora sano e attivo.

27.8. Tumore colorettale con metastasi al fegato

C.T. aveva 58 anni quando notò segni di sanguinamento rettale. La cura che gli venne prescritta per emorroidi sospette si rivelò inutile, quindi venne mandato allo *Shand Hospital* di Gainesville, in Florida, per test e diagnosi approfonditi. L'esame chirurgico evidenziò che C.T. era affetto da tumore maligno al colon con metastasi in tutto il corpo. Il medico dell'ospedale disse al paziente che, poiché il tumore era diffuso in tutto il corpo, la chemioterapia sarebbe stata inutile; per conseguenza, la sua prognosi andava dai tre ai sei mesi di vita. C.T. cominciò la Terapia Gerson ed escluse tutte le altre: dopo due anni era completamente guarito. Venticinque anni dopo, all'età di 81 anni, egli è tutt'ora sano e attivo.

Nel 1992 Y.H., un professore giapponese di medicina, scoprì di non essere più in grado di andare di corpo. La chirurgia, insieme a una biopsia del fegato, rivelarono un tumore maligno al colon, che si era già esteso al fegato. Il professor Y.H. acconsentì a subire quattro chemioterapie leggere, che però sortirono l'effetto di accrescere le metastasi al fegato. Il paziente abbandonò la chemioterapia e cominciò la Terapia Gerson, seguendo le istruzioni del libro del dott. Gerson. Quattordici anni dopo, egli è completamente guarito, ha un fegato sano e ha curato con successo molti malati di cancro, con lo stesso metodo. Y.H. ha raccontato la sua esperienza in un libro (disponibile solo in giapponese) e ha insegnato la Terapia Gerson ad alcuni colleghi. Attualmente, egli sta seguendo circa 500 casi di cancro che hanno risposto positivamente al protocollo Gerson da lui usato.

27.9. Tumore al pancreas

Poiché non si sentiva molto bene, L.K. si recò dal suo dottore che gli prescrisse una medicina per ridurre l'acidità di stomaco. Purtroppo, questa medicina provocò dolori intensi e altri problemi. Nel novembre 1994, una TAC rivelò «una massa anomala irregolare all'estremità del pancreas, contigua all'arteria superiore mesenterica e alla vena superiore». Il dottore di L.K. affermò: «Lei ha un tumore al pancreas e l'operazione chirurgica è impossibile; nemmeno le radiazioni o la chemioterapia sarebbero efficaci nel suo caso»[288]. Dopo aver parlato con alcuni pazienti Gerson guariti, e visto che non esistevano cure, il paziente decise di andare in Messico e cominciare la Terapia Gerson. Dopo venti mesi di rigida terapia, una seconda TAC evidenziò che non vi era alcun segno di patologia e tutto sembrava normale. L.K. aggiunse che, subito dopo l'inizio della terapia, erano spariti anche i forti e frequenti mal di testa che lo affliggevano da molti anni. A più di dieci anni di distanza, egli resta sano e attivo.

Dopo aver perso più di undici chili, nel gennaio 1986, P.A. venne mandata a un ospedale di Victoria, città della Columbia Britannica, in Canada, per una TAC i cui risultati furono confermati da un'agobiopsia. La diagnosi era cancro al pancreas. Lo specialista le disse di fare testamento, in quanto il tumore era inoperabile e inoltre si era esteso a fegato, cistifellea e milza. A quel punto, la paziente aveva perso più di venti chili e vomitava sangue. Ella decise allora di tentare la Terapia Gerson, perché non esistevano alternative e perché aveva sentito di un uomo del posto che era guarito dal tumore al pancreas grazie a essa.

Nel marzo 1986 arrivò alla Clinica Gerson in Messico e cominciò la terapia intensiva. Nel dicembre di quell'anno, appena undici mesi dopo, il suo dottore rilevò che il tumore era sparito. Nel febbraio 1990 il dottore di famiglia affermò che «non vi erano tracce di ricadute e tutto lasciava pensare che la patologia maligna del 1985 fosse sparita»[289]. P.A. continua a godere di buona salute e a condurre una vita attiva, venti anni dopo aver ricevuto una diagnosi di malattia apparentemente incurabile e mortale.

27.10. Cancro alla prostata

P.S. aveva 69 anni nel 1991, quando gli fu diagnosticato un cancro alla prostata. Gli furono allora effettuate numerose agobiopsie, tre delle quali rivelarono la presenza di cellule maligne, mentre tre erano negative. Il suo PSA (antigene prostatico specifico) era di 6: non molto alto, ma sopra la norma.

Nello stesso anno, P.S. cominciò la Terapia Gerson nell'ospedale Gerson del Messico e – come spesso capita – all'inizio il suo PSA salì, arrivando a 14 dopo tre mesi. Il paziente era alquanto preoccupato da questo incremento, ma continuò la cura. Dopo diciotto mesi, il suo PSA era sceso a 0,3. Oggi che ha superato gli 80 anni, P.S. sta benissimo, come dimostrano i suoi check-up annuali. La sua prostata è normale e il suo PSA è 2,1 (ultimo rapporto: ottobre 2006).

27.11. Cancro alla prostata e alle ossa, più un caso di cancro ai polmoni

Il caso di E.T., residente a Cairo, nell'Illinois, è davvero notevole. Egli aveva lasciato la scuola dopo la sesta classe [equivalente alla nostra prima media, N.d.T.] e non aveva ricevuto altra istruzione. Aveva passato tutta la vita come manovale in un deposito di rottami, separando un metallo dall'altro. Nel 1966, all'età di 69 anni, il suo medico gli consigliò di fare testamento, perché stava morendo di cancro alla prostata con metastasi alle ossa e una grande massa all'inguine. Era stato curato con gli ormoni, ma i medici capirono che questa cura non era efficace e pensavano che non ci fosse più nulla da fare.

Quando i medici gli comunicarono quella che in pratica era una sentenza di morte, egli ricordò di aver letto qualcosa sulla Terapia Gerson. A quel punto, contattò la figlia maggiore del dottor Gerson, chiedendo aiuto. Lei lo indirizzò al libro del padre, *A Cancer Therapy – Results of Fifty Cases*[290], ma dopo poco tempo egli richiamò, affermando di non riuscire a capire nulla del libro. Al che, ella rispose di seguire semplicemente il programma riportato nella tabella di pagina 235.

E.T. obbedì ma, poiché la moglie era morta qualche anno prima, seguire la terapia da casa gli sembrò «la cosa più difficile che avesse mai fatto». Un giorno, chinandosi sul bracciolo di una sedia, si ruppe una costola, indebolita dalle metastasi. Il dolore era molto intenso e fu tentato di restare a letto, ma si fece forza e preparò gli alimenti e i succhi sapendo che, se non si fosse aiutato da solo, sarebbe morto. In poco tempo, ogni dolore era cessato. Dopo un mese, il suo dottore non riusciva più a percepire la vasta massa nell'inguine. Ben presto, E.T. si sentì bene e con molta più energia di prima.

Un giorno ricevette una telefonata da un amico del Kentucky, il dottore chiropratico G.D., che gli disse che stava morendo per un cancro polmonare esteso a entrambi i polmoni. Forse che E.T. poteva andare ad aiutarlo? E.T. raggiunse la casa di G.D. e organizzò la Terapia Gerson per lui. Incredibilmente, entrambi questi pazienti terminali guarirono! Quindici anni dopo, nel 1981, erano tutti e due vivi e in buona salute. E.T. aveva 84 anni. Il dott. G.D. era più giovane e visse molto più a lungo. Alla fine, venimmo a sapere dal figlio che era morto.

27.12. Astrocitoma

Nel 1987, poche settimane prima del suo decimo compleanno, N.K., residente a North Liberty, nell'Indiana, cominciò ad avere forti mal di testa seguiti da vomito. Una TAC evidenziò un tumore cerebrale e la paziente fu portata al *Riley Children's Hospital* di Indianapolis per un'operazione di chirurgia cerebrale. Il chirurgo rimosse ciò che poteva, ma scoprì che una parte del tumore era troppo vicina a uno dei vasi sanguigni principali e poteva solo essere cauterizzata.

Di conseguenza, N.K. cominciò a sottoporsi a check-up tutti gli anni. All'età di 13 anni, una RMN (risonanza magnetica) evidenziò una ricaduta. Il dottore disse che, a quello stadio precoce del tumore, non era possibile operare, ma la madre di N.K. pensò che non fosse giusto stare ad aspettare che il tumore cerebrale della figlia crescesse. Venne a sapere della cura Gerson e, nel 1990, la paziente e la madre arrivarono all'ospedale messicano. A causa del carattere esigente della Terapia Gerson, con i suoi succhi assunti a intervalli orari, N.K. non poteva andare a scuola, quindi la madre la fece studiare da privatista. Inoltre, durante i clisteri, la paziente leggeva molto. Prima lesse i classici, poi studiò matematica e infine filosofia. Quando fece l'esame scolastico, non solo non aveva più il tumore, ma riportò anche ottimi voti.

Quando il chirurgo la sottopose nuovamente ai raggi X, non riuscì a capire come fosse possibile che N.K. non avesse più il tumore, in quanto sapeva di aver lasciato del tessuto tumorale all'epoca della precedente operazione. Anche le doti motorie di N.K. erano perfettamente recuperate, al punto che riuscì a imparare a suonare il violino. Nell'ultimo rapporto, N.K. continua a godere di buona salute: ha 26 anni, è sposata e ha una famiglia. Si è laureata al college "magna cum laude".

27.13. Dipendenza da nicotina

A.C. cominciò a fumare sigarette all'età di 17 anni. Aveva l'aspetto di una quindicenne e sperava che fumare la facesse sembrare più grande. All'inizio, detestava l'odore e il sapore delle sigarette, ma presto si abituò e quando sviluppò un melanoma maligno, trentacinque anni dopo, stava ancora fumando.

Quando scoprì la Terapia Gerson e si recò all'omonima clinica in Messico, la sua preoccupazione principale era come astenersi dal fumo in quel posto. Infatti, le era stato detto chiaramente che se avesse provato a fumare anche una sola sigaretta, sarebbe stata immediatamente rimandata a casa. Poiché in precedenza aveva provato a smettere di fumare più volte di quante ne riuscisse a ricordare, A.C. si sentiva molto ansiosa al proposito.

Non appena arrivò all'ospedale, si trovò immersa nel programma intensivo completo: succhi, clisteri, pasti, istruzioni, incontri con altri pazienti. Non le restava più un minuto libero. Grazie a queste attività, solo dopo due giorni A.C. si accorse di non aver fumato una sigaretta e di non sentirne la mancanza. Il vero shock arrivò qualche ora dopo quando, nei giardini dell'ospedale, si imbatté in un visitatore che stava fumando. Con sua sorpresa. A.C. trovò ripugnante il fumo e si allontanò velocemente da quell'individuo. Non ebbe alcun sintomo di astinenza, ma ci vollero molte settimane affinché i residui decisamente sgradevoli di tutti gli anni passati a fumare evaporassero dalla pelle e dai capelli. A.C. non ha mai rimpianto le sigarette e, ovviamente, è guarita dal melanoma.

27.14. Cancro all'esofago

È importante ricordare che, oltre ai tumori più comuni (cancro al seno, alla prostata e al colon, che reagiscono benissimo alla Terapia Gerson), la stessa cura è molto efficace anche per i tumori rari. Per illustrare il concetto, esporremo il caso di K.G.

Nato nel 1953, egli era un impagliatore che viveva in Arizona. Poiché era attento alla salute, aveva uno stile di vita sobrio: non fumava, non prendeva droghe e solo di tanto in tanto si concedeva un bicchiere di vino. Tuttavia, per usare le sue parole, mangiava soltanto «cibi spazzatura o semipronti»! Se gli capitava di mangiare un sandwich al pane integrale, gli sembrava di aver fatto un pasto salutista; le verdure, nemmeno le sfiorava: per lui erano cibo da conigli. E quanto alla frutta, in un anno mangiava sì e no quattro mele e due-quattro arance. A peggiorare il quadro, egli non conosceva gli effetti devastanti delle sostanze che maneggiava quotidianamente in quanto impagliatore: formaldeide, diluenti, fibra di vetro, schiuma e vernici a base di uretano.

Dopo qualche anno, si accorse di avere un'irritazione costante alla gola. Col tempo, inghiottire divenne difficile e il respiro difficoltoso. All'età di 37 anni consultò un medico e la diagnosi fu di cancro all'esofago. K.G. era piuttosto restio a cominciare la cura proposta, soprattutto in considerazione del modestissimo tasso di guarigioni. Cercò un'alternativa e si imbatté nella Terapia Gerson.

Oggi confessa che vincere l'avversione ai clisteri di caffè è stato davvero difficile, «ma dopo averne fatto uno, mi sentii diverso e capii che erano importanti». Il paziente passò attraverso lunghissime reazioni di guarigione e poteva percepire il tumore «che marciva nella mia gola, mandando un tanfo terribile»[291]. Dopo due mesi e mezzo, per usare le sue parole, egli sentì il tumore cascare dalla gola allo stomaco. Questo lo fece stare malissimo per qualche giorno, ma alla fine espulse tutte le tossine e ottenne una guarigione completa.

A quel punto riprese la sua professione, stavolta maneggiando con grande cautela le sostanze chimiche.

Oggi, quindici anni dopo, K.G. è ancora in buona salute.

27.15. La guarigione di un'intera famiglia: cancro al seno, alla prostata e pleurite

Questo rapporto esemplifica l'efficacia della cura Gerson nella cura di diverse malattie che avevano colpito i membri di una stessa famiglia.

Dapprima visitammo la madre, la cui mammografia all'età di 53 anni aveva evidenziato alcuni elementi sospetti. Il chirurgo le rimosse dal seno due noduli, che all'esame si rivelarono maligni.

Egli consigliò a S.H. una mastectomia possibilmente seguita da radiazioni, ma ammise che queste ultime avrebbero irrimediabilmente bruciato i polmoni e indebolito le ossa. La paziente optò per una mastectomia radicale, ma il giorno prima dell'operazione decise di andare in Messico per seguire la cura Gerson. Cominciò la terapia nel febbraio 1995, non seguì alcun altro trattamento, guarì completamente ed è a tutt'oggi in buona salute.

La figlia di S.H., T., soffriva di pleurite dall'età di 3 anni. Le sue condizioni peggiorarono a 37 anni, quando era madre di due bambini: riusciva a stento a respirare, sdraiarsi o dormire, anche in un letto d'ospedale. All'epoca, la madre S.H. era alla quattordicesima settimana di Terapia Gerson. Ella andò dalla California alla casa della figlia nello Wyoming con due valigie: in una aveva messo i suoi vestiti, l'altra era piena di frutta e verdure biologiche.

S.H. riferisce che, già dopo il primo succo di carote, la figlia cominciò a sentirsi meglio. I successivi miglioramenti furono velocissimi, al punto che dopo tre settimane la paziente riusciva a camminare e dormire, fino a quando si rimise completamente e per la prima volta in vita sua non aveva più la pleurite. Oggi è in condizioni perfette e sta studiando per diventare massaggiatrice.

Qualche anno dopo la guarigione della madre e della figlia, si scoprì che il marito di S.H., C., aveva un PSA di circa 14-16 (il livello normale è 1 o meno). Nel luglio 2003, una biopsia evidenziò che C. aveva un cancro alla prostata. Il fatto era notevole perché, per anni, egli aveva seguito la stessa dieta che aveva curato la moglie. Tuttavia, C. era rimasto molto impressionato dalla pubblicità dei prodotti della soia e, pensando di aver bisogno di più proteine, aveva cominciato ad aggiungere vari derivati della soia alla sua dieta. Prese anche una notevole quantità di aminoacidi, ricchi di sodio e derivati dalla soia. Quando C. interruppe l'assunzione di soia e aminoacidi, per cominciare la Terapia Gerson completa, guarì a sua volta. Nei successivi quattro anni è rimasto in buona salute.

27.16. Sarcoma di Ewing

Nel giugno 1983, T.I., un bambino di 8 anni, venne portato alla Clinica Gerson in Messico, dall'Ungheria. Nel marzo 1992 gli era stato diagnosticato il sarcoma di Ewing, un mieloma endoteliale che forma tumori sulle ossa lunghe e per il quale i testi di medicina riservano poche speranze. In Ungheria il bambino era stato curato con la chemioterapia, ma il cancro si era diffuso dalle pelvi nel tessuto molle dell'addome. Quando arrivò all'ospedale, era pallido, magro e aveva perso metà dei capelli. Nonostante l'ambiente non familiare e l'ignoranza dell'inglese, il bambino dimostrò notevole disciplina e mangiò gli insoliti alimenti vegetariani privi di sale e i succhi crudi senza lamentarsi.

Una volta tornato in Ungheria, la madre riferì che, dopo soli tre mesi di terapia, il tumore di T.I. era sparito. Due anni dopo, ella ci mandò alcune fotografie del figlio: era diventato un bambino di 10 anni forte, maturo e dall'aspetto sano.

La sua guarigione era resa più spettacolare da un altro fattore. Prima di andare in Messico, T.I. era stato curato con la chemioterapia insieme ad altri sei bambini, tutti affetti da sarcoma di Ewing, nello stesso ospedale. T.I. sopravvisse ed era in buona salute, mentre gli altri sei erano morti. Le ultime notizie di lui sono state riferite dalla madre nel marzo 2006: il figlio aveva 20 anni e aveva sempre goduto di buona salute.

NOTE AL CAPITOLO 27:

280. Faguet, Guy B., MD, The War on Cancer: An Anatomy of Failure, Springer, New York, 2006.
281. Gerson, Charlotte, Healing Lymphoma the Gerson Way (Carmel: Cancer Research Wellness Institute, 2002), p. 18.
282. Ibid., p. 8.
283. Gerson, M., A Cancer Therapy, cit., caso #18, p. 313.
284. Taber's Cyclopedic Medical Dictionary, F. A. Davis Company, Philadelphia, 1993.
285. Comunicazione personale a Charlotte Gerson.
286. Lettera del paziente a Charlotte Gerson.
287. Nota 285, supra.
288. Ibid.
289. Ibid.
290. Nota 283 (Gerson), supra.
291. Gerson Healing Newsletter, vol. 13 (2), marzo/aprile 1998, pp. 5-6.

28. RICETTE

Come ultimo (ma non per questo meno importante), proponiamo una raccolta di ricette che aggiungerà varietà, piacere e salute ai pasti del metodo Gerson. Comunque, ci sono alcuni punti importanti da ricordare:

– Studiare e imparare le regole base per la preparazione del cibo descritte nel capitolo 12, "Preparare il cibo e i succhi: le regole fondamentali".
– Se siete pazienti Gerson che hanno cominciato da poco la terapia intensiva, dovete limitare la quantità di cibo secondo ciò che è scritto nelle ricette base di quel capitolo, per i primi tre mesi, astenendovi dai latticini per sei-dieci settimane.
– Dopo tre mesi potete introdurre dei cambiamenti, variando le insalate, i condimenti e le verdure.
– La "Zuppa speciale o zuppa di Ippocrate" e le patate al forno sono parti essenziali della dieta curativa e non devono essere omesse.

Se non siete malati ma desiderate migliorare la vostra salute e il vostro benessere passando allo stile di vita Gerson, potete ovviamente fare libero uso di queste ricette. Per favore, usate il metodo di cottura lento, a temperatura bassa, senza acqua o a minimo contenuto d'acqua descritto nel capitolo 12, in modo da preservare i preziosi nutrienti.

Nota per l'edizione italiana: il nostro paese è ricco di diversi tipi di foglie verdi commestibili e verdure che si trovano solo in certe zone. Le insalate locali che non sono qui nominate vanno bene per essere adoperate nei succhi. Molte varietà semplicemente non sono conosciute altrove.

Alcune di queste ricette includono sapori adatti più al gusto e alla tavola inglesi e americani che non a quelli italiani. Per questo motivo abbiamo aggiunto una piccola sezione con ricette fornite da una paziente italiana, Rosita M.

Ognuno potrà però adattare la propria cucina al metodo di cottura e ai cibi usati per la terapia Gerson.

In queste ricette, l'aceto balsamico biologico può essere sostituito da altri tipi di aceto.

28.1. Note Speciali

Pane: in questo capitolo non si trovano ricette per cucinare al forno pane o altre pietanze a base di farina. L'unico pane consentito – senza sale, biologico al 100% e di segale – si trova nei migliori negozi di alimentari, quindi non c'è bisogno di infornare il pane a casa. Ai pazienti sono consentite due piccole fette di pane al giorno, ma solo dopo un pasto completo Gerson consistente in insalata, zuppa e patate con verdure e frutta. Il pane non deve sostituire nessuno di questi alimenti.

Yogurt - Lo yogurt, quando è permesso, deve essere biologico certificato e senza grassi (o con un contenuto di grassi estremamente basso). Alcune ricette fanno riferimento a "yogurt compatto": esso si ottiene appendendo un po' di yogurt normale sopra il lavandino, tra vari strati di tela, o su un colino foderato di tela sopra una scodella, e lasciando scolare tutta la notte.

Dolcificanti - Gli unici dolcificanti consentiti sono:
– Zucchero di canna, disponibile in varie gradazioni di colore dal beige chiaro al marrone scuro.
– Miele biologico chiaro.
– Sciroppo biologico di acero.
– Melassa non solforata.
– Sucanat (noto anche come rapadura).

Nelle ricette, questi ingredienti sono indicati genericamente come "miele" o "zucchero".

Lavare frutta e verdura - La frutta e la verdura devono essere lavate prima dell'uso. Se l'acqua corrente nella vostra zona non è purificata, potete usare acqua depurata o distillata (ottenuta attraverso l'osmosi inversa) sia per sciacquare che per cucinare. Se l'acqua corrente contiene fluoro, per cucinare e per lavare la frutta e la verdura è consentita solo acqua distillata (per i purificatori, si veda il Capitolo 9, "Gli strumenti della Terapia Gerson"; riguardo il fluoro, si veda il Capitolo 5, "Il crollo delle difese corporee").

Cottura al forno - Quando si inforna, il forno dovrebbe sempre essere già riscaldato.

Tempo di cottura - Porzioni - Quando sono omessi il tempo di cottura o il numero di persone, è perché dipendono dalla misura degli ingredienti. Per esempio, se viene usata una patata grande, essa impiegherà più tempo a cuocere rispetto a una piccola. Inoltre, una o due patate grandi vanno bene per più persone rispetto allo stesso numero di patate piccole.

Zuppa speciale o zuppa di Ippocrate - Le espressioni "Zuppa speciale" o "di Ippocrate" sono due modi per indicare lo stesso alimento della dieta Gerson. In alcune ricette è chiamata "brodo di verdure". Per una descrizione dettagliata, si veda il Capitolo 12, "Preparare il cibo e i succhi: le regole fondamentali".

Buon appetito!

28.2. Ricette

Salse

- *Salsa di carote e aneto*
  Tempo di preparazione: 15 minuti
  Tempo di cottura: 30 minuti
  Per 4-8 porzioni
  – 500 g di carote ben lavate ma non sbucciate
  – 4 cucchiai di yogurt denso
  – 2 cucchiai di aneto fresco (o 2 cucchiaini di aneto essiccato), finemente tagliato
  – 1 cucchiaino d'olio di semi di lino
  – Succo di 1 limone piccolo

Cuocere le carote a fuoco lento fino a quando sono tenere. Scolare e lasciare raffreddare. Passare nel passaverdura. Aggiungere e mescolare bene lo yogurt denso, l'aneto, l'olio di semi di lino e il succo di limone. Raffreddare nel frigo. Servire come parte di una grande insalata o come salsa per accompagnare carote, zucchine e peperoni. Deliziosa anche con il pane.

- *Salsa al peperone arancione (o rosso)*
  Tempo di preparazione: 15 minuti
  Per 6 porzioni
  – 2 peperoni arancioni (o rossi)
  – 300 g di yogurt
  – 1/2 cucchiaino di salsa di pomodoro biologico

Togliere i semi e tagliare a dadini uno dei peperoni, quindi mescolare con yogurt e salsa di pomodoro. Tagliare a metà per il lungo l'altro peperone e rimuovere i semi. Mettere la salsa di yogurt in ciascuna metà del peperone. Riporre su un vassoio con fettine di carote, zucchine e sedano.

Antipasti

- *Antipasto Rémoulade di sedano rapa*
  Tempo di preparazione: 10 minuti
  Per 2-4 porzioni
  – Sedano rapa grattugiato
  – Radicchio
  – 2 o 3 varietà di foglie di lattuga
  – Cipolle verdi (o erba cipollina) tritate
  – Prezzemolo (o dragoncello)
  Condimento: aceto, acqua, miele, yogurt

Unire tutti gli ingredienti. Grattugiare il sedano rapa e aggiungere il condimento. Disporre le foglie di lattuga su un piatto e coprire con il sedano rapa. Spargere le cipolle verdi (o l'erba cipollina) tritate e il prezzemolo (o il dragoncello).

- *Antipasto di melanzana*
  Tempo di preparazione: 15 minuti
  Tempo di cottura: 50 minuti
  Per 2 porzioni
  - 1 melanzana
  - 1 cipolla piccola tritata
  - 1/2 cucchiaio di salsa di pomodoro biologica
  - Prezzemolo tritato
  - 1 spicchio di limone
  - Yogurt

Forare tutta la buccia della melanzana. Mettere quest'ultima direttamente sopra la griglia del forno (oppure usare una piccola teglia da forno), nella parte alta, e cuocere a 190 °C per circa 40 minuti, girandola dopo 20 minuti. Rimuovere dal forno e lasciare raffreddare. Una volta raffreddata, pelare, tagliare il peduncolo e tritare la polpa fino a ottenere un grossolano purè. Riscaldare un po' d'acqua in una piccola pentola e fare stufare la cipolla tritata a fuoco lento per circa 10 minuti o fino a che si ammorbidisce. Aggiungere la salsa di pomodoro e il purè di melanzana. Cuocere per altri 2 minuti a fuoco alto per eliminare l'eccesso di umidità. Levare dal fuoco e lasciare raffreddare completamente. Tritare un po' di prezzemolo e mischiare con il purè. Mettere su un fondo di lattuga. Guarnire con uno spicchio di limone e un po' di yogurt.

- *Antipasto al pompelmo*
  Tempo di preparazione: 15 minuti
  Per 2-3 porzioni
  - 1 pompelmo rosa
  - Sedano tritato
  - 1 peperone rosso privato dei semi
  - Radicchio (o foglie di lattuga rossa)
  - Rafano grattugiato (o foglie di menta tritate)

Tagliare il pompelmo a metà. Spremere una metà e tagliare l'altra a spicchi. Tritare un po' di sedano e il peperone rosso (cui sono stati asportati i semi). Preparare in un piatto uno strato di radicchio (o foglie di lattuga rossa). Mescolare il pompelmo, il sedano e il peperone e metterli sulla lattuga. Condire con il succo di pompelmo insaporito con un po' di rafano grattugiato (o foglie di menta tritata).
Variante: mettere gli spicchi di pompelmo sull'indivia e il crescione. Fare un condimento con lo yogurt e un po' di succo di pompelmo. Mescolare bene e servire subito.

Come fare gli spicchi di pompelmo - Tagliare orizzontalmente le estremità. Posizionare in piano il pompelmo e, con un coltello affilato, rimuovere la buccia e la membrana esteriore bianca, tagliando a fette verso il basso. Usando un contenitore per recuperare il succo, tagliare tra le membrane e la polpa ogni spicchio fino al centro, facendo attenzione a tenere la lama lontano da voi. Procedere intorno al pompelmo, facendo uscire delicatamente ogni spicchio.

- *Paté di topinambur*
  Tempo di preparazione: 20 minuti
  Tempo di cottura: 40 minuti
  Per 2 porzioni
- 500 g di topinambur
- 1 cucchiaio di yogurt
- 1-2 cucchiaini di succo di limone
- Prezzemolo tritato
- Olio di semi di lino

Spazzolare i topinambur. Arrostire in forno a 205 °C per 25 minuti (una buona idea sarebbe cuocerli con le patate al forno). Lasciare raffreddare e rimuovere la buccia. Mescolare o frullare (con il frullatore o il passaverdura) fino a rendere cremoso. Aggiungere yogurt, succo di limone, prezzemolo tritato e olio di semi di lino, e mescolare il tutto. Servire come antipasto o merenda con fette di pane tostato e una guarnizione di foglie di lattuga e pomodori ciliegino.

- *Antipasto di melone e mango*
  Tempo di preparazione: 15 minuti
  Per 2-4 porzioni
- Fette di melone
- Fette di mango
Condimenti: 1/2 cucchiaio di miele, 1 cucchiaio di olio di semi di lino, 2 cucchiai di succo di limone (o di cedro), foglie di menta

Tagliare a metà il melone e rimuovere la scorza. Affettare il melone e disporlo a ventaglio in un piatto poco profondo. Affettare il mango per il lungo e sbucciarlo, includendo la polpa attorno alla cavità. Tagliare la polpa del mango a fette e posizionare queste ultime tra le fette di melone nel piatto. Versare il condimento sul melone.

- *Antipasto di papaya e limette*
  Tempo di preparazione: 15 minuti
  Per 2 porzioni

- 2 papaie
- 2 cucchiai di miele
- Succo di 1 limetta
- 1 cedro per decorazione, tagliato a spicchi

Sbucciare le papaie e rimuovere i semi. Tagliare a fette (o a dadi). Mescolare il miele con il succo di cedro e versare sulle fette di papaia. Mescolare delicatamente e refrigerare. Servire freddo, decorando con fette sottili di cedro.

- *Antipasto di zucchine ripiene*
  Tempo di preparazione: 10 minuti
  Tempo di cottura: 5 minuti
  Per 2-4 porzioni
- 8 zucchine medie
- 1 cipolla grande tritata
- 1 peperone verde tritato
- 3 pomodori tritati
- 1 cucchiaino di prezzemolo tritato
- 1 spicchio d'aglio tritato
- Lattuga rossa
- 4-6 cucchiai di condimento

Condimento: 6 cucchiai di aceto di mele (o di succo di limone), 4 cucchiai d'acqua, erbe, olio di semi di lino

Cuocere le zucchine intere (per circa 5 minuti a fuoco molto lento) fino a metà cottura. Eliminare le estremità e tagliare ogni zucchina a metà nel senso della lunghezza. Levare i semi e tritare la polpa. Versare un po' di condimento sulla parte scavata delle zucchine e aggiungere un po' di cipolla tritata. Lasciare marinare mentre si prepara il ripieno. Prendere la cipolla rimasta e tritare i peperoni e i pomodori, aggiungere il prezzemolo e l'aglio tritati, e mescolare con la polpa delle zucchine tritata. Mescolare con il resto del condimento e riempire la parte scavata delle zucchine con tale preparato. Disporre su uno strato di lattuga rossa per servire.

- *Antipasto di yogurt e sorbetto di albicocca*
  Tempo di congelamento: 2-3 ore
  Tempo di preparazione: 15 minuti
  Tempo di cottura: 40 minuti
  Per 2-4 porzioni
- 240 g di albicocche essiccate
- 600 ml d'acqua

- 300 g di yogurt
- 2 cucchiai di miele

Mettere le albicocche e un po' d'acqua in una pentola e portare a ebollizione. Coprire e far bollire a fuoco lento per 30-40 minuti, o fino a che diventano morbide. Aggiungere il resto dell'acqua fino a che il contenuto di liquido raggiunge i 450 ml. Lasciare raffreddare. Versare le albicocche e il liquido in un frullatore e frullare fino a che si amalgamano bene. Aggiungere lo yogurt e il miele ma non frullare questi ultimi. Trasferire in un contenitore da freezer e congelare. Usare una paletta da gelato per servire una o due porzioni in una ciotola. Servire immediatamente.

Condimenti

- *Ghanoush babà (condimento alla melanzana e limone)*
  Tempo di preparazione: 10 minuti
  Tempo di cottura: 1 ora
  Per 3-4 porzioni
- 1 melanzana grande
- 1 o 2 spicchi d'aglio
- 2 cucchiai di succo di limone
- 1 cucchiaio di prezzemolo tritato

Cuocere nel forno la melanzana per 1 ora a 175-205 °C. Appena si è raffreddata abbastanza, sbucciarla, asciugare l'eccesso di liquido e spremerla delicatamente. Frullare e mescolare con l'aglio fino a che diventa abbastanza omogeneo e aggiungere succo di limone e prezzemolo. Mescolare bene. Servire con spicchi di limone. È ottimo con verdure crude, come condimento o come salsa.
Variante - Mescolare con lo yogurt.

- *Condimento base di insalata*
  Tempo di preparazione: 7 minuti
  Per 2 porzioni
- 2 cucchiai di succo di limone (o aceto di mele)
- 2 cucchiai d'acqua
- 1 presa di zucchero (facoltativo)

Mescolare insieme e mettere in un contenitore con uno qualsiasi dei seguenti ingredienti: dragoncello (spingere dentro dalla parte del peduncolo); scalogno (o cipolle verdi) finemente tritato; 2 spicchi d'aglio pelati e schiacciati; una foglia fresca di alloro; citronella (per un aroma al limone)

• *Condimento per verdure*
 Tempo di preparazione: 5 minuti
 Per 2 porzioni
 – 2 cucchiai di succo di limone (o aceto di mele)
 – 2 cucchiai d'acqua
 – presa di zucchero (facoltativa)
 – 1 yogurt

Mescolare il succo di limone (o l'aceto di mele), l'acqua e lo zucchero (se usato). Mischiarlo con lo yogurt e sbattere bene.

• *Condimento all'olio di semi di lino e succo di limone*
 Tempo di preparazione: 5 minuti
 Per 2 porzioni
 – 1 cucchiaio d'olio di semi di lino
 – 1/2 cucchiaio di succo di limone (usare un rapporto di 2/3 d'olio di semi di lino per 1/3 di succo di limone)
 – Aglio
 – Erbe fresche
 – Un po' di succo d'arancia

Unire tutti gli ingredienti in un recipiente e rimestare vigorosamente. Versare sull'insalata e servire immediatamente.

• *Condimento all'aglio e alla cipolla verde*
 Tempo di preparazione: 5 minuti
 Per 1 porzione
 – 1 cucchiaio di olio di semi di lino
 – 1/2 cucchiaio di succo di limone (o aceto di mele)
 – 1 spicchio d'aglio schiacciato
 – 1 cipolla verde tritata
 – Prezzemolo fresco
 – Erba cipollina
 – Aneto
 – Finocchio
 – Un po' di menta

Mescolare l'olio di semi di lino con il succo di limone (o l'aceto di mele). Schiacciare l'aglio e aggiungerlo. Tritare la cipolla verde, il prezzemolo e l'erba cipollina e aggiungere, insieme all'aneto, il finocchio e la menta. Tritare anche questo e versarlo sull'insalata. Servire immediatamente o mettere in un recipiente e lasciare che gli ospiti si servano.

Variante - Se non si dispone di erba fresca, usare una presa abbondante di erbe essiccate.

- *Condimento base*
  Tempo di preparazione: 5 minuti
  Per 6 porzioni
- 500 ml di aceto di mele
- 1 cucchiaino di zucchero
- 150 ml di acqua

Mescolare tutti gli ingredienti.

Variante - Aggiungere qualcuna, o tutte, tra le seguenti erbe, lasciandole in infusione: dragoncello; scalogno o cipolle primaverili, finemente tritate; 2 spicchi d'aglio, pelati e schiacciati con il dorso di un coltello; 1 foglia fresca di alloro.

- *Vinaigrette d'arancia*
  Tempo di preparazione: 6 minuti
  Per 1 porzione
- 1 spicchio d'aglio tritato
- 2 cucchiai di prezzemolo fresco tritato
- 2 cucchiai di aceto di mele
- 1 cucchiaino di zucchero
- 4 cucchiai di succo d'arancia
- 1 cucchiaio d'olio di semi di lino

Tritare l'aglio e il prezzemolo, e aggiungere all'aceto, allo zucchero, al succo d'arancia e all'olio di semi di lino.

- *Condimento di yogurt, aglio e miele*
  Tempo di preparazione: 6 minuti
  Per 2 porzioni
- 170 g di yogurt
- 1 spicchio d'aglio tritato
- 1 cucchiaino di miele
- Crescione

Mescolare gli ingredienti, agitare leggermente e servire immediatamente. Guarnire con il crescione.

- *Condimento di yogurt, erbe e aceto*
  Tempo di preparazione: 4 minuti
- – Aceto di mele
- – Un po' d'acqua
- – Miele
- – Yogurt
- – Prezzemolo
- – Dragoncello

Mescolare tutti gli ingredienti.

- *Condimento di yogurt, cipolla e aceto di mele*
  Tempo di preparazione: 4 minuti
- – Yogurt
- – Aceto di mele
- – Cipolla tritata

Mescolare tutto insieme e servire con un'insalata verde.

Insalate

- *Insalata di mele e carote*
  Tempo di preparazione: 15 minuti
  Per 2 porzioni
- – 1 mela piccola fresca croccante, grattugiata
- – 1 carota grande, grattugiata
- – 1 cipolla verde, tritata
- – 1 ravanello affettato
- – Succo di mela
- – Menta

Grattugiare la mela e la carota in un piatto e aggiungere una cipolla verde tritata e il radicchio affettato. Versare un po' di succo di mela e una presa di menta. Servire su un fondo di foglie di insalata mista, come per esempio radicchio, crescione o prezzemolo.

- *Insalata di barbabietola e crescione*
  Tempo di preparazione: 5 minuti
- – Barbabietola cotta, tritata
- – Olio di semi di lino
- – Crescione

Tritare la barbabietola cotta e condire con un po' d'olio di semi di lino. Servire con il crescione.

- **Insalata di barbabietole alla Yolanda**
  Tempo di preparazione: 20 minuti
  – Barbabietole cotte, tagliate a cubetti
  – Carote tagliate a dadini
  – Sedano tagliato a dadini
  – Mele tagliate a dadini
  – Prezzemolo
  Condimento: yogurt; succo di limone; olio di semi di lino

Tagliare a dadini le barbabietole, le carote, il sedano e le mele e versarli in un recipiente. Preparare il condimento e mescolarlo con le verdure. Infine aggiungere il prezzemolo.

- **Barbabietola Termidoro**
  Tempo di preparazione: 6 minuti
  – Barbabietole cotte
  Condimento: yogurt; succo di limone; rafano grattugiato

Tagliare a dadini le barbabietole cotte, metterle in un recipiente e aggiungere il condimento.

- **Insalata di carote**
  Tempo di preparazione: 15 minuti
  Per 2-4 porzioni
  – 240 g di carote grattugiate
  – 1 mela media fresca e croccante, tagliata in quattro parti, privata del torsolo e grattugiata
  – 150 g di yogurt
  – Succo di 1 arancia grande

Grattugiare le carote dentro un recipiente. Tagliare la mela in quattro parti, rimuovere il torsolo, poi grattugiare nel recipiente e mescolare assieme con le carote. Mescolare lo yogurt con il succo d'arancia e aggiungerlo all'insalata.
Variante - È anche possibile aggiungere uvetta tenuta in ammollo (tutta la notte in acqua fredda, oppure versarvi sopra acqua bollente e lasciare riposare per un paio di ore fino a quando aumenta di volume) o uva sultanina.

• *Insalata di carote e arance con datteri freschi*
  Tempo di preparazione: 15 minuti
  Per 2 porzioni
– 1 carota grande, tagliata a striscioline
– 1 arancia a spicchi
– Un po' di datteri freschi, tagliati
– Fiocchi d'avena tostati
Condimento: succo di limone (o di limetta); olio di semi di lino

Tagliare le carote a striscioline. Tagliare a spicchi l'arancia e mischiare con le carote. Tritare i datteri e aggiungerli. Aggiungere il condimento e guarnire con fiocchi d'avena.

• *Insalata di carote e uvetta*
  Tempo di preparazione: 10 minuti (senza contare l'ammollo)
  Per 2 porzioni
– 3 carote grandi grattugiate
– 60 g di uvetta tenuta in ammollo
– Lattuga
– 2 cucchiaini di prezzemolo tritato
Condimento: 1 spicchio d'aglio tritato; olio di semi di lino; aceto di mele; 1/2 cucchiaino di miele; 2 cucchiaini di succo di limone

Mescolare le carote crude grattugiate con l'uvetta precedentemente tenuta in ammollo (tutta la notte in acqua fredda oppure versarvi sopra acqua bollente e lasciare riposare per un paio di ore, fino a quando aumenta di volume). Aggiungere il condimento e servire sulla lattuga guarnita con il prezzemolo tritato.

• *Insalata di carote, mele e cipolla*
  Tempo di preparazione: 15 minuti
  Per 2 porzioni
– 350 g di carote tagliuzzate
– 240 g di mele tagliuzzate
– 1 cipolla media tagliuzzata
– 300 g di yogurt
– Succo di mezzo limone

Tagliuzzare le carote, le mele e la cipolla. Unire con lo yogurt e il succo di limone. Servire con insalata verde mista.

- *Insalata di sedano*
  Tempo di preparazione: 10 minuti
  Per 2 porzioni
- 2 gambi di sedano tritati
- 2 mele piccole fresche e croccanti, tagliate
- 1/4 di peperone rosso medio, tagliato a fette sottili
- Foglie di lattuga mista
Condimento: aceto di mele; olio di semi di lino; 1 cucchiaino di miele

Tritare il sedano e le mele e metterli in un recipiente grande. Aggiungere il pepero-ne rosso tagliato a fette sottili. Aggiungere il condimento. Fare una base di insalata sul piatto con le foglie di lattuga mista e mettervi sopra l'insalata condita.

- *Pomodori ciliegino e salsa di crescione*
  Tempo di preparazione: 15 minuti
  Per 2-4 porzioni
- Pomodori ciliegino (rossi e gialli) tagliati a metà
- Crescione
- Erba cipollina fresca (o cipolle verdi) finemente tritata
- Erbe finemente tritate

Tagliare a metà i pomodori ciliegino e metterli in un recipiente. Cuocere a vapore il crescione con acqua bollente per 10 secondi, sciacquare bene in acqua fredda e asciugare. Tagliare via le parti dure del gambo e affettare o strappare le foglie e i gambi restanti in piccoli pezzi. Aggiungere ai pomodori ciliegino. Aggiungere l'erba cipollina (o le cipolle verdi) finemente tritata e le erbe. Infine mescolare.

- *Insalata di indivia belga e arancia*
  Tempo di preparazione: 15 minuti
  Per 2-4 porzioni
- 500 g di cime di indivia belga spuntate e affettate
- 2 arance grandi, sbucciate e tagliate a fette
- 1 cipolla verde media, spuntata e tritata
- Succo di 1/2 limone
- 1 cucchiaio di olio di semi di lino
- 1 cucchiaino di miele

Spuntare l'indivia belga e tagliarla a fette di circa 1,5 cm. Trasformare queste ultime in anelli. Sbucciare le arance rimuovendo la pellicola bianca e tagliarle a cerchi. Mettere l'indivia in un recipiente e sopra di essa, ai bordi, un anello di cerchi di arance, lasciando il centro vuoto. Spuntare e tritare la cipolla verde, spargendola poi al centro. Mescolare il succo di limone, l'olio di semi di lino e il miele, e versare sull'insalata. Lasciare riposare per qualche minuto prima di servire, al fine di amalgamare bene i sapori.

- *Insalata di cavolo bianco*
  Tempo di preparazione: 15 minuti (senza contare l'ammollo)
  – Uvetta tenuta in ammollo
  – Cavolo bianco tagliuzzato
  – Mele tagliuzzate
  – Sedano finemente tritato
  – Cipolla finemente tritata
  Condimento: yogurt; succo di limone; olio di semi di lino

Mettere in ammollo l'uvetta (tutta la notte in acqua fredda, oppure versarvi sopra acqua bollente e lasciare riposare per un paio di ore, fino a quando aumenta di volume). Tagliuzzare finemente il cavolo bianco e la mela. Tritare finemente il sedano e la cipolla. Mettere tutto in un recipiente e aggiungere l'uvetta. Aggiungere il condimento.

- *Insalata mista*
  Tempo di preparazione: 15 minuti
  Per 2 porzioni
  – Zucchine grattugiate
  – Barbabietola grattugiata
  – Mela grattugiata
  – Lattuga
  – Pomodoro
  – Arancia
  Condimento: uguali quantità di aceto di mele e di acqua; miele (o sciroppo di acero); aglio; succo di limone (o di arancia)

Grattugiare le zucchine, la barbabietola e la mela. Aggiungere il condimento e mescolare, o sistemare tutti gli ingredienti in mucchietti sparsi su un fondo di lattuga. Decorare con fette di pomodoro e arancia.

- *Insalata di cavolo*
  Tempo di preparazione: 15 minuti (senza contare l'ammollo)
  Per 2 porzioni

- 60 g di uvetta tenuta in ammollo
- 120 g ciascuno di cavolo bianco, rosso e verde, finemente tagliuzzati
- 120 g di carote grattugiate
- 1 cipolla media tagliata a fette sottili
- 1 mela piccola fresca e croccante, tritata
- Crescione

Condimento: 150 g di yogurt; un po' di olio di semi di lino; 1 spicchio d'aglio tritato

Mettere in ammollo l'uvetta (tutta la notte in acqua fredda, oppure versarvi sopra acqua bollente e lasciare riposare per un paio di ore fino a quando aumenta di volume). Tagliuzzare finemente il cavolo e grattugiare la carota.

Mettere entrambi in un recipiente con l'uvetta, la cipolla tagliata a fette sottili e la mela tritata. Mescolare bene gli ingredienti del condimento e versare sull'insalata prima di servirla, mescolando leggermente.

Guarnire con il crescione.

- *Insalata invernale*
  Tempo di preparazione: 20 minuti
  Per 4-6 porzioni
- 3 mele private del torsolo e tagliate a fette grandi
- Succo di limone
- 1/4 di cavolo rosso medio, privato del centro e tagliuzzato
- 1 carota media, sbucciata e grattugiata
- 1/2 peperone rosso medio, privato dei semi e tritato
- 2 gambi di sedano affettati
- 1/2 cipolla rossa sbucciata e tritata
- Crescione

Levare il torsolo e tagliare grossolanamente le mele. Mescolarle col succo di limone in un piccolo recipiente. Pulire e tagliuzzare finemente il cavolo rosso. Sbucciare e grattugiare la carota (questo è l'unico momento in cui è possibile sbucciare le carote. Se si grattugiano con la buccia, tendono a scurirsi). Pulire e tritare il peperone rosso. Affettare il sedano. Sbucciare e tritare la cipolla rossa. Mettere tutti i suddetti ingredienti in un contenitore grande. Guarnire con il crescione.

Variante - Servire con formaggio fresco morbido (senza sale e scremato, o senza grassi) e il vostro condimento preferito.

- *Insalata croccante*
  Tempo di preparazione: 15 minuti (senza contare l'ammollo)
  Per 4-6 porzioni

- 60 g di albicocche essiccate, tenute in ammollo e tritate
- 90 g di uvetta tenuta in ammollo
- 500 g di cavolo bianco finemente tritato
- 1 peperone verde tritato
- 1 peperone rosso (oppure mezza manciata di ravanelli) tritato
- Crescione

Condimento: 180 g di yogurt; 1 spicchio d'aglio tritato; 1 cucchiaino di miele

Mettere in ammollo le albicocche e l'uvetta (tutta la notte in acqua fredda, oppure versarvi sopra acqua bollente e lasciare riposare per un paio di ore, fino a quando aumentano di volume). Tagliuzzare finemente il cavolo bianco.
Affettare il peperone (o i ravanelli). Mettere in un recipiente assieme all'uvetta e alle albicocche tritate. Mescolare bene. Mescolare il condimento e versare sull'insalata. Amalgamare delicatamente.
Guarnire con il crescione e servire.

• *Insalata di indivia e arancia*
  Tempo di preparazione: 15 minuti
  Per 2 porzioni
- 1 piccola cima di indivia tritata
- 1 peperone rosso pulito e tagliato a strisce
- 2 arance sbucciate
- 2 pomodori
- 1 cucchiaio di erbe tritate

Condimento: succo di 2 arance; 150 g di yogurt; 1 cucchiaino di miele

Tritare l'indivia e metterla in un recipiente. Pulire il peperone, tagliarlo a strisce sottili e aggiungerlo nel recipiente. Sbucciare le arance, rimuovendo anche l'interno della buccia. Tagliarle a spicchi e mettere questi ultimi nel recipiente con i pomodori. Fare il condimento e unirlo all'insalata. Aggiungere le erbe tritate.

• *Macedonia invernale*
  Tempo di preparazione: 15 minuti (senza contare l'ammollo)
  Per 2-4 porzioni
- 60 g di uvetta tenuta in ammollo
- 60 g di fichi secchi tenuti in ammollo
- 60 g di albicocche essiccate, tenute in ammollo
- 1/2 cavolo bianco tagliato finemente
- 2 carote grattugiate grossolanamente
- 2 mele rosse grattugiate grossolanamente
- 8 cucchiai di yogurt

266

- 1 limone
- Prezzemolo tritato

Mettere in ammollo l'uvetta, i fichi e le albicocche (tutta la notte in acqua fredda, oppure versarvi sopra acqua bollente e lasciare riposare per un paio di ore, fino a quando aumentano di volume). Tagliuzzare finemente il cavolo. Grattugiare le carote e le mele grossolanamente (spruzzare sulle mele il succo di limone, per evitare che si anneriscano). Mettere i suddetti ingredienti in un recipiente. Unire lo yogurt, il succo di limone e il prezzemolo tritato in un bricco e versare sull'insalata. Amalgamare bene.

- *Insalata di cavolo alla Gerson*
  Tempo di preparazione: 15 minuti
  Per 2-4 porzioni
- Cipolla affettata o tritata
- Cavolo bianco grattugiato o affettato
- Carote grattugiate
Condimento: 2 cucchiai di succo di limone; 2 cucchiai di acqua; zucchero (facoltativo); yogurt; formaggio fresco morbido (senza sale e scremato o senza grassi)

Affettare o tritare la cipolla. Grattugiare o affettare il cavolo bianco. Grattugiare la carota. Mescolare bene. Per il condimento, mescolare il succo di limone con l'acqua (aggiungere lo zucchero, se lo si usa). Unire lo yogurt con il formaggio morbido e sbattere bene per rimuovere i grumi. Poi aggiungere la miscela di succo di limone e acqua. Mescolare bene e versare sull'insalata.

- *Insalata di zucchine gratinate con limette*
  Tempo di preparazione: 15 minuti
  Per 2-4 porzioni
- 500 g di zucchine tagliate fine
- Succo di una limetta (o 1 limone)
- 1 peperone rosso tagliuzzato
- 1 spicchio d'aglio schiacciato
- Lattuga

Tagliare finemente le zucchine. Mescolare con il succo di cedro (o di limone) e il peperone tagliato. Aggiungere l'aglio schiacciato. Lasciare che i sapori si amalghino prima di servire su di un fondo di lattuga.

- *Insalata ungherese di pomodoro*
  Tempo di preparazione: 15 minuti

267

– Pomodori interi pelati
– Lattuga
– Erba cipollina tritata
Condimento: yogurt; succo di limone; olio di semi di lino; rafano grattugiato

Pelare i pomodori immergendoli in acqua bollente per un minuto. Preparare il condimento. Mettere i pomodori interi, senza buccia, sulle foglie di lattuga e coprire col condimento. Guarnire con erba cipollina tritata.

• *Insalata gigante*
  Tempo di preparazione: 20 minuti (senza contare l'ammollo)
  Per 4-6 porzioni
– Foglie di lattuga mista tritata
– Insalata verde tagliata

  Qualsiasi, o tutti, tra i seguenti ingredienti:
– Pomodoro tritato
– Peperone verde (o rosso) tritato
– Cipolle verdi tagliate a fette sottili
– Carota grattugiata finemente
– Barbabietola grattugiata finemente
– Radicchio tagliato a fette sottili
– Finocchio tagliato a fette sottili
– Chicchi d'uva tagliati a metà
– Succo di limone
– Olio di semi di lino
– Aneto essiccato
– Uvetta tenuta in ammollo

Preparare gradualmente l'insalata, cominciando dalla lattuga tagliata e le verdure verdi. Aggiungere qualsiasi o tutti gli ingredienti della precedente lista. Mettere in ammollo l'uvetta (tutta la notte in acqua fredda, oppure versarvi sopra acqua bollente e lasciare riposare per un paio di ore, fino a quando aumenta di volume). Aggiungerla all'insalata. Grattugiare la carota e/o la barbabietola e metterle a lato dell'insalata (se si mettono sopra, tendono a "soffocare" l'insalata). Versare il succo di limone e l'olio di semi di lino. Spargere l'aneto. Servire con riso e patate al forno o lesse affettate.

• *Insalata di mela e sedano, alla menta*
  Tempo di preparazione: 15 minuti (senza contare l'ammollo)
  Per 2 porzioni

- 1 mela rossa pulita e tagliata
- Aceto di mele
- 1 gambo di sedano tagliato
- Uvetta tenuta in ammollo
- Foglie di menta
- Lattuga

Sbucciare la mela e levarle il torsolo, quindi tagliarla a pezzetti. Aggiungere un po'
di aceto di mele (diluito con acqua, se si desidera). Tagliare il sedano e aggiungerlo, con l'uvetta tenuta in ammollo (tutta la notte in acqua fredda, oppure versarvi
sopra acqua bollente e lasciare riposare per un paio di ore, fino a quando aumenta
di volume), alla mela e all'aceto di mele. Prendere le foglie di menta e farle a pez-
zettini. Aggiungere al piatto e servire su un fondo di lattuga (lasciare riposare per
un po' prima di servire, in modo da far amalgamare gli aromi).
Variante - È possibile mescolare lo yogurt con l'aceto di mele, per realizzare un condimento.

• *Insalata di ravanello, mele e sedano*
  Tempo di preparazione: 15 minuti (senza contare l'ammollo)
  Per 2 porzioni
- Ravanelli tagliati
- Mele verdi tagliate
- Sedano tagliato
- Uvetta tenuta in ammollo
- Lattuga
Condimento: 1 cucchiaio di aceto di mele; 1 cucchiaio di acqua; 1 cucchiaino di zuc-
chero (o miele); 1 o 2 spicchi d'aglio; aneto tritato; yogurt

Tagliare il ravanello, le mele verdi e il sedano in piccoli pezzi. Mettere in ammollo l'uvetta (tutta la notte in acqua fredda, oppure versarvi sopra acqua bollente e lasciare riposare per un paio di ore, fino a quando aumenta di volume) e aggiungerla.
Per il condimento, mescolare l'aceto di mele, l'acqua, lo zucchero (o il miele), l'aglio e l'a-
neto. Aggiungere lo yogurt quanto basta per rendere cremoso il condimento. Versare sul-
l'insalata e servire su un fondo di lattuga (incluso il radicchio o la foglia rossa, se disponibile).
Varianti - Usare altre erbe invece dell'aneto, omettere lo yogurt o aggiungere un po'
di olio di semi di lino.

• *Insalata di riso*
  Tempo di preparazione: 15 minuti
  Per 2 porzioni

– Peperone verde tagliato
– Peperone rosso tagliato
– Pomodoro tagliato
– 220 g di riso integrale cotto
Condimento: 1 cucchiaio di olio di semi di lino; 1 cucchiaio di aceto di mele; 1 spicchio d'aglio; zucchero

Tagliare i peperoni e il pomodoro. Preparare il condimento, mescolare bene e aggiungere i peperoni tagliati e il pomodoro. Versare sul riso. Servire con un'insalata verde mista.

• *Condimento di yogurt e lattuga romana*
  Tempo di preparazione: 10 minuti
– Lattuga romana
– Erba cipollina tagliata
Condimento: yogurt; zucchero; succo di limone; aglio schiacciato

Tagliare la lattuga a fette grandi. Versare il condimento e spargere l'erba cipollina tritata.

• *Insalata kebab*
  Tempo di preparazione: 15 minuti
– Pomodori tagliati a fette sottili
– Zucchine tagliate a fette sottili
– Ravanelli interi tagliati a fette sottili
– Cuori di lattuga tagliati a fette sottili
– Carote tagliate a fette sottili
Condimento: succo di limone; yogurt; olio di semi di lino; erbe (menta, aneto o prezzemolo)

Infilare in spiedini di legno fettine di pomodori, zucchine, ravanelli interi, cuori di lattuga e carote crude. Immergere nel condimento prima di servire.

• *Insalata Loretta*
  Tempo di preparazione: 10 minuti
– Barbabietola cotta tagliata a fette sottili
– Gambi di sedano tagliati a fette sottili
– Lattuga
Condimento: olio di semi di lino; succo di limone
Tagliare a fette sottili la barbabietola e il sedano e mescolare con la lattuga. Aggiungere il condimento.

- **Insalata spagnola**
  Tempo di preparazione: 15 minuti
  Per 2 porzioni
  – Cipolle tagliate a fette sottili
  – 1 spicchio d'aglio
  – Peperoni rossi, puliti e tagliati
  – Pomodori tagliati
  – Prezzemolo tritato
  Condimento: olio di semi di lino; 1 cucchiaio di aceto di mele; 1 cucchiaio di acqua
  zucchero (facoltativo)

Tagliare a fette sottili le cipolle e metterle in un recipiente precedentemente sfrega-
to con uno spicchio d'aglio. Pulire e tagliare i peperoni rossi e metterli sulle cipolle. Aggiungere uno strato di fette di pomodoro. Schiacciare l'aglio e spargerlo sopra.
Versare il condimento aggiungendo una presa di prezzemolo.

- **Insalata di pomodori e zucchine**
  Tempo di preparazione: 15 minuti
  Per 2 porzioni
  – Pomodoro tagliato
  – Zucchine tagliate
  – Cipolla verde affettata
  – Barbabietola
  – Lattuga
  Condimento: olio di semi di lino; yogurt; succo di limone

Tagliare a pezzetti il pomodoro e le zucchine. Aggiungere la cipolla verde sbucciata. Grattugiare finemente la barbabietola cruda (o tagliare a cubetti una bietola
cotta) e mescolare all'insalata. Disporre su un fondo di lattuga e versarvi sopra il
condimento.

- **Insalata di pomodoro**
  Tempo di preparazione: 15 minuti
  Per 2 porzioni
  – Pomodori a fette
  – Cipolla tagliata
  – 1 cucchiaio di aceto di mele
  – 1 cucchiaio di acqua
  – Zucchero (facoltativo)
  – Prezzemolo tritato
  – Erba cipollina

Tagliare i pomodori a fette e distenderli su un piatto piano. Tagliare la cipolla ad anelli e mettere questi ultimi sopra i pomodori.

Mescolare l'aceto di mele con l'acqua (e lo zucchero, se lo si usa). Versare sui pomodori e spargere prezzemolo tritato ed erba cipollina.

- *Insalata di zucchine*
  Tempo di preparazione: 10 minuti
  Per 2-4 porzioni
- – 3 zucchine grandi tagliate nel senso della lunghezza
- – 500 g di pomodori tagliati in 4 parti
- – 6 cipolle verdi tagliate a fette sottili
Condimento: 2 cucchiai di aceto di mele; 1 pizzico di zucchero; 2 cucchiai di olio di semi di lino; prezzemolo fresco tritato

Usando un pelapatate, tagliare le zucchine nel senso della lunghezza a striscioline, in modo che queste ultime includano anche la buccia verde.

Mettere in un recipiente. Tagliare in 4 parti i pomodori e le cipolle a fette sottili. Aggiungere al recipiente. Versare e mescolare il condimento prima di servire.

Zuppe

- *Zuppa di mela e finocchio*
  Tempo di preparazione: 15 minuti
  Tempo di cottura: 30-45 minuti
  Per 4 porzioni
- – 500 g di patate sbucciate e tagliate a dadini
- – 2 finocchi spuntati e tagliati
- – 2 porri affettati
- – 2 mele asprigne private del torsolo e tagliate
- – 1 cucchiaino di zucchero (facoltativo)
- – 1 mela da torta

Sbucciare e tagliare a dadini le patate, ripulire e tagliare i finocchi, tagliare i porri, tagliare in piccoli pezzi e levare il torsolo alle mele. Mettere questi ingredienti in una pentola e coprire con acqua.

Portare a ebollizione, abbassare il fuoco e lasciare sobbollire fino a cuocere le patate e il finocchio. Frullare (con il frullatore o il passaverdura).

Aggiungere a questa zuppa le mele tagliate. Servire immediatamente.

Variante - Omettere le mele, se lo si desidera.

- *Zuppa di Argyll*
  Tempo di preparazione: 10 minuti
  Tempo di cottura: 45 minuti
  Per 4 porzioni
  – 2 carote grandi affettate
  – 2 cipolle grandi tritate
  – 4 gambi di sedano affettati
  – 500 g di patate sbucciate e tagliate
  – 2 spicchi d'aglio schiacciati
  – Prezzemolo

Affettare le carote e il sedano, e tagliare le cipolle a fette grandi. Sbucciare e tagliare le patate, e schiacciare l'aglio. Mettere tutto in una pentola grande e coprire con acqua. Portare a ebollizione. Abbassare il fuoco e lasciare sobbollire per 45 minuti. Frullare (con il frullatore o il passaverdura). Guarnire con il prezzemolo e servire immediatamente.

- *Zuppa della fiamma d'autunno*
  Tempo di preparazione: 15 minuti
  Tempo di cottura: 25 minuti
  Per 4 porzioni
  – 1 cipolla grande tritata
  – 3 spicchi d'aglio grandi schiacciati
  – 500 g di zucca affettata
  – 4 peperoni rossi grandi, privati dei semi e tagliati
  – 500 g di pomodori tagliati
  – Timo
  – Erbe verdi fresche (2 piccole foglie d'alloro, prezzemolo fresco)

Tritare la cipolla e schiacciare l'aglio. Sbucciare e tagliare la zucca a piccoli pezzi. Svuotare i peperoni dei semi e tagliare a piccoli pezzi. Mettere tutto in una pentola e coprire d'acqua. Portare a bollitura. Abbassare il calore e aggiungere i pomodori tagliati, il timo e le foglie d'alloro. Lasciar sobbollire per non oltre 20 minuti. Frullare (con un frullatore elettrico o un passaverdura). Servire immediatamente, guarnito con erbe verdi fresche di vostra scelta.

- *Zuppa di barbabietole*
  Tempo di preparazione: 15 minuti
  Tempo di cottura: 1 ora
  Per 4 porzioni
  – 2 barbabietole medie, tagliate e non sbucciate
  – 1 cipolla grande, sbucciata e tritata

- 1 carota media, tagliata e non sbucciata
- 2 pomodori grandi, tagliati e non sbucciati
- Foglie di cavolo rosso tritate
- 1 foglia d'alloro
- Acqua
- 1 cucchiaio di aceto di mele
- Succo di 1/2 limone
- Erbe
- Yogurt
- Prezzemolo

Tagliare le barbabietole, la cipolla, la carota e i pomodori, senza sbucciare niente (eccezion fatta per la cipolla!). Mettere in una pentola capiente. Aggiungere le foglie di cavolo e la foglia di alloro tritate. Coprire d'acqua e aggiungere l'aceto di mele, il succo di limone e le erbe. Portare a bollitura, quindi abbassare il calore e lasciare sobbollire per circa 1 ora. Una volta cotto, frullare (con frullatore elettrico o con passaverdura), servire con un po' di yogurt e guarnire con prezzemolo.

• *Zuppa di cavolo*
  Tempo di preparazione: 10 minuti
  Tempo di cottura: 40 minuti
  Per 2-4 porzioni
- 1 piccolo cavolo verde (o bianco) tagliato a pezzi grossi
- 2 porri tagliati a pezzi grossi
- 2 patate sbucciate e tagliate a pezzi grossi
- 2 cipolle tagliate a pezzi grossi
- 2 gambi di sedano tagliati a pezzi grossi
- 1 spicchio d'aglio
- Yogurt
- Prezzemolo tritato

Tagliare a pezzi grossi le verdure. Mettere in una pentola e coprire d'acqua. Portare a bollitura, abbassare il fuoco e lasciare sobbollire fino a quando le verdure sono morbide. Frullare (con frullatore elettrico o passaverdura). Servire caldo con un po' di yogurt e guarnito con prezzemolo tritato.

• *Zuppa di cimette di broccoli*
  Tempo di preparazione: 15 minuti
  Tempo di cottura: 35 minuti
  Per 2-4 porzioni

- 1 cipolla media sbucciata e tritata
- 180 g di patate sbucciate e tagliate
- 500 g di broccoli spuntati e tagliati
- Foglia di alloro
- Yogurt

Sbucciare e tagliare cipolla e patate. Spuntare i broccoli e tagliarne le cimette. Mettere da parte un po' di cimette e disporre le restanti in una pentola con la cipolla, le patate e la foglia d'alloro tagliate. Coprire d'acqua. Portare a bollitura e lasciare sobbollire per 20 minuti. Aggiungere le altre cimette e lasciare sobbollire per altri 10 minuti. Rimuovere la foglia d'alloro. Levare le cimette intere dalla zuppa e metterle in un piatto caldo. Passare il resto della zuppa nel passaverdura. Aggiungere le altre cimette cotte. Riscaldare nuovamente a fuoco lento la zuppa. Servire immediatamente con un po' di yogurt.

- *Zuppa di carota e arance*
  Tempo di preparazione: 10 minuti
  Tempo di cottura: 40 minuti
  Per 2-4 porzioni
- 500 g di carote tagliate
- 250 g di cipolle tritate
- 250 g di patate sbucciate e tagliate
- Succo di 1 arancia
- Una presa di timo

Tagliuzzare le verdure e metterle in una pentola con il succo d'arancia e il timo, e coprire con acqua. Portare a bollitura, quindi lasciare sobbollire fino a che le verdure sono morbide. Frullare (con frullatore elettrico o con passaverdura).

- *Zuppa di cavolfiore*
  Tempo di preparazione: 10 minuti
  Tempo di cottura: 40 minuti
  Per 2-4 porzioni
- 1 cavolfiore grande
- 1 cipolla tritata
- 1 gambo di sedano affettato
- 300 g di yogurt
- Prezzemolo tritato

Spuntare il cavolfiore e dividerlo in parti piccole. Tritare la cipolla e affettare il sedano. Mettere in una pentola e coprire d'acqua. Portare a bollitura, abbassare il fuoco e lasciare sobbollire per 30 minuti. Frullare (con frullatore elettrico o passaverdura). Mescolare con lo yogurt. Riscaldare nuovamente a fuoco lento prima di servire. Guarnire con il prezzemolo tritato.

- *Zuppa di sedano, carota e mela*
  Tempo di preparazione: 10 minuti
  Tempo di cottura: 45 minuti
  Per 2-4 porzioni
- – 500 g di sedano affettato
- – 500 g di carote tagliate a cubetti
- – 250 g di mele dolci tagliate
- – Aneto (o citronella)
- – Foglie di sedano tritate

Affettare il sedano, tagliare a cubetti le carote e tagliare le mele. Mettere in una pentola grande e coprire d'acqua. Portare a bollitura, abbassare il fuoco, aggiungere l'aneto (o la citronella) e lasciare sobbollire per 40 minuti. Frullare (con frullatore elettrico o passaverdura). Servire immediatamente e guarnire con foglie di sedano tritate.

- *Zuppa di bietole e sedano rapa*
  Tempo di preparazione: 10 minuti
  Tempo di cottura: 40 minuti
  Per 2-4 porzioni
- – 1 piccolo sedano rapa spazzolato e tritato
- – 1 porro medio lavato con cura e tritato
- – 60 g di bietole
- – Aceto di mele (o succo di limone)
- – Prezzemolo

Spazzolare e tritare il sedano rapa e il porro, e tagliare le bietole in piccoli pezzi. Mettere in una pentola con aceto di mele (o succo di limone) e coprire d'acqua. Portare a bollitura, abbassare il fuoco e lasciare sobbollire fino a quando le verdure sono morbide. Frullare (con frullatore elettrico o passaverdura). Servire caldo o freddo e guarnire con prezzemolo.

- *Zuppa di patate, cavoli e aneto*
  Tempo di preparazione: 10 minuti
  Tempo di cottura: 40 minuti
  Per 2-4 porzioni

- 1 patata media sbucciata e tagliata
- 1 cipolla media tritata
- 1 porro medio tritato
- Cavolo bianco tagliuzzato
- 4 cucchiaini di aneto essiccato
- Erba cipollina tritata

Tagliare patata, cipolla e porro. Mettere in una pentola con il cavolo tritato e coprire d'acqua. Portare a bollitura, abbassare il fuoco e aggiungere metà dell'aneto. Lasciare sobbollire a fuoco lento fino a che le patate sono cotte. Frullare (con frullatore elettrico o passaverdura). Aggiungere il resto dell'aneto e riscaldare nuovamente a fuoco lento. Guarnire con erba cipollina tritata e servire immediatamente.

- **Zuppa di patate**
  Tempo di preparazione: 20 minuti
  Tempo di cottura: da 1 e mezza a 2 ore
  Per 4-6 porzioni
- 1 cipolla grande tagliata a cubetti
- 1/2 sedano rapa piccolo tagliato a cubetti
- 2 gambi di sedano tagliati a cubetti
- 2 patate grandi tagliate a cubetti
- 1 porro tagliato a fette
- Prezzemolo
- 2 litri di acqua

Tagliare le verdure. Mettere le verdure, il prezzemolo e l'acqua in una pentola coperta, e portare a bollitura. Abbassare il fuoco e coprire. Lasciare sobbollire per 1 ora e mezzo o 2 ore. Passare attraverso il passaverdura.

- **Zuppa di cavolo dolce e amaro**
  Tempo di preparazione: 10 minuti
  Tempo di cottura: 15 minuti
  Per 2-4 porzioni
- 2 cipolle medie affettate
- 1 cavolo medio bianco (o verde), tagliato a strisce sottili
- 2 spicchi d'aglio schiacciati
- 2 pomodori medi tagliati
- 1 cucchiaio di zucchero
- Succo di 1 limone grande
- 90 g di uvetta
- 1 litro di acqua

Affettare la cipolla e bollirla a fuoco lento in poca acqua, fino a quando comincia ad ammorbidirsi. Tagliare il cavolo a strisce sottili e aggiungere alla cipolla, mescolando bene. Aggiungere l'aglio schiacciato. Tagliare i pomodori e mescolarli a zucchero, succo di limone, uvetta e acqua. Portare a bollitura e lasciare sobbollire fino a che il cavolo è al dente (circa 10 minuti). Servire questa allegra zuppa come piatto principale, insieme al pane, facendola seguire dalla frutta come dessert.

- *Zuppa di pomodoro piccante*
  Tempo di preparazione: 10 minuti
  Tempo di cottura: 25 minuti
  Per 2-4 porzioni
- – 500 g di pomodori tagliati
- – 1 carota affettata
- – 1 gambo di sedano affettato
- – 1 cipolla tritata
- – 1 peperone rosso, privato dei semi e affettato
- – Un po' di succo d'arancia
- – Yogurt

Tagliare pomodori, carota, sedano e cipolla. Svuotare il peperone dei semi e tagliare. Mettere tutto in una pentola grande e coprire con acqua. Portare a bollitura, abbassare il fuoco e lasciare sobbollire fino a che le verdure sono morbide. Frullare (con frullatore elettrico o passaverdura). Aggiungere il succo d'arancia. Riscaldare nuovamente a fuoco lento. Aggiungere un po' di yogurt prima di servire.

- *Zuppa di pomodoro con patate e cipolle*
  Tempo di preparazione: 20 minuti
  Tempo di cottura: 40 minuti
  Per 3-4 porzioni
- – 2 pomodori grandi tagliati a cubetti
- – 1 cipolla media tagliata a cubetti
- – 2 patate medie tagliate a cubetti
- – 1 cucchiaino di aceto
- – Piccola foglia di alloro

Tagliare a cubetti tutte le verdure. Mettere insieme tutti gli ingredienti in una pentola coperta, coprire con acqua e cuocere a fuoco basso per 35-40 minuti. Passare attraverso un passaverdura e servire caldo.

Patate e verdure

- *Insalata di peperoni e pomodori al forno*
  Tempo di preparazione: 15 minuti
  Tempo di cottura: 30 minuti
  Per 2-4 porzioni
- 3 peperoni rossi
- 6 pomodori grandi
- 1 cipolla rossa media tagliata a fette sottili
- 3 spicchi d'aglio tagliati a fette sottili
- Succo di 1 limone grande
- 3 cucchiai di menta fresca e tritata
- Olio di semi di lino

Cuocere i peperoni e i pomodori interi fino a che siano cotti, ma ancora duri. Sbucciare i peperoni e i pomodori, tagliarli a pezzi grossi e metterli in un piatto da portata. Affettare finemente la cipolla e l'aglio. Aggiungere al piatto da portata, insieme a limone e menta. Mescolare bene. Versare un po' di olio di semi di lino.

- *Patate al forno*
  Tempo di preparazione: 5 minuti

Le patate al forno dovrebbero essere ben lavate, non spazzolate né pelate. Cuocere a fuoco lento nel forno (150 °C) per 2 ore o 2 ore e mezza, oppure per 50 minuti-1 ora a 175 °C.

- *Patate al forno con barbabietola e cipolla*
  Tempo di preparazione: 15 minuti
  Tempo di cottura: 1 ora
- 1 patata da forno
- 1 cipolla grande sbucciata
- 1 barbabietola cotta e tagliata a dadini
- Yogurt
- Aneto
- 1 cucchiaino di olio di semi di lino (facoltativo)

Spazzolare la patata e metterla intera in una casseruola con una cipolla grande e sbucciata. Aggiungere poca acqua e cuocere fino a che entrambe sono pronte. Tagliare la cipolla cotta e metterla in una pentola con la barbabietola cotta e tagliata a dadini. Riscaldare. Aprire la patata e riempirla con il preparato di cipolla e barbabietola. Mescolare insieme lo yogurt, l'aneto e l'olio di semi di lino (se si usa quest'ultimo, aspettare che la patata non fumi più) e spargerlo sulla patata. Servire con un'insalata verde.

- *Patata al forno con cipolla*
  Tempo di preparazione: 15 minuti
  Tempo di cottura: 1 ora e mezza
- 1 patata da forno
- 1 cipolla affettata
- Barbabietola cotta e tagliata a dadini
- Yogurt
- Aneto

Cuocere la patata con la buccia. Affettare la cipolla e cuocerla a fuoco lento fino a quando comincia a diventare morbida. Tagliare a cubetti la barbabietola, aggiungere la cipolla e riscaldare. Quando la patata è cotta, aprirla e riempirla con il preparato di barbabietola. Versare cucchiaiate di yogurt e spargere l'aneto. Servire con un'insalata verde.

- *Pomodori al forno*
  Tempo di preparazione: 10 minuti
  Tempo di cottura: 20 minuti
  Per 2 porzioni
- 500 g di pomodori tagliati a fette
- 1 spicchio d'aglio schiacciato
- 1 cipolla media tritata
- Pan grattato (o una manciata di fiocchi d'avena)
- Aneto
- Olio di semi di lino

Affettare i pomodori e metterli in un piatto da forno. Schiacciare l'aglio, tagliare la cipolla e spargere sui pomodori. Coprire con pan grattato (o fiocchi d'avena) e cuocere per circa 20 minuti a 170 °C. Subito prima di servire, aggiungere l'aneto e l'olio di semi di lino.

BARBABIETOLE

Cuocere in forno a 150-175 °C o bollire le barbabietole con la buccia.

- *Barbabietole cotte alla crema*
  Tempo di preparazione: 15 minuti
  Tempo di cottura: 60-75 minuti
- 3 barbabietole cotte e tagliate
- 6 cucchiai di yogurt
- 1 cucchiaio di erba cipollina fresca e tagliata
- 2 cucchiai di cipolla finemente tritata
- Prezzemolo finemente tritato

Mettere le barbabietole cotte e tagliate in una pentola con lo yogurt, l'erba cipollina e la cipolla, e riscaldare a fuoco lento. Disporre in un piatto da portata e cospargere di prezzemolo tritato.

- *Barbabietole con rafano*
  Tempo di preparazione: 10 minuti
  Tempo di cottura: da 1 a 1 ora e mezza
  Per 2-4 porzioni
  – 6 barbabietole
  – Yogurt
  – 2 cucchiaini di rafano
  – Erba cipollina

Cuocere le barbabietole fino a quando diventano morbide. Togliere la buccia e tagliarle in quattro parti. Unire lo yogurt e il rafano e versarli sopra le barbabietole. Guarnire con erba cipollina tagliata fine e servire immediatamente.

- *Incubo bessarabico*
  Tempo di preparazione: 15 minuti
  Tempo di cottura: 40 minuti
  Per 2 porzioni
  – Pomodori pelati e affettati
  – Cipolla affettata
  – Peperone rosso (o verde) svuotato dei semi e affettato
  – Aglio tritato
  – Erbe
  – Olio di semi di lino

Pelare i pomodori. Affettare pomodori, cipolle e peperoni. Sistemare a strati su un piatto da forno. Cospargere di aglio tritato ed erbe. Cuocere lentamente, lasciare raffreddare e servire freddo, aggiungendo prima un po' di olio di semi di lino. Ben strano nome per un piatto tanto delizioso!

- *Cavolo stufato*
  Tempo di preparazione: 15 minuti
  Tempo di cottura: 1 ora
  Per 2 porzioni
  – 500 g di cavolo verde
  – 120 g di carote tagliate a cubetti
  – 120 g di cipolla tagliata a cubetti

- 2 gambi di sedano tagliati a cubetti
- Semi di aneto

Tagliare in quattro il cavolo. Rimuovere il gambo, il torsolo e tutte le foglie scolorate. Cuocere il cavolo con un po' d'acqua in una pentola per 10 minuti. Tagliare a cubetti le carote, la cipolla e il sedano, e metterli in un grande piatto da forno con pochissima acqua. Mettervi sopra il cavolo. Spargere i semi d'aneto. Cuocere con coperchio per circa 1 ora a 180° C o fino a quando le verdure sono morbide.

- *Finocchio stufato con salsa di pomodoro e di arancia*
  Tempo di preparazione: 10 minuti
  Tempo di cottura: 30 minuti
  Per 2 porzioni
- 1 finocchio medio
- 750 g di pomodori
- 1 cucchiaio di conserva di pomodori
- Succo di 1/2 arancia
- Erbe
- Cime verdi di finocchio

Tagliare il finocchio in quattro parti e levarne il torsolo duro. Cuocere a fuoco lento per 8-10 minuti. Nel frattempo, cuocere i pomodori facendone una polpa e aggiungere purè di pomodori, succo di arancia ed erbe. Aggiungere il finocchio e cuocere con coperchio per 12-15 minuti. Guarnire con le cime di finocchio e servire.

BROCCOLI

Cuocere in una casseruola coperta a fuoco lento (150 °C) con cipolle o poco brodo di verdure per 1-2 ore. Servire con salsa di pomodoro.

- *Broccoli ed erbe*
  Tempo di preparazione: 20 minuti
  Tempo di cottura: 25 minuti
  Per 2 porzioni
- 2 mazzi di broccoli
- 4-6 spicchi d'aglio
- 1/2 cipolla affettata
- 1/4 di cucchiaino di aneto
- 55 ml di brodo di verdure

Sbucciare i gambi dei broccoli. Mettere aglio e cipolla in una pentola e cuocere fino a quando la cipolla diventa traslucida. Aggiungere le cime e i gambi tagliati dei broccoli, aneto e brodo di verdure. Cuocere a fuoco lento fino a quando i broccoli sono morbidi.

- *Broccoli, fagiolini e pere*
  Tempo di preparazione: 5 minuti
  Tempo di cottura: 20 minuti
  Per 2 porzioni
- Broccoli
- Fagiolini
- 2 pere sbucciate e tagliate
Condimento: succo di limone (o aceto di mele); olio di semi di lino

Cuocere a fuoco lento i broccoli e i fagiolini verdi. Lasciare raffreddare. Pelare, tagliare le pere e metterle in un piatto insieme ai broccoli e i fagiolini. Mescolare delicatamente con il condimento e servire con una patata al forno e un'insalata verde mista.

- *Purè di zucca*
  Tempo di preparazione: 10 minuti
  Tempo di cottura: 35 minuti
  Per 2 porzioni
- Zucca pelata e svuotata della parte centrale
- 1 cipolla piccola
- Yogurt

Sbucciare la zucca e asportarne la parte centrale. Mettere in una pentola con una cipolla piccola. Probabilmente non avrete bisogno di acqua, in quanto la zucca è un vegetale "umido". Fare sobbollire fino a quando è cotta. Schiacciare con abbastanza yogurt fino a renderla morbida.

- *Stufato di cavolo e pomodoro*
  Tempo di preparazione: 15 minuti
  Tempo di cottura: 35 minuti
  Per 2 porzioni
- 1 cavolo piccolo
- 1 cipolla tritata
- 1 mela da dessert tagliata
- 4 pomodori grandi, pelati e tagliati
- Yogurt
- Pan grattato
- Prezzemolo tritato

Cuocere in acqua e a fuoco lento il cavolo, fino a quando è cotto ma ancora croccante. Tritare la cipolla, la mela e i pomodori pelati e cuocerli a fuoco lento fino a quando formano un purè denso. Tagliuzzare il cavolo e aggiungerlo al purè. Mettere in una casseruola. Mescolare lo yogurt con il pan grattato e spargerlo sopra. Riscaldare un po' sotto la griglia, fino a quando la parte superiore del preparato diventa scura. Spargere il prezzemolo tritato e servire immediatamente.

- **Carote e porri al forno**
  Tempo di preparazione: 10 minuti
  Tempo di cottura: 1-2 ore
  Per 2-4 porzioni
  – 500 g di carote affettate o tagliate a dadini
  – 4 o 5 porri piccoli, affettati
  – 2 arance medie
  – Una manciata di uvetta

Tagliare a dadini o affettare le carote e affettare i porri. Mettere in un piatto da forno con l'uvetta. Aggiungere il succo di due arance. Cuocere in forno a fuoco lento (170 °C) per 1-2 ore, fino a quando è pronto. Se volete, potete rendere più denso il succo di arancia con il mais, fino a renderlo una salsa (è possibile usare di tanto in tanto il mais biologico). Servire con una patata al forno.

- **Carote e pomodori in casseruola**
  Tempo di preparazione: 15 minuti
  Tempo di cottura: 1 ora
  Per 2 porzioni
  – 240 g di pomodori affettati o tritati
  – 1/2 cucchiaio di salvia fresca tritata (o 1/2 cucchiaino di salvia essiccata)
  – 2 cipolle medie affettate
  – 500 g di carote affettate

Affettare o tritare i pomodori e metterne uno strato sul fondo di una casseruola. Aggiungere della salvia. Affettare le cipolle e metterne uno strato sopra i pomodori. Aggiungere un'altra presa di salvia. Affettare le carote e metterle sopra, finendo con uno strato di pomodori insieme alla salvia rimanente. Mettere la casseruola in forno e cuocere per 1 ora a 180 °C, fino a quando le carote sono morbide. Servire con un'insalata verde mista e una patata al forno.

- **Carote e miele**
  Tempo di preparazione: 10 minuti

Tempo di cottura: 45 minuti
Per 1-2 porzioni
- Carote affettate
- Brodo di verdure
- 1/2 cucchiaino di miele

Tagliare le estremità delle carote, lavare e affettare. Non pelare né raschiare. Stufare con poco brodo vegetale per 45 minuti o fino a quando diventano morbide. Durante gli ultimi 5-10 minuti, aggiungere miele per insaporire leggermente.

- *Cavolfiore*
  Tempo di preparazione: 10 minuti
  Tempo di cottura: 45 minuti
- Cavolfiore
- 2-3 pomodori affettati e tagliati a fette grandi

Spezzare il cavolfiore in parti. Aggiungere i pomodori, tagliati a fette grandi. Stufare insieme per circa 45 minuti (o fino a quando diventano morbidi) a fuoco basso.

- *Cavolfiore e salsa di carota*
  Tempo di preparazione: 20 minuti
  Tempo di cottura: 50 minuti
- 1 cavolfiore piccolo
- 3 carote
- Olio di semi di lino

Separare le cimette dai cavolfiori, mettere questi ultimi in un piatto da forno con un po' d'acqua e cuocere a 120 °C per 40 minuti, o fino a quando diventano morbidi. Quando sono pronti, scolare i cavolfiori. Allo stesso tempo, far sobbollire le carote con sufficiente acqua, fino a quando sono morbide. Passare carote e olio di semi di lino nel frullatore. Versare la salsa sul cavolfiore cotto e mettere in forno caldo a 120-150 °C (spento) per 5-10 minuti, prima di servire.

- *Involtini di bietola ripieni*
  Tempo di preparazione: 40 minuti
  Tempo di cottura: 30 minuti
- 1/2 cipolla affettata
- 6 patate medie
- 4 carote

– 3 spicchi d'aglio grandi, tritati
– 1 mazzo di erbetta o una pianta di bietole

Cuocere cipolle e patate in una pentola. In un'altra pentola, cuocere le carote e l'aglio. Quindi frullare (con il frullatore elettrico o una macina) separatamente i preparati, fino a ottenere dei purè. Successivamente, unirli. Mettere le foglie di bietola in acqua caldissima, facendo attenzione a non cuocere troppo. Distendere ogni foglia ed eliminare il gambo centrale duro. Mettere il purè al centro di ciascuna foglia e riavvolgerle bene. Disporre su un vassoio e servire con salsa di pomodoro fatta con pomodori, cipolla, aglio e una piccola patata, che saranno stati cotti e frullati.

• *Insalata di patate americane cotte e barbabietole*
  Tempo di preparazione: 10 minuti
  Tempo di cottura: 30 minuti
  Per 2 porzioni
– 1 patata americana grande (o 2 piccole)
– Alcune barbabietole piccole, cotte e affettate
– Foglie di rucola (o lattuga)
Condimento: yogurt; succo di limone; olio di semi di lino; steli di aneto, essiccati o freschi

Cuocere le patate americane a fuoco lento con la buccia, fino a quando sono pronte. Lasciare raffreddare. Tagliare a fette e sovrapporre patate americane e barbabietole affettate sopra un fondo di foglie di rucola (o di lattuga). Versare il condimento e servire immediatamente.

• *Fagiolini lessi*
  Tempo di preparazione: 5 minuti
  Tempo di cottura: 15 minuti
  Per 2 porzioni
– 300 g di fagiolini interi
– Yogurt
– 60 g di cipolla finemente tritata

Cuocere a fuoco lento i fagiolini. Quando sono quasi cotti, riscaldare un po' lo yogurt insieme alla cipolla tritata. Mettere i fagiolini in un vassoio caldo e versarvi il condimento allo yogurt.

• *Cavolo alla crema*
  Tempo di preparazione: 10 minuti

Tempo di cottura: 30 minuti
Per 2 porzioni
- Cavolo bianco, tagliuzzato
- 1 piccola cipolla tritata
- 2 cucchiai di yogurt compatto
- 1 cucchiaino di cime di aneto essiccate e tritate (o semi di aneto tritati)

Tagliuzzare il cavolo e tritare la cipolla. Aggiungere un po' d'acqua per cuocere. Quando è cotto e morbido, aggiungere lo yogurt denso mescolato con le cime di aneto (o i semi).

- **Melanzana al forno**
  Tempo di preparazione: 15 minuti
  Tempo di cottura: 2 ore
  Per 2 porzioni
- Brodo di verdura
- 1 cipolla tritata
- 1 melanzana tagliata a fette
- 2 pomodori pelati e tagliati a fette

Mettere un po' di brodo vegetale sul fondo di una capiente teglia da forno coperta. Aggiungere cipolla, melanzana e pomodori a strati. Coprire e cuocere a fuoco basso (150 °C) per 2 ore.

- **Melanzana a ventaglio**
  Tempo di preparazione: 15 minuti
  Tempo di cottura: 45 minuti
  Per 2 porzioni
- 1 cipolla grande tagliata a fette
- 1 melanzana grande tagliata a fette
- 1 pomodoro grande e sodo, tagliato a fette
- Timo e maggiorana
- 1 piccolo spicchio d'aglio tritato

Affettare la cipolla ad anelli e cuocerla a fuoco lento in una pentola dal fondo spesso, mentre si preparano gli altri ingredienti. Tagliare la melanzana in 4 o 5 fette nel senso della lunghezza, fino a 6-8 cm da entrambe le estremità. Tagliare dal pomodoro il doppio delle fette della melanzana. Mettere la melanzana sopra le cipolle, a ventaglio, e riempire gli spazi vuoti con le fette di pomodoro. Cospargere di erbe e di aglio tritato. Coprire e cuocere a fuoco lento, sul fornello, oppure in forno a 150 °C, fino a quando la melanzana è morbida.

- *Insalata di melanzana*
  Tempo di preparazione: 15 minuti
  Tempo di cottura: 1 ora
  Per 2 porzioni
  - 1 melanzana
  - 1 piccola cipolla tritata
  - Prezzemolo tritato
  - 2 pomodori affettati
  - 1 cucchiaio e mezzo di aceto
  - Un po' di olio di semi di lino

Cuocere la melanzana per circa 1 ora a 180 °C. Tritare la cipolla e il prezzemolo e affettare i pomodori. Unire con la melanzana cotta. Aggiungere l'aceto e l'olio di semi di lino.

- *Stufato di melanzana*
  Tempo di preparazione: 20 minuti
  Tempo di cottura: 30 minuti
  Per 2 porzioni
  - 1 melanzana tagliata a cubetti
  - 2 cipolle tritate
  - 3 pomodori pelati e affettati

Unire tutti gli ingredienti in una pentola da stufato. Stufare per circa 30 minuti (fino a che diventano morbidi). Non aggiungere acqua.

- *Fantasia di patate all'aglio*
  Tempo di preparazione: 5 minuti
  Tempo di cottura: da 1ora e mezza a 2 ore
  - Patate tagliate a fette
  - Olio di semi di lino
  - Aglio tritato

Affettare le patate, senza arrivare alla base. Mettere in una casseruola, con acqua che basti appena a coprire il fondo. Cuocere nella parte superiore del forno a 170 °C per 1ora e mezza, 2 ore, o a 180 °C per 1 ora. Mescolare l'olio di semi di lino e l'aglio tritato. Mettere le patate in un vassoio e, quando si comincian a raffreddare, versare il condimento. Servire immediatamente.

- *Delizia al finocchio*
  Tempo di preparazione: 15 minuti

Tempo di cottura: 1-2 ore
Per 2 porzioni
- 1 finocchio
- 1 pomodoro grande tagliato a fette di mezzo centimetro
- 2-3 spicchi d'aglio pelati e tagliati a fette sottili

Eliminare i gambi e le foglie esterne del finocchio. Tagliare a metà il bulbo nel senso della lunghezza. Sciacquare con acqua corrente per rimuovere la terra e mettere in una teglia da forno con la faccia tagliata verso l'alto. Coprire le metà con fette di pomodoro e mettere sopra queste ultime le fettine di aglio. Coprire la teglia e cuocere a 120 °C per 1-2 ore. Servire con una patata al forno e un'insalata di carote grattugiate su un fondo di gradevoli verdure verdi.

- *Broccoli (o fagiolini) del giorno di festa*
  Tempo di preparazione: 25 minuti
  Tempo di cottura: 45 minuti
  Per 2-3 porzioni
- 1 cima di broccolo grande (oppure 800 g di fagiolini affettati)
- 1 cipolla piccola tagliata a cubetti
- 1 spicchio d'aglio tritato
- 1 peperone dolce rosso (o giallo) medio e tagliato a strisce
- 2 cucchiaini di succo di limone (facoltativi)
- 1/4 di cucchiaino di aneto dissecato (o 1 cucchiaino di aneto fresco)

Scegliere un broccolo verde scuro, senza parti gialle. Dividere in cime, pelando i gambi più duri alla base. Mettere aglio e cipolla in una pentola. Coprire e stufare a fuoco lento per 45 minuti o fino a quando diventano morbidi. Aggiungere il peperone tagliato a strisce per gli ultimi 20-25 minuti di cottura. Aggiungere succo di limone subito prima di servire (se aggiunto durante la cottura, il limone scolora i broccoli). Cospargere le verdure con l'aneto e servire.

- *Insalata di fagiolini*
  Tempo di preparazione: 5 minuti
  Tempo di cottura: 10 minuti
  Per 2 porzioni
- Fagiolini
- Piccola cipolla tritata
- Olio di semi di lino
- Aceto di mele (o succo di limone)
- Prezzemolo
- Erba cipollina

Cuocere i fagiolini a fuoco lento fino a quando cominciano ad ammorbidirsi. Scolare e aggiungere la cipolla tritata. Mettere in un piatto di portata e mescolare con l'olio di semi di lino e l'aceto di mele (o il succo di limone). Aggiungere le erbe e servire.

- *Cavolo rosso alla frutta*
  Tempo di preparazione: 10 minuti (senza contare l'ammollo)
  Tempo di cottura: 15 minuti
  Per 2 porzioni
  - 120 g di uvetta tenuta in ammollo
  - 120 g di albicocche essiccate, tenute in ammollo
  - 1 piccolo cavolo rosso tagliuzzato
  - 2 mele da dessert, private del torsolo e affettate
  - Aceto di mele
  - Un po' di zucchero

Mettere in ammollo l'uvetta e le albicocche (tutta la notte in acqua fredda, oppure versarvi sopra acqua bollente e lasciare riposare per un paio di ore, fino a quando aumentano di volume). Tagliuzzare il cavolo rosso e far stufare in un po' d'acqua fino a quando comincia ad ammorbidirsi. Aggiungere l'uvetta, le albicocche tagliate e snocciolate, le mele da dessert tagliate. Mescolare con l'aceto di mele, cui sono stati aggiunti un po' d'acqua e di zucchero. Disporre su un vassoio e servire con una patata al forno.

- *La torta del giardiniere Gerson*
  (Simile alla "Torta del pastore" – Shepherd's Pie –, ma con le verdure al posto della carne)
  Tempo di preparazione: 30 minuti
  Tempo di cottura: 2 ore e mezza
  Per 2-3 porzioni
  Strato superiore:
  - 500 g di patate pelate e tagliate
  - 360 g di sedano rapa (o cipolle, o patate americane) pelato e tagliato

Sbucciare le patate e le altre verdure, e tagliarle a piccoli pezzi. Aggiungere acqua fino a metà o due terzi dell'altezza delle verdure. Portare a bollitura e abbassare la fiamma per lasciar bollire lentamente. Quando l'acqua è finita e le verdure sono morbide, pestare. Se nella pentola resta un po' d'acqua, pestarla insieme agli altri ingredienti.

  Ripieno:
  - 1 cipolla piccola (o qualche scalogno)
  - 2 spicchi d'aglio schiacciati

- 250 g di carote affettate, grattugiate o tagliate a dadini (questi ultimi non devono essere troppo sottili)
- 250 g di zucchine tagliate a rotelle non troppo grosse
- 250 g di porri spuntati e tagliati a fette
- 2 pomodori pelati e tagliati
- 1-2 cucchiai di prezzemolo tritato
- Erbe per insaporire
- 60 g di pan grattato

Preparare le verdure e metterle in una pentola nell'ordine summenzionato. Cuocere le verdure a fuoco dolcissimo (è forse utile uno spargifiamma). Ciò può richiedere 1 ora-1 ora e mezza. Preparare lo strato superiore e il pan grattato. Quando le verdure sono cotte, mescolarvi il pan grattato e versare il preparato in una teglia da forno. In cima mettere le patate pestate. Rigare con la forchetta per decorare e cuocere per circa 45-60 minuti a 180 °C. Per evitare fuoriuscite di liquidi, mettere la teglia sopra un foglio da cottura. Servire con verdure verdi cotte e insalata.
Varianti - Cambiare il contenuto della torta aggiungendo fagiolini, piselli e/o mais, se è la stagione adatta. Vanno bene anche i topinambur. È possibile lasciare i porri fuori dalla torta e farne un purè (con un frullatore elettrico o un passaverdura) da aggiungere alla salsa invece delle patate, delle cipolle o del sedano rapa.

- *Patate arrosto alla Gerson*
  Tempo di preparazione: 5 minuti
  Tempo di cottura: 1 ora
- 1 patata da forno

Tagliare in due una patata da forno (se è molto grande, in quattro parti). Rigarne le superfici con un coltello. Mettere in una casseruola con acqua appena sufficiente a coprire il fondo. Coprire e cuocere in un forno caldo a 205-220 °C per 1 ora. Prima di servire, rimuovere il coperchio e lasciare che diventino leggermente dorate.

- *Barbabietole glassate*
  Tempo di preparazione: 25 minuti
  Tempo di cottura: 1 ora-1 ora e mezza
  Per 6-8 porzioni
- 9 barbabietole grandi

Pulire le barbabietole e far bollire in 5-7 cm di acqua fino a che diventano morbide, dopo 1 ora o 1 ora e mezza. Aggiungere altra acqua, se necessaria. Pelare nell'acqua fredda. Affettare o tagliare nelle dimensioni di un boccone.

Glassa:
- 200 ml di succo di arancia fresco
- 1 cucchiaino di fecola di mais
- 1 cucchiaino e mezzo di aceto di mele
- 1 cucchiaino di mele (o zucchero)

Unire gli ingredienti per la glassa. Cuocere a fuoco lento fino a quando si addensano. Aggiungere le barbabietole e mescolare bene.
Variante - Usare 110 ml di succo di mele e 3 cucchiaini di succo di limone al posto del succo d'arancia.

- • *Carote e rape glassate, con aglio*
  Tempo di preparazione: 10 minuti
  Tempo di cottura: 30 minuti
  Per 2 porzioni
- 250 g di carote
- 250 g di rape
Condimento: 1 cucchiaio di succo di limone; 1 spicchio d'aglio schiacciato; olio di semi di lino

Cuocere a fuoco lento le carote e le rape. Tagliare a fette sottili e mettere in un piatto da portata. Versare il condimento e guarnire con coriandolo o aneto.

- • *Carote glassate alle erbe e limone*
  Tempo di preparazione: 5 minuti
  Tempo di cottura: 30 minuti
  Per 2 porzioni
- 500 g di carote
- 1 cucchiaino di zucchero
- Un po' d'acqua
- 1 cucchiaio di succo di limone
- Menta
- Rosmarino
- Prezzemolo
- Olio di semi di lino

Cuocere a fuoco lento le carote intere. Quando cominciano ad ammorbidirsi, rimuoverle dalla pentola e tagliarle in bastoncini da 5 cm. Ritornare alla pentola con lo zucchero e un po' d'acqua. Scaldare fino a che lo zucchero si dissolve, l'acqua è stata assorbita e le carote sono cotte. Aggiungere il succo di limone e le erbe, e scaldare per altri 2 minuti. Mettere su un piatto caldo da portata, aggiungere olio di semi di lino e servire immediatamente.

- *Carote glassate all'arancia*
  Tempo di preparazione: 5 minuti
  Tempo di cottura: 30 minuti
  Per 2 porzioni
  - 500 g di carote
  - 1 cucchiaio di zucchero
  - Succo di 1/2 arancia
  - Olio di semi di lino

Cuocere a fuoco lento le carote intere. Quando cominciano ad ammorbidirsi, rimuoverle dalla pentola e tagliarle in bastoncini da 5 cm. Rimetterle nella pentola con lo zucchero e il succo d'arancia. Riscaldare fino a quando lo zucchero si è dissolto e il succo d'arancia è stato assorbito. Mettere in un piatto da portata, aggiungere l'olio di semi di lino e servire.

- *Fagiolini con miele e salsa di pomodoro*
  Tempo di preparazione: 15 minuti
  Tempo di cottura: 20 minuti
  Per 2 porzioni
  - 500 g di fagiolini fini

  Salsa:
  - 1 cipolla media tritata
  - 2 spicchi d'aglio tritati
  - 500 g di pomodori tagliati a pezzi grossi
  - 1 cucchiaino di miele
  - Erbe

Tagliare le estremità dei fagiolini, cuocere fino a quando diventano teneri e scolare. Per fare la salsa, tritare la cipolla e l'aglio. Cuocerli entrambi con poca acqua fino a quando diventano teneri. Quando la cipolla è morbida, aggiungere i pomodori tagliati a pezzetti grossi e portare a bollitura. Lasciare bollire a fuoco lento fino a quando la salsa diventa abbastanza densa. Mescolarvi il miele e le erbe. Aggiungere i fagiolini e lasciare raffreddare. Servire a temperatura ambiente.

- *Involtini di bietola verde*
  Tempo di preparazione: 45 minuti
  Tempo di cottura: 2 ore
  - 4 foglie di bietola verde
  - 2 carote
  - 1/4 di cima di broccolo

- 1/4 di cima di cavolfiore
- 2 zucchine piccole
- 225 g di lenticchie germogliate
- 110 g di riso non cotto

Salsa:
- 1 pomodoro e mezzo
- 2 spicchi d'aglio

Mettere le foglie di bietola in acqua calda fino a quando si afflosciano, in modo da poterle piegare. Tagliare broccoli, cavolfiore e zucchine e metterli insieme ai germogli di lenticchie in una pentola con poca acqua. Far sobbollire. Quando sono cotti, scolare. Fare una salsa nel frullatore con i pomodori e l'aglio, e versare questa salsa sulle verdure e il riso non cotto. Mettere un po' di tale preparato al centro di ciascuna foglia e arrotolarle. Riporre le foglie in una teglia, coprirle e cuocere al forno a 120 °C per 1ora o 1 ora e mezza.

• *Peperoni verdi*
  Tempo di preparazione: 10 minuti
  Tempo di cottura: 30 minuti
  Per 2-3 porzioni
- 2-4 peperoni verdi tagliati a fette
- 2-4 cipolle tagliate a fette

Stufare in una pentola ben chiusa per circa 30 minuti. Non aggiungere acqua.

• *Melanzana alla griglia*
  Tempo di preparazione: 10 minuti
  Tempo di cottura: 20 minuti
  Per 1 porzione
- 1 melanzana
- Aglio
- Prezzemolo tritato
- Succo di limone (o di limetta)

Affettare la melanzana nel senso della lunghezza. Riscaldare una piastra da forno (possibilmente una piastra "con le nervature"). Quando è calda, diminuire il calore, disporvi le fette di melanzana sulla griglia e lasciare che cuociano lentamente. Girare le fette e ripetere. Prima di servire, spremere l'aglio e il limone (o la limetta) sopra le fette, e cospargere di prezzemolo tritato. Questo è un buon primo piatto per un pranzo con patate nuove.

Varianti - Si può fare la stessa cosa con fette grandi di peperoni, cipolle o zucchine tagliate a metà nel senso della lunghezza.

• *Porri e patate al forno*
  Tempo di preparazione: 15 minuti
  Tempo di cottura: 40 minuti
  Per 2 porzioni
  – 500 g di patate
  – 1 porro piccolo, tagliato a fette molto sottili
  – Fiocchi d'avena sottili (frullare dei normali fiocchi d'avena)

Scottare le patate con la buccia fino a che sono calde e cominciano appena ad ammorbidirsi. Tagliare il porro a fette molto sottili (usando solo la parte bianca). Pelare le patate e grattugiarle a grana grossa. Mescolare con il porro. Mettere in una teglia da forno bassa (al fondo vi saranno fiocchi d'avena fini, per prevenire l'adesione). Cuocere nel ripiano superiore del forno a 180 °C fino a che cominciano a scurirsi (non lasciare troppo a lungo nel forno, o si seccheranno). Servire con verdure cotte o con un'insalata verde e pomodori.

• *Porri (o zucchine) à la grecque*
  Tempo di preparazione: 10 minuti
  Tempo di cottura: 30 minuti
  Per 2 porzioni
  – 250 g di porri (o zucchine) tagliate a fette
  – 3 pomodori tagliati (facoltativi)
  – Succo di 1 limone
  – Foglia d'alloro
  – Timo
  – Semi di coriandolo

Tagliare i porri (o le zucchine) in fette da 2 cm. Cuocere a fuoco lento con i pomodori tagliati (se li usa), il succo di limone, la foglia d'alloro, il timo e i semi di coriandolo. Servire caldo o freddo.

• *Fave crude e zucchine*
  Tempo di preparazione: 15 minuti
  Tempo di cottura: 20 minuti
  Per 1-2 porzioni
  – 1 cipolla grande
  – 1 spicchio d'aglio

- 110 g di brodo di verdure
- 225 g di fave crude
- 650 g fi zucchine
- 4 pomodori medi
- 1/2 cucchiaino di fecola di mais
- 4 rametti di prezzemolo fresco
- Una presa di timo (o salvia, o prezzemolo essiccato)

Mescolare insieme tutti gli ingredienti eccetto le erbe. Lasciare bollire a fuoco lento per circa 15 minuti (fino ad ammorbidimento). Addensare con fecola di mais unita a un po' d'acqua. Subito prima di servire, aggiungere le erbe.

- *Patate alla lionese*
  Tempo di preparazione: 5 minuti
  Tempo di cottura: da 1 a 1 ora e mezza
  Per 2 porzioni
- 500 g di patate tagliate a fette spesse
- 1 cipolla grande tagliata a fette spesse
- 2 cucchiai di acqua
- Olio di semi di lino
- Aglio schiacciato

Tagliare a fette spesse le patate e la cipolla. Mettere le fette di patate in un piatto da forno con una fetta di cipolla tra ogni fetta di patata. Versarvi sopra l'acqua. Cuocere nel forno a 150°-175° C fino a quando sono cotte e cominciano a scurirsi. Lasciare raffreddare leggermente, quindi versare l'olio di semi di lino e l'aglio schiacciato. Servire immediatamente.

- *Purè di carote e patate al forno*
  Tempo di preparazione: 10 minuti
  Tempo di cottura: 1 ora
- Carote
- Patate

Cuocere a fuoco lento patate e carote, fino a quando cominciano a essere morbide. Pestarle e metterle in un piatto da forno. Usare la forchetta per fare striature diagonali come decorazione e mettere in forno a 205-220 °C fino a che si scurisce.

- *Purè di patate*
  Tempo di preparazione: 20 minuti
  Tempo di cottura: 40 minuti

- Patate pelate e tagliate a cubetti
- 1 piccola cipolla
- Yogurt

Pelare e tagliare a cubetti le patate. Mettere in una pentola con una cipolla piccola e acqua sufficiente per raggiungere la bollitura. Bollire lentamente fino a quando le patate sono lesse (ovvero, fino a quando non resta acqua). Frullare con una quantità di yogurt sufficiente a ottenere un morbido purè.

- *Purè di patate e bietole*
  Tempo di preparazione: 15 minuti
  Tempo di cottura: 25 minuti
  Per 4 porzioni
- 1 mazzo di erbette o una pianta di bietole verdi
- 4-5 cucchiai di acqua (o brodo di verdure)
- 3 patate grandi (o 4 medie), pelate e tagliate a cubetti
- 200-250 g di yogurt

Tagliuzzare la bietola e mettere in una pentola. Aggiungere acqua (o brodo di verdure) e cominciare la bollitura. Lasciare bollire a fuoco lento. Nel frattempo, pelare le patate, tagliarle a cubetti e metterle sopra la bietola. Lasciare bollire a fuoco lento fino a che le patate sono morbide e cotte. Eliminare l'acqua rimanente e aggiungere yogurt. Frullare tutto insieme. Aggiungere ancora un po' di yogurt se il composto è troppo secco.
Variante - La stessa ricetta può essere fatta con le cime di rape. In tal caso, eliminare i filamenti centrali prima di tagliare e mettere in pentola.

- *Purè di patate alla Gerson*
  Tempo di preparazione: 10 minuti
  Tempo di cottura: 35 minuti
- Patate, pelate e tagliate a fette
- Cipolla, pelata e tagliata a fette piccole

Mettere patate e cipolle in una pentola. Aggiungere abbastanza acqua da coprire le verdure a metà. Coprire, portare a bollitura e lasciar bollire lentamente, fino a quando le patate sono pronte (la maggior parte dell'acqua di cottura sarà probabilmente consumata). Ricavare un purè da cipolle e patate usando una parte (o tutta) dell'acqua di cottura. Se non è abbastanza liquido, aggiungere un po' di brodo di verdure.
Varianti - Aggiungere erbe di vostra scelta, tagliate finemente. Il prezzemolo è ottimo, ma anche menta e aneto vanno bene.

- *Patate al forno*
  Tempo di preparazione: 5-10 minuti
  - Patate

Tagliare le patate come le patate fritte (o a piccoli cubi, o in fette sottili) e rosolarle al forno in una teglia. Sarà sufficiente una temperatura incredibilmente bassa (150 °C), se saranno tenute abbastanza a lungo nel forno.
A seconda della varietà di patate, possono scurirsi e gonfiarsi molto velocemente a temperatura elevata (220 °C). Si possono rosolare anche sulla graticola, ma fate attenzione che non si brucino.
È inteso che questo piatto è un regalo occasionale!

- *Patate al prezzemolo*
  - Patate
  - Prezzemolo tritato
  - Olio di semi di lino

Bollire le patate con la buccia. A bollitura avvenuta, rimuovere la buccia e rotolarle nel prezzemolo tritato, dopo averle leggermente bagnate con olio di semi di lino.

- *Patate alla Francesca*
  Tempo di preparazione: 5 minuti
  Tempo di cottura: 40 minuti
  - Patate nuove
  - Pomodori tagliati o affettati
  - Rametti di rosmarino fresco
  - Aglio

Cuocere al forno le patate in una teglia coperta a 150-175 °C, insieme a pomodori tagliati o affettati, rametti di rosmarino fresco e aglio in abbondanza. Servire con fette di limone e insalata verde.

- *Peperoni alla piemontese*
  Tempo di preparazione: 10 minuti
  Tempo di cottura: 1 ora
  Per 2 porzioni
  - Due pomodori pelati
  - 2 peperoni rossi tagliati a metà e privati dei semi
  - 2 spicchi d'aglio affettati
  - Erbe

Pelare i pomodori. Tagliare in due i peperoni e rimuovere i semi (ma non i gambi). Sistemare i peperoni, con la buccia verso il basso, in una teglia da forno. Mettere pezzetti di aglio dentro ciascuna metà dei peperoni e coprire ognuna con mezzo pomodoro pelato. Cuocere con coperchio a 180° C fino a quando siano dolci e teneri (circa 1 ora). Servire caldi o freddi, con un pizzico di erbe.

- *Patate e sedano rapa alla lionese*
  Tempo di preparazione: 15 minuti
  Tempo di cottura: da 1ora e mezza a 2 ore
  Per 2 porzioni
  - 1 cipolla piccola o media affettata sottile
  - 1 sedano rapa piccolo o medio, pulito (e se necessario sbucciato) e tagliato a fette sottili
  - 1 patata media, pulita e tagliata a fette sottili

Tagliare a fette sottili tutti gli ingredienti. Disporre a strati la cipolla, il sedano rapa e la patata in un piccolo piatto da soufflé. Aggiungere pochissima acqua. Cuocere per 1 ora e mezza a 170 °C. Lo strato superiore diventerà croccante, mentre quelli inferiori si ammorbidiranno. Servire con una verdura verde cotta di vostra scelta e dell'insalata.

- *Tortine di patate*
  Tempo di preparazione: 25 minuti
  Tempo di cottura: 30 minuti
  Per 2-4 porzioni
  - 500 g di patate
  - 1 carota grande, tagliata sottile
  - 1 peperone verde tritato
  - 1 gambo di sedano tritato
  - Avena fine (mettere fiocchi d'avena normali nel frullatore)

Bollire le patate con la buccia, sino a quando cominciano a diventare morbide. Passarle attraverso un passaverdure (in tal modo verrà eliminata anche la buccia). Tagliare la carota a striscioline. Tritare il peperone verde e il sedano. Aggiungerli al purè di patate e formare piccole tortine. Coprire di fiocchi d'avena e cuocere nel forno a 170 °C su un foglio da cottura cosparso di avena fine, per prevenire l'attaccamento.

- *Carote e patate alla Westfalia*
  Tempo di preparazione: 10 minuti
  Tempo di cottura: 35 minuti

Per 4 porzioni
- 6-8 carote piccole (o 4-5 grandi) tagliate a fette
- 3 patate medie (o 2 grandi) pelate e affettate
- 1 cipolla grande tritata
- 3-4 cucchiai di brodo di verdure

Affettare le carote e disporle in una pentola. Pelare e affettare le patate, e tritare la cipolla. Mettere tutto nella pentola con il brodo di verdure. Cuocere a fuoco lento finché è pronto, aggiungendo se necessario un po' di brodo di verdure. Una volta finito, nella pentola non dovrebbe restare liquido.

• *Patate Anna*
  Tempo di preparazione: 20 minuti
  Tempo di cottura: da 1 a 1 ora e mezza
  Per 2 porzioni
- Cipolla cotta
- 500 g di patate tagliate a fette sottili
- Aglio schiacciato
- Yogurt
- Prezzemolo tritato fine

Lasciare stufare le cipolle in una pentola coperta a fuoco bassissimo per circa un'ora. Si prenda una teglia da sformato di 25 cm e almeno 2,5 cm di altezza e si metta uno strato di cipolle stufate sul suo fondo. Aggiungere un po' di acqua per impedire alle cipolle di aderire al fondo. Tagliare le patate a fette molto sottili e disporle a strati sopra le cipolle. Aggiungere l'aglio schiacciato e un po' di yogurt. Aggiungere altri due strati e di nuovo aglio e yogurt. Schiacciare ogni strato, accertandosi che le patate si sovrappongano, in modo che non vi siano spazi. Coprire il piatto (per esempio, usando la base di una grossa teglia per torte). Cuocere a 180 °C per circa 1-1 ora e mezza, o fino a quando le patate, tagliandole con il coltello, sembrano morbide. Controllare le patate durante la cottura: se sembrano troppo secche, si aggiunga un altro po' di yogurt. Per servire, levare il tortino di patate dalla teglia e cospargere di prezzemolo finemente tritato.

• *Sgonfiotti di patate*
  Tempo di preparazione: 5 minuti
  Tempo di cottura: 45-50 minuti
- Patate da forno

Prendere una patata da forno e tagliarla a fette di 1 cm. Mettere le fette sulla griglia del forno e, senza alcuna aggiunta, cuocere a temperatura elevata (220 °C) per gonfiarle. Abbassare il fuoco a 165 °C, con lo sportello del forno aperto. Cuocere per altri 20 minuti. Le fette, gonfiandosi, diventano croccanti e saporite, quasi come patate fritte. Sono pronte quando sono lucide e scure su entrambi i lati. Questo è un alimento marginale, quindi mangiatelo di tanto in tanto.

- *Insalata di patate*
  Tempo di preparazione: 10 minuti
  Tempo di cottura: 20 minuti
  Per 2 porzioni
- 500 g di piccole patate nuove
- 1 rametto grande di menta
- 1 cucchiaio di prezzemolo fresco
Condimento: 120 ml di yogurt; un po' di olio di semi di lino; 2 spicchi di aglio tritati

Pulire le patate e metterle in una pentola con un po' di acqua. Tenerle a fuoco lento fino a che sono cotte, ma ancora solide. Mentre le patate sono ancora calde, affettarle e metterle in un piatto caldo. Aggiungere il condimento. Finire con un pizzico di prezzemolo e menta appena tritata.

- *Patate al forno veloci*
  Tempo di preparazione: 5 minuti
  Tempo di cottura: 1 ora
- Patate
- Olio di semi di lino

Tagliare in due le patate nella direzione della lunghezza e rigare le superfici con linee diagonali che si intersecano (come si fa con il lattice). In tal modo impiegheranno la metà del tempo per cuocere (circa 50 minuti) in un forno a 150-175 °C. Quando si saranno raffreddate, è possibile ricoprire le superficie con olio di semi di lino.

- *Pomodori e zucchine veloci*
  Tempo di preparazione: 5 minuti
  Tempo di cottura: 30 minuti
  Per 2 porzioni
- 2 pomodori medi affettati
- 1 spicchio d'aglio schiacciato
- 1/4 o 1/2 cucchiaino di zucchero (facoltativo)
- 1 zucchina media affettata

Affettare i pomodori e metterli sul fondo di una pentola, insieme all'aglio tritato e allo zucchero (se lo si usa). Affettare le zucchine e metterle sopra. Riscaldare a fuoco lento.

Quando i pomodori cominciano a cuocere, mescolare, coprire e cuocere per circa 20 minuti.

- *Ratatouille*
  Tempo di preparazione: 15 minuti
  Tempo di cottura: 1 ora
  Per 2-4 porzioni
  - 250 g di cipolle affettate
  - 250 g di peperoni verdi/rossi/gialli cui siano stati asportati i semi, affettati
  - 250 g di melanzane
  - 4 pomodori tagliati
  - 1 spicchio d'aglio finemente tritato
  - 2 cucchiaini di aceto di mele
  - Maggiorana

Affettare le cipolle e metterle in una teglia da forno. Prendere i peperoni e rimuoverne i semi, quindi tagliarli a fette sottili. Aggiungere nella teglia. Tagliare le melanzane in quarti, nel senso della lunghezza, poi in fette da mezzo centimetro, quindi aggiungerle nella teglia. Tagliare i pomodori e tritare finemente lo spicchio d'aglio. Aggiungerli nella teglia, insieme all'aceto di mela e una presa di maggiorana. Cuocere a fuoco lento (170 °C), fino a che sia ben cotto. Si può cuocere anche sul fornello.

- *Cavolo rosso*
  Tempo di preparazione: 25 minuti
  Tempo di cottura: 1 ora
  Per 2-3 porzioni
  - Mezzo cavolo rosso tagliuzzato
  - 3 cucchiaini di aceto
  - 3 cipolle grandi tagliate
  - 2 foglie d'alloro
  - Un po' di brodo di verdure
  - 3 mele pelate e grattugiate
  - 1 cucchiaino di zucchero

Unire cavolo, aceto, cipolle, foglie d'alloro e brodo di verdure in una pentola. Cuocere a fuoco lento per 1 ora circa. Dopo mezz'ora, aggiungere mele e zucchero.

- *Cavolo rosso e mela in casseruola*
  Tempo di preparazione: 15 minuti
  Tempo di cottura: 1 ora e mezza

Per 2 porzioni
- 1 cavolo rosso medio, tagliuzzato
- Mele (da cuocere o verdi) affettate
- Succo di 1 arancia
- Aceto di mele
- Sciroppo d'acero

Tagliuzzare il cavolo rosso e affettare la mela. Disporre il cavolo rosso e la mela a strati in una casseruola. Versarvi sopra il succo di arancia, l'aceto di mele e lo sciroppo d'acero. Coprire con un coperchio aderente e cuocere a 180 °C per circa 1 ora e mezza o fino a quando si ammorbidisca. Mescolare e servire. Quasi meglio come avanzo riscaldato!

- **Zucca con le verdure**
  Tempo di preparazione: 15 minuti
  Tempo di cottura: 30 minuti
  Per 2-4 porzioni
- 1 zucca
- 1 cucchiaio di acqua
- 1 patata dolce piccola, cotta
- 1 zucchina piccola, cotta
- 1 peperone rosso (o verde), cotto
- 1 pomodoro pelato
- Polvere di cipolla (o d'aglio)
- Erbe fresche

Tagliare a metà la zucca. Questo si può fare facilmente con un coltello molto affilato e appuntito. Svuotarla dei semi, lasciando intatto il resto della polpa rossa. Posizionarla in verticale in un piatto da forno a cui sia stata aggiunta acqua. Coprire e cuocere a 150-175 °C fino a che sia cotta (circa 30 minuti; per verificare, si affondi un coltello nella polpa).
Se avanza spazio, le altre verdure andrebbero cotte nello stesso piatto. Altrimenti, cuocerle in un piatto separato allo stesso modo, oppure a fuoco lento in una pentola sopra il fornello. Quando sono pronte, riempire le metà della zucca con le verdure. Spruzzare polvere di cipolla (o d'aglio) o erbe fresche. Servire con un'insalata mista colorata.

- **Insalata di zucchine e peperoni arrosto**
  Tempo di preparazione: 10 minuti
  Tempo di cottura: 30 minuti
  Per 2 porzioni

- 500 g di zucchine piccole
- 2 peperoni rossi tagliati in quattro e privati dei semi
- Yogurt denso
- 3 cucchiai di menta tritata a pezzi grossi

Condimento: 2 cucchiai di succo di limone; 2 spicchi d'aglio schiacciati; olio di semi di lino

Eliminare le estremità delle zucchine e tagliare queste ultime in due, nel senso della lunghezza. Tagliare i peperoni in quattro parti e togliere i semi. Mettere le zucchine e i peperoni con la buccia verso l'alto su una teglia da forno. Cuocere nel forno a 170 °C per circa 1/2 ora. Quando sono cotti e morbidi, lasciare raffreddare leggermente e tagliare a fette di 2 cm. Mettere in un piatto da portata, aggiungere il condimento e la menta tritata. Servire guarnito di formaggio fresco morbido (non salato e senza grassi).

- *Involtini di bietole*
  Tempo di preparazione: 10 minuti
  Tempo di cottura: 30 minuti
- Foglie di bietola
- Cipolle verdi
- Taccole
- Asparagi
- Broccoli
- Carote alla julienne
- Gambi di bietola

Mettere da parte le foglie di bietola. Cucinare a fuoco lento cipolle verdi, taccole, asparagi, broccoli, carote e coste di bietola in pochissima acqua; quindi tritare. Sbollentare le foglie di bietola. Riempire con le verdure tritate, formando "involtini". Cuocere nel forno a 150-175 °C per pochi minuti fino a che tutto sia caldo. Servire caldo o freddo.

- *Sauté di patate americane*
  Tempo di preparazione: 15 minuti
  Tempo di cottura: 20 minuti
  Per 2-4 porzioni
- 4 patate americane medie
- Succo di 1 arancia
- Un po' di zucchero
- Olio di semi di lino

Cuocere le patate americane con la buccia. Appena cotte, lasciarle raffreddare un po', sbucciarle e tagliarle a cubetti. Mettere il succo di arancia e lo zucchero in una pentola insieme alle patate americane. Riscaldare a fuoco lento, ma senza bollire. Disporre in un

piatto da portata e lasciare raffreddare un po'. Aggiungere l'olio di semi di lino, mescolare e servire immediatamente con prezzemolo fresco (o erba cipollina) e insalata verde.

- **Patate gratinate (senza yogurt)**
  Tempo di preparazione: 15 minuti
  Tempo di cottura: 1-2 ore
  − 1 cipolla
  − Patate tagliate a fette
  − Pomodoro tagliato a fette
  − Maggiorana e/o timo

Mettere una cipolla tritata sul fondo di una teglia da forno di vetro. Affettare le patate e metterne uno strato sopra la cipolla. Aggiungere uno strato di pomodoro tagliato
a fette, quindi un altro strato di cipolla affettata o tritata. Aggiungere un tocco di maggiorana e/o di timo e cuocere a fuoco lento (150° C) per 1 o 2 ore fino a cottura.

- **Patate gratinate (con lo yogurt)**
  Tempo di preparazione: 15 minuti
  Tempo di cottura: da 1 ora a 1 ora e mezza
  Per 2 porzioni
  − 500 g di patate
  − 1 cipolla piccola finemente sminuzzata
  − 1 spicchio d'aglio finemente sminuzzato
  − Yogurt

Cuocere le patate a fuoco moderato finché sono cotte, senza che si sfaldino. Tagliare a
fette sottili. Sminuzzare finemente l'aglio e la cipolla. Sistemare le fette di patate a strati con l'aglio e la cipolla in un piatto per torta. Versarvi sopra lo yogurt e cuocere a 180
°C per 1 ora o 1 ora e mezzo fino a quando il tutto è ben cotto e comincia a scurirsi.

- **Spinaci**
  Tempo di preparazione: 10 minuti
  Tempo di cottura: 20 minuti
  − Spinaci
  − Cipolle sminuzzate

Dopo aver eliminato le radici, lavare gli spinaci 3 o 4 volte. Metterli in una pentola grande e ben chiusa, che abbia sul fondo uno strato di cipolla sminuzzate. Non aggiungere
acqua. Cuocere a fuoco dolce fino a quando gli spinaci si afflosciano. Eliminare il liquido in eccesso. Servire sminuzzato con una fetta di limone.

- *Spinaci (o bietole) con salsa di pomodoro*
  Tempo di preparazione: 15 minuti
  Tempo di cottura: 15 minuti
- Spinaci (o bietole)
- Citronella
- Rametto di rosmarino
- Pepe della Giamaica (facoltativo)

Cuocere gli spinaci (o le bietole) con un po' di citronella e un rametto di rosmarino. Aggiungere una presa di pepe di Giamaica, se si desidera. Si taglino sottilmente gli steli degli spinaci (o delle bietole) e si cuociano le foglie. Si serva con salsa di pomodoro.

- *Melanzana ripiena*
  Tempo di preparazione: 20 minuti
  Tempo di cottura: 1 ora
  Per 2 porzioni
- 1 melanzana
- 120 g di pomodori
- 1 cipolla media
- 1 spicchio d'aglio schiacciato
- 1 cucchiaio di prezzemolo appena tagliato

Mettere la melanzana intera in una grande pentola e coprire con acqua bollente. Lasciare riposare 10 minuti, quindi immergere in acqua fredda. Nel frattempo, in un'altra pentola, cuocere a fuoco lento i pomodori per 5 minuti. Passare al setaccio per eliminare la buccia e mettere da parte la polpa. Tagliare le melanzane raffreddate a metà nella direzione della lunghezza. Eliminare la polpa, lasciando la parte esterna per circa 1 cm. Si dispongano le bucce di melanzana in una teglia poco profonda, con poca acqua per impedire che si attacchino sul fondo. Cuocere per 30 minuti a 180 °C. Rosolare la cipolla e l'aglio tritato in poca acqua bollente fino ad ammorbidirli. Mescolare con il prezzemolo. Aggiungere la polpa di pomodori setacciati e quella delle melanzane sminuzzate. Cuocere per 20 minuti a fuoco moderato, fino a che si addensa. Riempire con questo preparato le bucce di melanzana cotte. Tenere al caldo nel forno fino al momento di servire, oppure lasciare raffreddare e servire freddo.

- *Verdure miste ripiene*
  Tempo di preparazione: 25 minuti
  Tempo di cottura: 30 minuti
  Porzione per 2-4 persone

- 1 zucchina
- 1 melanzana
- 2 piccole cipolle tritate
- Aglio schiacciato
- Maggiorana
- 1 peperone verde (o rosso)
- Brodo di verdure

Tagliare in due la zucchina e la melanzana, asportare l'interno della melanzana (lasciando intatta la buccia) e cuocere con la cipolla, l'aglio schiacciato e la maggiorana. Tagliare il peperone in due e asportare i semi. Riempire la melanzana, la zucchina e il peperone con il preparato e mettere tutto in una teglia poco profonda, su uno strato di cipolla tagliata ad anelli. Cuocere a 150-175 °C fino a quando il peperone è pronto. Aggiungere un po' di brodo di verdure se il piatto sembra secco. Servire con salsa di pomodoro.

- **Peperone ripieno**
  Tempo di preparazione: 10 minuti
  Tempo di cottura: 50 minuti
  Per 1 porzione
- Peperone rosso (o verde) svuotato dei semi
- Verdure miste avanzate e tritate
- Pomodori tagliati a fette

Dividere in due il peperone e asportare i semi. Disporlo aperto su un piatto da forno. Riempirlo con verdure miste avanzate e tagliate. Disporre per ultime le fette di pomodoro. Cuocere a 180 °C per 40-50 minuti, o fino a quando il peperone si ammorbidisce. Servire con broccoli o altra verdura molto verde.
Variante - Per cambiare le patate al forno, servire con gli "Sgonfiotti di patate".

- **Zucca ripiena**
  Tempo di preparazione: 30 minuti (senza contare l'ammollo)
  Per 4-6 porzioni
- 2 zucche
- 110 g di cipolla, tagliata a dadini
- 110 g di sedano, tagliato a dadini
- 110 g di carota, tagliata a dadini
- 270 g di riso integrale cotto
- 110 g di lenticchie germogliate
- 55 g di uvetta (o prugne secche tagliate), tenute in ammollo e scolate
- 3 cucchiaini di prezzemolo fresco tritato

- 1/2 cucchiaino di salvia pulita
- 1/2 cucchiaino di timo
- 1 spicchio d'aglio grande, schiacciato

Tagliare la zucca nel senso della lunghezza e rimuovere i semi. Mettere in ammollo l'uvetta (o le prugne secche tagliate; tutta la notte in acqua fredda, oppure versarvi sopra acqua bollente e lasciare riposare per un paio di ore, fino a quando aumentano di volume) e aggiungerla. Mischiare con gli ingredienti restanti e riempire le metà della zucca. Coprire e cuocere a 150-165 °C per 1 ora e mezza, fino a quando la zucca è tenera. È deliziosa con la salsa di carote della "Salsa di cavolfiore e carota".
Variante - Per un delizioso sapore delicato, provate a usare 6-8 spicchi d'aglio interi. Schiacciare l'aglio fresco libera i suoi forti olii aromatici, mentre usarlo integro conferisce un sapore delicato.

- *Patate americane e mele al forno*
  Tempo di preparazione: 15 minuti
  Tempo di cottura: 1 ora
  Per 2 porzioni
- 250 g di patate dolci
- 2 mele tagliate a fette
- Un po' di acqua
- Un po' di zucchero
- Pepe della Giamaica (facoltativo)

Cuocere le patate dolci a fuoco lento, con la buccia, fino a che cominciano a essere morbide. Lasciare raffreddare. Sbucciare, tagliare a fette e disporre in una teglia, alternando con strati di mele. Sopra ciascuno strato spruzzare un po' di acqua e di zucchero (e di pepe, se lo si desidera). Cuocere a 150-175 °C, con coperchio, per 20 minuti, quindi levare il coperchio e cuocere per altri 10 minuti. Servire come piatto principale, accompagnato da un'insalata (se senza pepe) o come dessert (se con il pepe).

- *Verdure in casseruola*
  Tempo di preparazione: 20 minuti
  Tempo di cottura: 1 ora
- Cipolle tagliate a fette
- Pomodori tagliati a fette
- Porri tagliati a fette
- Patate
- Zucchine
- Peperoni
- Carote

Tagliare uno strato di cipolle, pomodori o porri (o tutti e tre) e disporlo sul fondo di una pentola pesante con un coperchio perfettamente aderente. Prendere un assortimento di verdure affettate, sminuzzate o tagliate a cubetti e disporlo su strati fino a che la pentola è piena per tre quarti. Aggiungere un po' d'acqua, se necessaria. Cuocere a fuoco dolce per 45 minuti, o fino a cottura.

* *Zucchine e patate al forno*
  Tempo di preparazione: 20 minuti
  Tempo di cottura: 1 ora e mezza
  Per 2 porzioni
  – 500 g di zucchine tagliate a fette sottili
  – 500 g di patate tagliate a fette sottili
  – 2 cipolle medie tagliate a fette sottili
  – 2 spicchi d'aglio schiacciati
  – 300 g di yogurt
  – Prezzemolo fresco tritato

Tagliare a fette sottili le zucchine, le patate e le cipolle. Disporre strati alternati di zucchine, patate e cipolle in una casseruola, aggiungendo un pizzico di aglio schiacciato tra ciascuno strato. Cuocere al forno a 150-175 °C per circa 1 ora e mezza. Nel frattempo, schiacciare il secondo spicchio d'aglio e aggiungerlo allo yogurt. Quando il preparato è cotto, levarlo dal forno e spargere su di esso la salsa allo yogurt. Aggiungere il prezzemolo fresco tritato e servire immediatamente.

* *Zucchine all'aglio e prezzemolo*
  Tempo di preparazione: 15 minuti
  Tempo di cottura: 35 minuti
  Per 2 porzioni
  – 500 g di zucchine
  – 3 cucchiai di prezzemolo finemente tritato
  – 2 spicchi di aglio tritati
  – Succo di 1 limone
  – Olio di semi di lino

Tagliare entrambe le estremità delle zucchine e cuocere intere. Mentre cuociono, tritare finemente il prezzemolo e l'aglio. Mescolare con il succo di limone e l'olio di semi di lino. Mettere in una zuppiera. Quando le zucchine sono cotte dividerle trasversalmente (se piccole) o nel senso della lunghezza (se grandi). Mentre sono ancora calde, metterle nella zuppiera e mescolare. Servire immediatamente con peperoni arrostiti al forno, una patata al forno e insalata verde.

- **Zucchine alla menta**
  Tempo di preparazione: 10 minuti
  Tempo di cottura: 30 minuti
  Per 2 porzioni
  - 4 zucchine piccole
  - 2 cucchiai di aceto di mele
  - 2 cucchiai di acqua
  - 2 cucchiai di menta tritata

Cuocere le zucchine a fuoco lento fino a quando sono cotte, ma ancora sode. Eliminare entrambe le estremità, quindi tagliarle diagonalmente a fette sottili. Mettere in una piccola casseruola. Mescolare l'aceto di mele, l'acqua e la menta tritata, e versare sopra le zucchine affettate. Mettere sul fuoco moderato (150 °C) fino a che tutto si sia riscaldato. Lasciare raffreddare e servire con una patata al forno e insalata verde.

Dessert

- **Passato di mele cotte**
  Tempo di preparazione: 10 minuti
  Tempo di cottura: 15-20 minuti
  Per 2 porzioni
  - 3 mele medie sbucciate, private di torsolo e tagliate a fette
  - Miele (o zucchero), se necessario

Disporre le fette di mela in una pentola piena per metà di acqua fredda. Aggiungere miele (o zucchero) per insaporire. Fare bollire per 15 minuti circa, sino a quando si ammorbidiscono. Passare nel passaverdura.

- **Passato di mele fresche**
  Tempo di preparazione: 10 minuti
  - 3 mele medie sbucciate, private di torsolo e tagliate a fette
  - Miele (o zucchero)

Aggiungere miele (o zucchero) per insaporire. Passare le mele attraverso la parte molatrice dello spremifrutta.

- **Torta alle mele speziata**
  - 55 g di miele (o di sciroppo d'acero)
  - 225 g di salsa di mele fresca
  - 330 g di farina d'avena

- 165 g di farina di triticale
- 165 g di zucchero
- Una presa di pepe della Giamaica
- Una presa di macis
- 1/4 di cucchiaino di coriandolo
- 450 g di uvetta (o datteri tagliati)

Preparato per la guarnizione:
- 150 g di fiocchi d'avena
- 75 g di sciroppo d'acero (o miele)
- Una presa di pepe di Giamaica
- Una presa di macis

Mescolare il miele (o sciroppo d'acero), la salsa di mele e le farine. Setacciare insieme lo zucchero, il pepe di Giamaica, il macis e il coriandolo. Aggiungere l'uvetta (o i datteri). Mescolare tutti gli ingredienti secchi e umidi. Mettere in una teglia da forno rettangolare e antiaderente. Per la guarnizione, passare velocemente i fiocchi d'avena nel frullatore per renderli più fini. Mescolare le spezie con le farine. Aggiungere sciroppo d'acero (o miele) in misura sufficiente a ottenere un preparato friabile. Una volta pronta la guarnizione, spargerla sopra la teglia. Cuocere a 165 °C per 40 minuti o fino a quando la torta risulta pronta all'assaggio. Servire con una cucchiaiata di passato di mele fresche o yogurt.

- *Pudding di mele e patate americane*
  Tempo di preparazione: 20 minuti
  Tempo di cottura: 30 minuti
  Per 2-3 porzioni
- 1 patata americana, bollita, pelata e tagliata a fette
- 1 mela cruda, pelata e tagliata a fette
- 1 cucchiaino di uvetta
- 110 g di pangrattato
- 1 cucchiaino di zucchero
- 110 g di succo di arancia
- 3 cucchiaini di yogurt

Mettere le fette di patata americana nella teglia da forno con le fette di mele, l'uvetta, il pangrattato, lo zucchero e il succo di arancia. Cuocere a 175 °C per 30 minuti. Servire caldo con lo yogurt.

- *Banana (arrostita)*
  Tempo di preparazione: 5 minuti
  Tempo di cottura: 10 minuti

Per 1 porzione
- 1 banana
- 1 cucchiaino di zucchero
- Succo di limone

Tagliare a metà la banana nella direzione della lunghezza e aggiungere zucchero e un po' di gocce di limone. Mettere in una teglia e arrostire a fuoco lento, con la buccia, per 10 minuti. Servire calda.

- *Ciliegie (cotte)*
  Tempo di preparazione: 10 minuti
  Tempo di cottura: 12 minuti
  Per 2 porzioni
- 250 g di ciliegie, denocciolate
- 1 cucchiaio di fecola di patate
- 2 cucchiaini di acqua fredda
- 2 cucchiaini di zucchero (se necessari)

Mettere le ciliegie in una pentola con acqua. Cuocere per 10 minuti a fuoco lento. Aggiungere la fecola di patate disciolta in acqua fredda alle ciliegie sotto bollitura. Cuocere per altri 2 minuti. Lasciare raffreddare e servire (le ciliegie sono particolarmente sane ed è meglio consumarle crude).

- *Ribes*
  Tempo di preparazione: 5 minuti
  Per 1-2 porzioni
- 120 g di ribes rosso
- 3 cucchiaini di zucchero
- yogurt

Pulire a fondo i ribes prima di rimuovere i gambi. Disporre in un piatto, aggiungere zucchero e servire. Si può usare yogurt addolcito con zucchero come salsa.

- *Combinazione di frutta*
  Tempo di preparazione: 5 minuti
  Tempo di cottura: 13-15 minuti
  Per 3 porzioni
- 675 g di ciliegie fresche e albicocche tagliate in due, snocciolate e affettate
- 450 ml di acqua

- 110 g di zucchero
- 2 cucchiaini di fecola di mais, disciolta in 75 ml di acqua fredda

Mettere la frutta, l'acqua e lo zucchero in una pentola. Lasciare bollire a fuoco lento per 10 minuti. Aggiungere la fecola di mais. Cuocere per altri 3 minuti. Lasciare raffreddare e servire.

• *Pere glassate*
  Tempo di preparazione: 15 minuti
  Tempo di cottura: 15 minuti
  Per 4 porzioni
- 4-5 pere mature, tagliate a metà e private del torsolo
- 120 g di acqua
- 4 cucchiai di miele (o Sucanat, uno zucchero di canna biologico ed essiccato)

Tagliare in due le pere mature ed eliminare il torsolo. Aggiungere l'acqua al miele (o al Sucanat) e mescolare bene. Mettere le pere tagliate a metà in una teglia da forno e versarvi sopra il preparato zuccherino. Cuocere a fuoco lento (120 °C) fino a quando sono pronte. Cospargere col fondo di cottura, se necessario.

• *Torta alla farina d'avena*
  Tempo di preparazione: 20 minuti
  Tempo di cottura: 45 minuti
  Per 6 porzioni
- 900 g di farina d'avena (avena secca)
- 2 carote grattugiate
- Miele e uvetta (a piacere)

Unire tutti gli ingredienti in una teglia da forno. Mettere nel forno senza coperchio e cuocere per 45 minuti a 120 °C. Servire con yogurt.

• *Pesche*
  Tempo di preparazione: 15 minuti
  Tempo di cottura: 10 minuti
  Per 1-2 porzioni
- 250 g di pesche sbucciate
- 2 cucchiaini di zucchero

Mettere le pesche in acqua bollente per 1/2 minuto, scolare e sbucciare. Tagliare a metà. Togliere il nocciolo e mettere in una pentola con acqua bollente che arrivi a metà del livello della frutta. Coprire. Far bollire lentamente per 10 minuti. Lasciare raffreddare, aggiungere zucchero e servire fredde.

- **Pere**
  Tempo di preparazione: 5 minuti
  Tempo di cottura: 20 minuti
  Per 1 porzione
  – 1 pera grande sbucciata, privata del torsolo e tagliata in due
  – 1 cucchiaino di zucchero

Mettere la pera tagliata in due in una pentola e coprirla per metà di acqua. Aggiungere zucchero e cuocere per 20 minuti.

- **Prugne**
  Tempo di preparazione: 10 minuti
  Tempo di cottura: 15 minuti
  Per 1 porzione
  – 250 g di prugne, tagliate a metà e snocciolate (oppure lasciate intere)
  – 2 cucchiaini di zucchero

Tagliare le prugne a metà e rimuovere il nocciolo (in alternativa, le prugne possono essere cotte integre). Mettere in una pentola e coprire con acqua. Cuocere per 15 minuti. Rimuovere, lasciare raffreddare e aggiungere zucchero. Servire fredde.

- **Mousse di prugne secche e banana**
  Tempo di preparazione: 10 minuti (senza contare l'ammollo)
  Tempo di cottura: 10 minuti
  Per 2 porzioni
  – 225 g di prugne secche già messe in ammollo e cotte
  – 2 piccole banane schiacciate
  – Succo di 1/4 di limone
  – 1 cucchiaino di zucchero

Mettere in ammollo le prugne secche (tutta la notte in acqua fredda, oppure versarvi sopra acqua bollente e lasciare riposare per un paio di ore, fino a quando aumentano di volume) e cuocere per 10 minuti. Mescolare tutti gli ingredienti insieme e mettere per 1 ora nel frigorifero. È possibile servirle a fette decorate con yogurt addolcito.

- **Prugne e albicocche secche**
  Tempo di preparazione: 5 minuti (senza contare l'ammollo)

Tempo di cottura: 15 minuti
Per 2 porzioni
- 250 g di prugne tenute in ammollo
- 250 g di albicocche tenute in ammollo
- 75 g d'orzo

Mettere in ammollo le prugne e le albicocche secche (tutta la notte in acqua fredda, oppure versarvi sopra acqua bollente e lasciare riposare per un paio di ore, fino a quando aumentano di volume). Usare la stessa acqua e lasciare bollire per 10 minuti o fino a quando l'orzo è pronto. Lasciare raffreddare e servire.

28.3. Ricette da Rosita

• *Melanzane (all'Angela)*
- 1 melanzana
- 1 pomodoro medio
- 1 spicchio d'aglio
- Aceto balsamico di Modena

Cuocere in forno la melanzana intera a temperatura bassa (140°) per 1 ora e mezza o 2 ore poi togliere la pelle e tagliare a cubetti piccoli la melanzana e il pomodoro, aggiungere aglio schiacciato e condire il tutto con un po' di aceto balsamico di Modena.

• *Peperoni (della Mamma)*
- 1 peperone
- 1 spicchio d'aglio

Cuocere in forno il peperone intero a temperatura bassa (140 °C) per 1 ora e mezza o 2 ore (quando si affloscia vuol dire che è cotto). Togliere la pellicina e l'interno, tagliare a striscioline con le mani ed aggiungere un po' di succo di cottura e l'aglio tritato.

• *Gratinati (all'Alessandro)*
- Zucchine
- Melanzana
- Pomodori
- Peperoni
- Cipolle
- Prezzemolo tritato
- Aglio tritato

Tagliare tutto a metà. Metterli in una pirofila di vetro nel forno a bassa temperatura. A metà cottura (così non si brucia) aggiungere sopra prezzemolo e aglio tritati.

- *Carciofi (di Rosita)*
- – Carciofi
- – Aglio
- – Prezzemolo

Togliere le foglie più esterne e le punte e tagliare a metà (oppure in quattro) i carciofi, mettere in pentola con aglio e prezzemolo tritati aggiungere un dito d'acqua e cuocere lentamente con un coperchio.

- *Patate (della Maria)*
- – 2 patate
- – 1 cipolla
- – 1 pomodoro medio
- – Rosmarino
- – Brodo vegetale (della zuppa di Ippocrate)

Tagliare a cubetti medi le patate e aggiungere cipolla tritata, il rosmarino, il pomodoro a pezzetti ed un po' di brodo vegetale, il tutto in una padella in acciaio con coperchio.

- *Zucchine (della Maria)*
- – 2 zucchine
- – 1 pomodoro
- – 1 cipolla
- – 2 spicchi aglio
- – Un po' di brodo
- – Prezzemolo

Procedere come per le patate, ma al posto del rosmarino aggiungere il prezzemolo (solo alla fine per evitare che diventino amare).

316

Rivenditori dei prodotti utilizzati dalla Terapia Gerson

- *Libri e informazione, consigli pratici e professionali in italiano, organizzazione di seminari, corsi per aiutanti*
  Associazione culturale "Nutrition and Healing – Dr. Max Gerson":
  associazione.gerson@gmail.com

- *Cibi biologici, gruppi d'acquisto*
  A parte i produttori locali presenti in ogni zona d'Italia, i supermercati del biologico e i mercanti specializzati, ci sono circa 400 gruppi d'acquisto in Italia per cibi biologici. Contattare www.mondobiologicoitaliano.it per saperne di più.

- *Tutti gli integratori e prodotti specifici per fare la terapia, libri e video in inglese*
  Stephen Richards
  Healing Naturally Limited,
  www.healingnaturally.co.uk
  E-mail: stephen@healingnaturally.co.uk
  The Stables, 3 Bellevue Farm Barns,
  Dereham Road, Briningham,
  NORFOLK, NR24 2QN.
  Tel/Fax: 00447/845 3703123

- *Norwalk macina/pressa per fare succhi (la più automatizzata ed efficiente)*
  www.nwjcal.com
  Ordini (solo in inglese):
  Richard Boger
  493 Quail Gardens Lane
  Encinitas, CA 92024
  e-mail: rsm4@cox.net oppure richb@abac.com
  Tel: 001 760-436-9698
  Per informazioni in italiano su come ordinare e pagare la Norwalk, prezzi e spedizione: margaret.straus@fastwebnet.it
  Nota: Richard Boger fornisce anche purificatori d'aria a misura di case private.

- *Purificatore d'acqua a osmosi inversa (Osmotic Silver)*
  International Water Machines (IWM),
  viale Matteotti 66A, Cinisello Balsamo, (MI), Tel. 02 6125405
  Ci sono altre ditte che forniscono purificatori. Si consiglia però molta prudenza nello scegliere. IWM da molti anni si occupa soltanto di impianti di purificazione.

L'Osmotic Silver, per le specificazioni e la misura, è ideale per la Terapia Gerson. Se abitate in una zona non servita dai loro tecnici, la macchina viene fornita di istruzioni d'installazione dettagliate che qualsiasi idraulico potrebbe seguire.

Informazione su:
- *Ozonoterapia*
Dottor Samorindo Peci, responsabile Scientifico della Società Italiana di Ossigeno-Ozonoterapia
Tel. 334 5722 885
e-mail: info@samorindopeci.it

- *Nuova Clinica Gerson, Budapest, Ungheria: informazione e moduli in italiano da Margaret Straus*

- *La storia del dottor Gerson, e ordini per* Il dottor Max
Giuliano Dego: giuliano.dego@fastwebnet.it

- *Video e audio cassette, libri, abbonamenti al Notiziario* Healing Newsletter *(è possibile riceverlo anche on-line), informazione su pazienti guariti (solo in inglese)*
Gerson Institute, San Diego, California: www.gerson.org
Contatti (inglese, francesce e tedesco): Charlotte Gerson: lg27win@cox.net

Clinica Gerson, Messico, Informazione e prenotazioni
c/o Gerson Institute: tel: 001 619-685-5353; fax 001 619-685-5363
I moduli per la clinica, tradotti in italiano, da Margaret Straus.

<

Bibliografia

A cancer Therapy: the Results of Fifty Cases and the Cure of Advanced Cancer by Diet Therapy: A summer of Thirty Years of Clinical Experimentation, Max Gerson, MD (San Diego, Gerson Institute, 2002). 35 anni di lavoro con la sua terapia sul cancro in clinica.

Dr Max Gerson: Healing Hopeless, Howard Straus (Carmel CA: Totality Books, 2002). La biografia ufficiale del dottor Max Gerson, la cronaca della sua vita e lo sviluppo della sua terapia, la fuga dall' Olocausto nazista e la battaglia contro la medicina allopatica americana.

Censured for Curing cancer: The American Experience of DR Max Gerson, S.J. Haught (San Diego: Gerson Institute, 1991). Un reportage sulle accuse rivolte al Dottor Max.

The Cancer Industry: Unraveling the Politcs, Ralph W. Moss (New York, Paragon House, 1989). Come la politica e la finanza guidano l'industria nell'utilizzo di trattamenti medici per i malati di cancro.

Questioning Chemotherapy, Ralph W. Moss, (Brooklyn: Equinox Press, 2000). Una analisi dell'impiego e dei risultati ottenuti dalla chemioterapia.

Death by Modern Medicine, Carolyn Dean, MD (Belleville, Ontario: Matrix Vérité). Lo Studio del Dottor Dean che dimostra che il principale responsabile delle morti negli Stati Uniti D'america è il sistema medico.

The China Study: Starling Implications for Diet, Weight Loss and Longterm Health, T. Colin Campbell e Thomas M. Campbell II (Dallas: BenBella Books, 2005). Studio di uno dei più noti nutrizionisti con casi riportati che dimostra che evitare i prodotti animali diminuisce il rischio di cancro.

A time to heal, Beata Bishop (Lidney, Gloucestershire, UK: First Stone Publishing Company, 2005: disponibile presso il Gerson Institute di San Diego). La vicenda della Signora Bishop e la sua vittoria sul melanoma.

Living Proof: A medical Mutiny, Micheal Gearin-Tosh (London, Simon and Schuster UK, 2002). La narrazione della sconfitta di un melanoma multiplo con la Terapia Gerson e la Meditazione Cinese.

Fats and Oil, Udu Erasmus (Vancouver, BC; Alive Books, January 1989). Il libro completo sugli oli e i grassi, le loro strutture, le origini, gli usi e gli effetti sulla salute e sulla psicologia dell'uomo.

Fluoride: The Aging Factor, John Yiamouyiannis (Delaware, OH: Health Action Press, 1993). Una raccolta della letteratura riferita alla fluorizzazione delle acque, delle vitamine, del dentifricio e dei trattamenti per i denti. Informazioni fondamentali per proteggere la vostra salute e quella di chi amate.

The Root Canal cover-up, George Meinig (Ojai CA: Bion Publishing, 1994). Gli effetti negativi della canalizzazione radicolare.

319

What Really Causes Schizophrenia, Harold D. Foster (Victoria, BC, Trafford Publishing, 2003). Il Professor Foster presenta i nuovi studi sulle origini e la cura della schizofrenia, inquadrandola come una carenza o un problema nutrizionali piuttosto che una carenza mentale.

What really causes AIDS, Harold Foster (Victoria BC, Trafford Publishing 2002). Il professor Foster ritrova tra le cause dell'AIDS la carenza di selenio, quindi definisce l'Aids curabile con una dieta ricca di selenio.

Ecco una serie di "libretti" di 30 pagine ciascuno, scritti da Charlotte Gerson pubblicati da Carmel, Usa e disponibili presso il Gerson Institute di San Diego.
- *Healing Breast Cancer the Gerson Way*
- *Healing Prostate and Testicular Cancer the Gerson Way*
- *Healing Ovarian and Female Organ Cancer the Gerson Way*
- *Healing Colon, Liver and Pancreas Cancer the Gerson Way*
- *Healing Lung Cancer and Respiratory Diseases the Gerson Way*
- *Healing Lymphoma the Gerson Way*
- *Healing Melanoma the Gerson Way*
- *Healing Brain and Kidney Cancer the Gerson Way*
- *Healing "Auti-immune" Diseases the Gerson Way*

Il dottor Max

C'è un destino per ogni cosa. Anche per i libri. Quando nel 1997 raccontai l'incredibile storia del dottor Max Gerson agli statunitensi, non pensavo che, intitolato *Il dottor Max* (Superbur Rizzoli), il mio romanzo di intreccio e verità potesse avere tanto successo e peso storico anche in Italia. Ora, pubblicando *Guarire con il metodo Gerson*, Macro Edizioni mi chiede come ciò sia potuto accadere. Evidentemente, conoscere la storia di Max Gerson, Membro del Consiglio Superiore della Sanità prussiana e responsabile della dieta dell'esercito tedesco nella prima guerra mondiale, un medico che ha curato migliaia di incurabili ed è stato per questo deriso, perseguitato e boicottato anche dopo le ripetute convalide della sua terapia, conoscere la sua storia, dicevo, tocca corde sensibili. Curato chi? Giorgio V e il Cancelliere Dollfuss, per esempio, il Presidente Painlevé e la signora Clemenceau, Marlene Dietrich e Anthony Quinn. Ma *Il dottor Max* racconta anche di un altro paziente, il premio Nobel dottor Albert Schweitzer, che definì Gerson «uno dei geni più eminenti della storia della medicina», e di tanti umili pazienti curati, anche gratis, di malattie resistenti a ogni cura ufficiale. Altri furono invece braccati in Germania dalla Gestapo, o rapiti, bambini, dalla polizia statunitense, che li portava a forza nelle corsie oncologiche sottoponendoli alla "riposta" sempre e soltanto tossica e provvisoria della chemio. Per il resto *Il dottor Max* è tutta avventura, un percorso di guerra irresistibile perché tragicamente umano e coraggioso. Sembrerebbe dunque, tornando alla domanda dell'editore, che scardinando d'impulso anni di immobilismo, i lettori siano ora alla disperata ricerca di personaggi e valori in cui riconoscersi e potersi identificare. Al punto che è ormai facile identificare la figura di Max Gerson in quella di un eroe, che già nel 1928, ad esempio, aveva esattamente indicato tutte le direttive immunostimolanti oggi proclamate dagli oncologi ufficiali come la loro massima scoperta nella prevenzione del cancro. Le ragioni per cui con quelle direttive alimentari, potenziate dalla disintossicazione, Gerson e i suoi seguaci riescono a curare anche il cancro terminale sono anch'esse tutte ne *Il dottor Max*.

GIULIANO DEGO
giuliano.dego@fastwebnet.it

Indice degli autori

Indice analitico

Argento colloidale; *118*
Argento, amalgama di; *92*
Argento, posate di; *117*
Argilla; *159*
    Impacchi di; 153-154
    Nel tè alla menta; 158-159
Aritmia
    Ipocalcemia e; 220
    Test di calcio nel sangue e; 219-220
    Test di potassio nel sangue e; 221
Aritmie; *220, 222*
Aromatizzanti; *44, 82*
Aromi artificiali; *30, 35*
Arresti cardiaci si veda Cuore, attacchi di; *65, 67, 86*
Arsenico; *236*
Arteriosclerosi; *67*
Articoli da toeletta; *49-50*
Artrite; *41, 72, 141*
    Anamnesi; 90
    Aspartame e; 44-47, 74
    Dieta e; 14-15, 20, 30, 44, 88
    Stress e; 53-54
    Terapia Gerson e; 72, 171
    VIOXX; 42, 55
Asana; *181*
Ascellari, deodoranti; *50, 120, 174*
Ascessi; *236*
    Abscissico, acido; 149
    Conteggio dei globuli bianchi e; 236
    Denti; 92
    Ostruzioni biliari; 224-226
Asciti; *37*
Ascorbato di sodio; *159*
Asma; *78*
Aspartame; *44*
Aspirazione gastrointestinale; *221*
Aspirina; *77, 231*
Assistenti; *187, 212*
Assistenza, Terapia Gerson e; *22*
Assunzione di acqua; *186*
Astrocitoma; *246*
AST-SGOT test; *224*
AT e SGPT, test; *226-227*
Atabrina; *161*
Atleti; *218, 230*
Atrofia epatica; *231*
Atteggiamenti; *25*
Atteggiamento di speranza; *206*
Attenzione, disturbo da deficit e iperattività; *42, 82*
Attrezzatura per i clisteri; *139*
Autismo; *52*
Autodisciplina; *114, 211*

Autoimmuni, malattie, *234*
Autonomia, perdita di; *206*
Avena, farinata di; *142, 158, 169*
Avena, fiocchi di; *71, 108, 133-134, 197*
Avocado; *124*
Avvelenamento del cibo; *157, 211*
Avversione al cibo o alle bevande; *157-158*

B

B, linfociti; *34*
Bagni; *155*
    Idroterapia; 154
    Ipertermia, induzione della; 153, 154
Bagno, la preparazione della stanza da; *120*
Bambini, salute dei; *13, 40*
    Asma; 78, 79
    Bassi livelli di fosfato e; 221
    Diabete giovanile; 69, 70
    Fluoro e; 47-48
    Fosfatasi alcalina e; 226
    Leucemia; 95, 236
    Livelli di bilirubina, 224-225
    Obesità; 86, 88
    Ritalin e, 42-43, 82
    Sviluppo del sistema immunitario; 26, 52, 43
    Terapia Gerson e; 194
    Vaccini; 51-52, 79
Bambino interiore, durante le reazioni di guarigione; *212*
Banane nane, piante di; *59*
Barbabietole; *194, 280*
Barriera ematoencefalica; *83*
Basofili; *236*
Bassa densità, lipoproteine a si veda LDL, colesterolo; *46, 66, 228*
Bassin, Elise B.; *48*
Batteri
    Abuso di antibiotici e; 43
    Campylobacter; 25, 96
    Malattia e; 14
    Superbatteri; 173
Béchamp, Antoine; *14*
Belladonna; *190*
Benigni, tumori; *62*
Benzene; *236*
Bernard-Soullier, sindrome di; *235*
Beta carotene; *196*
Beta globulina; *229*
Betalipoproteinemia; *228*
Bevande gassate; *220*
    Aspartame nelle; 44, 220
    Fosfati e; 220

G

Lattuga romana; *133*
Lavare la frutta; *252*
Lavastoviglie; *119*
Lavori; *183*
Lavoro durante la terapia; *14, 22-23, 171*
L-canavanina, proteina; *126*
LDH (valutazione della lattico deidrogenasi nel siero); *223*
LDL, colesterolo; *66*
  Definizione; *67*
  Grassi idrogenati; *46*
  Livelli normali del; *228*
  Test; *228*
Legno, conservanti del; *126*
Legno, cucchiai di; *117*
Legumi; *125*
Lesioni; *96, 223-226*
Lesioni aperte; *63, 95*
Letture; *211*
Leucemia; *95*
  A cellule capellute; *41*
  Chemioterapia; *96, 176*
  Come tipo di cancro; *235*
  Conteggio dei globuli bianchi e; *236*
  Conteggio delle piastrine e; *235*
  Test per; *236*
  Tipi di; *95*
  Infantile; *95*
  Mielogena; *235*
Leucociti (globuli bianchi), conteggio dei; *236*
Levodopa; *231*
Libri; *187, 317*
Licopene; *190*
Lievito; *28*
Limbico, sistema; *206*
Limetta, succo di; *134*
Limiti della Terapia Gerson; *15*
Limone, buccia di; *125*
Limone, succo di; *133*
Linfatiche, ghiandole; *50*
  Deodoranti e; *50*
  Ruolo della linfa; *33*
Linfatico, sistema; *33-34, 50*
  Ruolo del; *33*
  Tumori del; *50*
Linfociti; *73*
  Linfociti T; *34, 108*
  Test per; *236*
Linfociti grandi; *236*
Linfociti piccoli; *236*
Linfoma; *176, 240*
  Acido urico nel siero; *231*
  Aspartame e ; *44*
  Terapia Gerson e; *64*

Linfonodi; *174-175, 239*
Linoleico, acido; *150*
Lipidi; *67*
  Fosfatasi alcalina e; *236*
  Metabolismo; *40, 107*
  Metabolizzare; *107*
  Test per le patologie; *226*
Lipoproteine ad alta densità si veda HDL, colesterolo; *66*
Lipoproteine e il frazionamento del colesterolo, valutazione delle; *227-228*
Lombrichi; *19*
Lotta o fuga, reazione di; *53*
Lou Gehrig, malattia di; *96*
Lozioni; *49-50, 120*
Lucidi; *195*
Lucidi per mobili; *120*
Lugol, soluzione di; *148*
  Funzioni della; *148*
  Programma annuale della terapia; *165*
  Programma della terapia completa; *163*
  Programma per patologie non maligne; *199*
  Programma per pazienti che hanno subito la chemioterapia; *167-199*
Lupus; *20- 125*
Lupus eritematoso sistemico (LES); *76*
Lupus vulgaris; *20*
Lutto; *207*
Lux; *144*

M

Macis; *135, 311*
Maggiorana; *135, 287, 302, 305-307*
Magnesio; *2-5, 37*
Mal di testa si veda anche Emicranie; *11-20, 69, 80-85, 154-158, 177, 191, 200, 221, 246*
  Antenne delle telecomunicazioni e; *52, 58*
  Bassi livelli di sodio e; *221-223, 248*
  Cellulari e; *29, 58, 59*
  Dieta e; *15, 20-21, 30-37*
  Evitare durante la terapia; *30, 47, 50, 116-119, 143, 179, 184-185, 200, 216, 267*
  Impacchi di argilla e; *153-154, 159*
  MSG e; *45-47*
Malaria; *161*
Malassorbimento, sindromi da; *220-221*
Malattia; *21-29, 40-43, 63-65,*
  "Malattie della civiltà moderna"; *61-98*
  Teorie di Pasteur; *14-15*
Malattia vascolare del collagene; *76-78, 132, 171, 187*
Malattie gastrointestinali; *219-221, 235*

Vetro, detergenti per il; *119*
Viagra; *69*
Vincristina; *231*
Vino; *201*
Violenza; *47, 61*
VIOXX; *42, 55*
Virus
    Antibiotici e; 43, 72
    Deterioramente cellulare e; 62
    Febbre e; 35
Vista, disturbi alla; *74*
Visualizzazioni; *218*
Vitamina A; *149-150*
Vitamina B, integratori; *189*
Vitamina B_1; *235*
Vitamina B_{17} si veda Laetrile; *26, 155*
Vitamina B_3 si veda Niacina; *148*
Vitamina B_6; *189*
Vitamina C (Acido ascorbico); *83, 159*
    "Triade"; *156*
    Assumere con antibiotici; 43
    Schizofrenia e; 83
    Succo di arancia e; 190
Vitamina D; *179*
Vitamina E; *190*
Vitamine; *83, 124, 129, 195*
    Cottura e; 189
    Integratori; 47
    Sistema immunitario e; 34
Vitello, estratto di fegato di si veda Estratto di fegato; *25, 149*
Vitramina B_{12}; *149*
    Orale; 194
    Programma della terapia annuale; 163
    Programma della terapia completa; 163
    Programma per pazienti che hanno subito chemioterapia; 167, 170
Voce interiore; *217*
Volontari; *178*
Vomito;
    Alti livelli di sodio e; 221
    Bassi livelli di cloro e; 223
    Bassi livelli di sodio e; 223
    Campylobacter e; 25
    Chemioterapia e; 176
    Ipercalcemia e; 220
    MSG (glutammato monosodico) e; 45
    Reidratazione dopo; 142
Von Gierke, malattia di; *232*

W

Wilson, malattia di; *231*

Wobe-Mugos, compresse di; *26*
World Health Organization; *31, 37, 56*
World Sugar Research; *88*
X, raggi; *175*
Xilene; *59*
Yoga; *54, 180-181*
Yogurt; *252*
Yuppie, sindrome dello; *72*

Z

Zafferano; *135*
Zonale, terapia; *179*
Zucchero
    Attivare la peristalsi dello stomaco; 144
    Diabete e; 69
    Dieta dei bambini e; 87
    Dieta occidentale e lo; 88
    Dipendenza dallo; 80
    Forme consentite; 66
    In quanto proibito; 125
    Iperattività e; 82
    Livelli dello, nel sangue; 231
    Problemi con gli zuccheri aggiunti; 88
    Di canna; 252
Zuppa speciale o Zuppa di Ippocrate; *131*
    Disintossicazione e; 132
    Necessità della; 131
    Porzioni quotidiane; 134
Zuppe si veda anche Zuppa speciale; *252*
    Ippocrate; 135
    Ricette; 251, 272

Indice generale

Indice delle tabelle

www.ingramcontent.com/pod-product-compliance
Lightning Source LLC
Chambersburg PA
CBHW071730270326
41928CB00013B/2616